人体组织学数字切片图谱

Color Atlas of Digitalized Sections in Human Histology

主　编　董为人　马保华　李　和

副主编　谢小薰　张　琳　李啸红
　　　　任明姬　马宁芳

主　审　马思敏

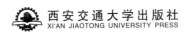

西安交通大学出版社
XI'AN JIAOTONG UNIVERSITY PRESS

图书在版编目（CIP）数据

人体组织学数字切片图谱：汉英对照 / 董为人，马保华，
李和主编. —西安：西安交通大学出版社，2014.12
普通高等教育"十二五"应用型本科规划教材
ISBN 978-7-5605-6860-7

Ⅰ.①人…　Ⅱ.①董…　②马…　③李…　Ⅲ.①人体组织
学—高等学校—教材—汉、英　Ⅳ.①R329

中国版本图书馆 CIP 数据核字（2014）第 276182号

书　　名	人体组织学数字切片图谱
主　　编	董为人　马保华　李　和
责任编辑	宋伟丽　杜玄静
出版发行	西安交通大学出版社
	（西安市兴庆南路10号　邮政编码710049）
网　　址	http://www.xjtupress.com
电　　话	（029）82668357　82667874（发行中心）
	（029）82668315（总编办）
传　　真	（029）82668280
印　　刷	陕西思维印务有限公司
开　　本	787mm×1092mm　1/16　印张 28.5　字数　694千字
版次印次	2015年6月第1版　2015年6月第1次印刷
书　　号	ISBN 978-7-5605-6860-7/R · 692
定　　价	96.00元

《人体组织学数字切片图谱》

编 委 会

主　编　董为人　马保华　李　和

副主编　谢小薰　张　琳　李啸红　任明姬　马宁芳

主　审　马思敏

编　委（排名按校名拼音为序，不分先后）

作者简介

董为人

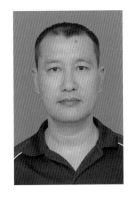

南方医科大学基础医学院组织学与胚胎学教授，博士，博士研究生导师。南方医科大学基础医学院实验教学管理中心主任，国家级医学基础实验教学示范中心主任，国家级医学形态学虚拟仿真实验教学中心主任。全国基础医学形态学实验室主任联席会副会长，中国解剖学会组织学与胚胎学专业委员会理事，中国医学模拟教学联盟理事会理事。主要从事生物医学工程、干细胞与组织工程（再生医学）研究。联合研发成功两种血液吸收树脂，率先研制成功国内首部低能量氦氖激光血管内照射治疗仪并进行基础和临床研究及推广应用；研制的禽羽根角蛋白神经桥接管获国家发明专利；率先提出：在体原位组织工程、"逆克隆技术"制造全能干细胞学说、中枢神经系统退行性疾病的内源性干细胞诱导替代疗法新思路。在国家核心期刊以上杂志发表论文200余篇，获得国家级、省级课题多项，主编或参编教材20余部。在教学上提出理论—实践一体化教学、主持人教学法、改良PBL及改良翻转课堂等教学模式，深受学生欢迎，名列南方医科大学评师网榜首。

马保华

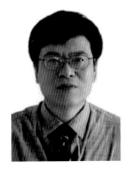

山东大学医学院教授、加拿大McMaster大学医学院访学教授。自1980年起一直在教学和科研一线，从事人体解剖学与组织胚胎专业。研究方向是生殖生物学。2005年获得教育部国家级教学成果二等奖；2006年公派到加拿大McMaster大学医学院作为高级访问学者合作人类生殖健康课题。2009年作为主要成员参加山东大学国家级实验教学团队。2010年获得山东大学优秀教师称号。2012年被山东省教育厅批准主持二门省级精品课程。2013年被教育部批准主持一门国家级大学视频公开课。担任全国高校基础医学形态学实验室主任联席会会长；山东省高等教育形态学会理事长；全国大学生创意大赛评委、医学组组长、全国大学生"挑战杯"课外科技创新竞赛山东省和山东大学评委。

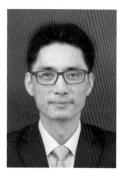

李 和

华中科技大学同济医学院组织学与胚胎学教授（二级教授，"华中学者"特聘教授），博士，博士生导师，解剖学系主任；中国解剖学会组织学与胚胎学专业委员会主任委员，教育部基础医学教学指导委员会委员，全国医学考试专家指导委员会基础医学专业副主任委员，国务院学位委员会第7届学科评议组基础医学组成员；国家杰出青年科学基金、教育部"高校青年教师奖"、国务院政府特殊津贴、"宝钢优秀教师奖"获得者。

主要从事遗传性神经退行性疾病发病机制、痛与镇痛机制、内分泌细胞生物学研究，主持国家自然科学基金重点项目多项，主要成果发表在Nat Genet、PNAS、J Cell Biol、Hum Mol Genet、J Neurosci、Mol Cell Neurosci等刊物上。长期从事组织学与胚胎学、医学发育生物学、组织化学与细胞化学技术教学工作，为湖北省教学名师，组织学与胚胎学国家级精品资源共享课程、精品课程、双语教学示范课程负责人。主编或参编国家级规划教材多部。

根据《国家教育信息化战略》，教育部出台了《关于全面提高高等教育质量的若干意见》和《教育信息化十年发展规划（2011-2020）》，建设了一批国家级实验教学示范中心，此外，拟建设1500套虚拟仿真实训实验系统。数字信息化已成为衡量一个学校教育技术水平的重要指标。

另一方面，以学生为中心的学习，如问题导向学习、任务导向学习、基于团队的学习、基于案例的学习以及翻转课堂等新的教学理念，冲击并大有替代传统的以教师为中心的"教"。数字信息化则为这一教学模式的变革提供了可能。

南方医科大学的"医学形态学虚拟仿真实验教学中心"在2013年荣获首批国家级虚拟仿真实验教学中心。南方医科大学及山东大学、华中科技大学、西安交通大学等与山东易创电子有限公司联合研制的《医学形态学数字化教学平台》（组织学部分）已通过中国解剖学会专家鉴定并在全国数十家高等院校推广应用，而且，随着国家级虚拟仿真实验教学中心的持续申报和建设，用户队伍将不断壮大。本切片库内容丰富，含有300余张数字切片，远远超过教学大纲要求的40～60张切片的内容，是国内种类最全、数目最多、图片质量清晰的数字切片库，也是国内唯一上市销售的类似产品。但是，在应用过程中，不同教师对某些切片的同一结构有不同的解读甚至误判，给教学带来一定的困惑，也不利于学生自学，阻碍了以学生为中心的教学改革的实施。

因此，本教材作为《医学形态学数字化教学平台》（组织学部分）的配套教材，通过对每张数字切片不同结构的详细标注，迎合了广大师生的教学需求，必将有效地解决该平台应用中的问题，提升学生自学能力，推动教学改革。

本书为中国高等教育学会遴选的普通高等教育"十二五"应用型本科规划教材，由西安交通大学出版社出版。本书共分19章，除第1章外，与《医学形态学数字化教学平台》（组织学部分）的章节顺序一致，便于师生同步学习。该图谱图片的右下角附带导航图，可迅速使学生定位图片结构所处的位置，是数字切片图谱的一大特色。另外，本图谱采用中、英文双语解读，可用于双语和全英教学。

　　本教材邀请了全国15所使用《医学形态学数字化教学平台》（组织学部分）的知名高等院校的一线教师参编，既有组织学专业领域的知名专家教授，又有中年骨干教师（主任、院长），还包括优秀的青年教师，最后由资深专家对内容进行审核。

　　虽然我们进行了多次的审稿、讨论和修改，但限于水平，疏漏之处在所难免，希望在使用过程中得到师生和其他读者的批评和指正，使其不断完善，并预致谢意。

董为人

2014年9月

目　录

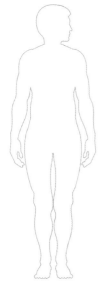

第1章
常用组织学技术

Chapter 1　Common Methods in Histology

切片1：肝脏（人，H.E.染色）
Slide 1: Liver, human. H.&E. stain

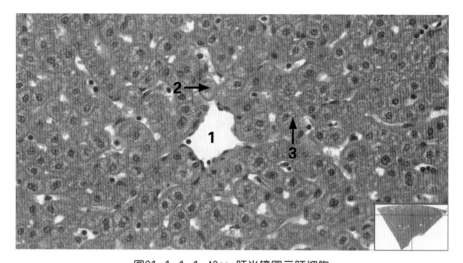

图01-1-1-1-40× 肝光镜图示肝细胞
Fig. 01-1-1-1-40× Microphotograph of the liver showing hepatocytes

1. 中央静脉 central vein
3. 肝细胞质 cytoplasm of hepatocyte
2. 肝细胞核 nucleus of hepatocyte

切片2：肝糖原（大鼠，PAS染色）
Slide 2: Hepatic glycogen, rat. PAS stain

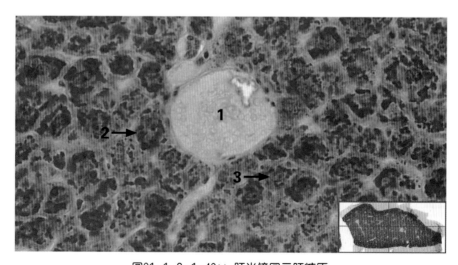

图01-1-2-1-40× 肝光镜图示肝糖原
Fig. 01-1-2-1-40× Microphotograph of the liver showing hepatic glycogen

1. 静脉 vein
3. 肝细胞核 nucleus of hepatocyte
2. 肝糖原 hepatic glycogen

切片3：血涂片（人，瑞氏染色）
Slide 3: Blood smear, human. Wright stain

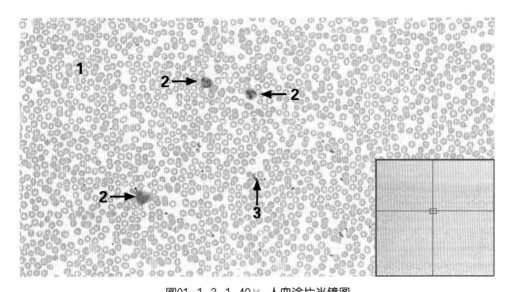

图01-1-3-1-40× 人血涂片光镜图
Fig. 01-1-3-1-40× Microphotograph of human blood smear

1. 红细胞 red blood cell　　　　　　　　　2. 白细胞 white blood cell
3. 血小板 platelet

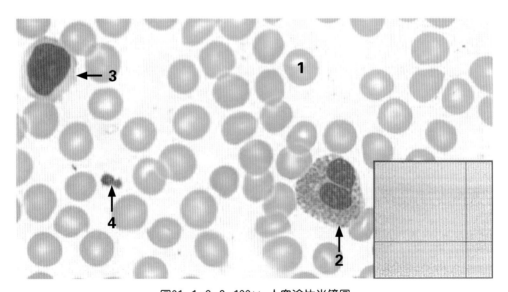

图01-1-3-2-100× 人血涂片光镜图
Fig. 01-1-3-2-100× Microphotograph of human blood smear

1. 红细胞 red blood cell　　　　　　　　　2. 嗜酸性粒细胞 eosinophilic granulocyte
3. 淋巴细胞 lymphocyte　　　　　　　　　4. 血小板 platelet

切片4：淋巴结（人，硝酸银染色）
Slide 4: Lymph node, human. Silver stain

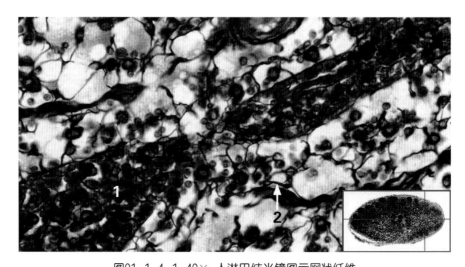

图01-1-4-1-40× 人淋巴结光镜图示网状纤维
Fig. 01-1-4-1-40× Microphotograph of human lymph node showing reticular fibers

1. 淋巴结髓索 medullary cord of lymph node   2. 网状纤维 reticular fiber

切片5：肠系膜铺片（大鼠，甲苯胺蓝染色）
Slide 5: Whole mount of mesentery, rat. Toluidine blue stain

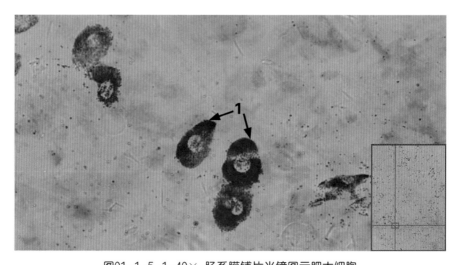

图01-1-5-1-40× 肠系膜铺片光镜图示肥大细胞
Fig. 01-1-5-1-40× Microphotograph of rat mesentery showing mast cells, stretched preparation

1. 肥大细胞 mast cell

切片6：长骨骨干磨片（人，横切，大力紫染色）
Slide 6: Grounded compact bone, cross section, human. Dahlia violet stain

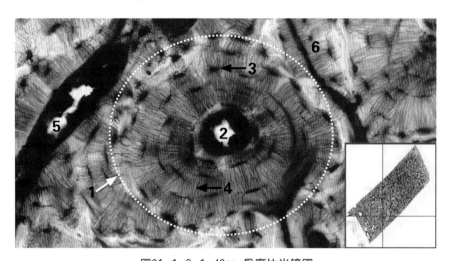

图01-1-6-1-40×　骨磨片光镜图
Fig. 01-1-6-1-40×　Microphotograph of grounded compact bone

1. 骨单位 osteon
2. 中央管 central canal
3. 骨陷窝 bone lacuna
4. 骨小管 bone canaliculus
5. 穿通管 Volkmann's canal
6. 间骨板 interstitial lamella

切片7：垂体矢状切（人，三色染色）
Slide 7: Pituitary gland, sagittal section, human. Trichrome stain

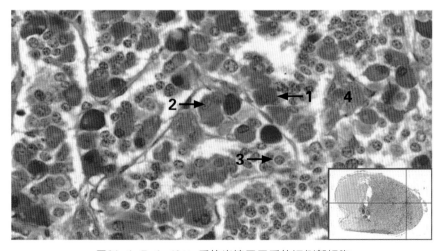

图01-1-7-1-40×　垂体光镜图示垂体远侧部细胞
Fig. 01-1-7-1-40×　Microphotograph of human hypophysis showing cells in pars distalis

1. 嗜酸性细胞 acidophil
2. 嗜碱性细胞 basophil
3. 嫌色细胞 chromophobes
4. 血窦 sinusoid

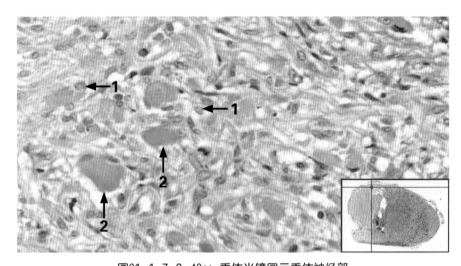

图01-1-7-2-40×　垂体光镜图示垂体神经部

Fig. 01-1-7-2-40×　Microphotograph of human hypophysis showing pars nervosa

1.　垂体细胞　pituicyte

2.　赫令体　Herring body

切片8：肝血管（人，卡红-明胶灌注）

Slide 8: Hepatic vessels, human. Gelatin-coccinellin injection

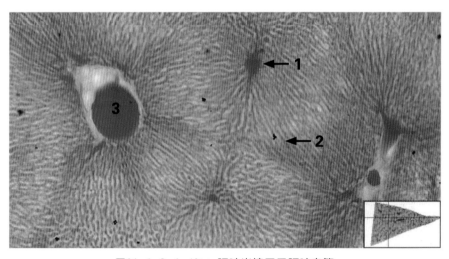

图01-1-8-1-40×　肝脏光镜图示肝脏血管

Fig. 01-1-8-1-40×　Microphotograph of the liver showing vessels

1.　中央静脉　central vein

2.　肝血窦　hepatic sinusoid

3.　小叶间静脉　interlobular vein

（马思敏　张晓田）

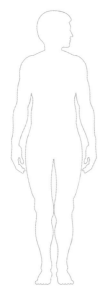

第2章
上皮组织
Chapter 2　Epithelial Tissue

2.1 被覆上皮（Covering Epithelia）

2.1.1 单层扁平上皮（Simple Squamous Epithelium）

切片1：间皮（正面观，腹膜铺片，银染）
Slide 1: Stretched mesothelium, anterior view. Silver stain

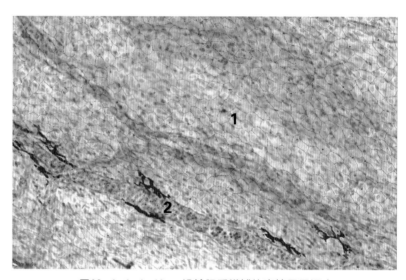

图02-1-1-1-10× 蟾蜍肠系膜铺片光镜图示间皮
Fig. 02-1-1-1-10× Microphotograph of toad mesentery showing mesothelium

1. 间皮 mesothelium   2. 肠系膜小血管 mesentery small vessel

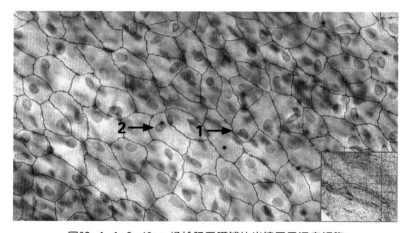

图02-1-1-2-40× 蟾蜍肠系膜铺片光镜图示间皮细胞
Fig. 02-1-1-2-40× Microphotograph of toad mesentery showing mesothelial cells

1. 间皮细胞及细胞间锯齿状交界 mesothelial cell and indented intercellular boundary
2. 细胞核 nucleus

切片2：阑尾横切（人，H.E.染色）
Slide 2: Appendix, cross section, human. H.&E. stain

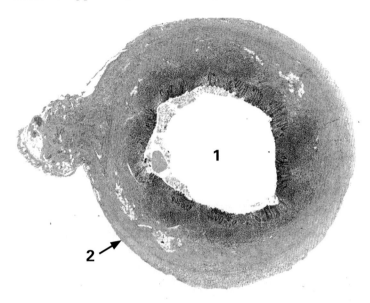

图02-1-2-1-1.6× 阑尾全景图
Fig. 02-1-2-1-1.6× Gross view of the appendix

1. 管腔 lumen   2. 浆膜 serosa

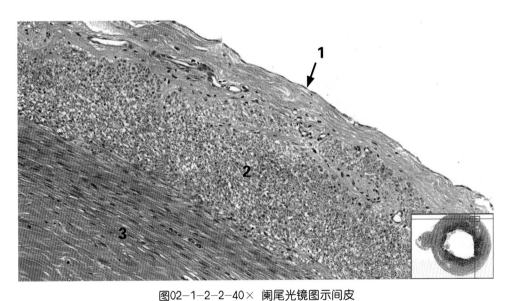

图02-1-2-2-40× 阑尾光镜图示间皮
Fig. 02-1-2-2-40× Microphotograph of the appendix showing mesothelium

1. 间皮 mesothelium   2. 外纵行肌 outer longitudinal muscle
3. 内环行肌 inner circular muscle

切片3：膀胱充盈态（人，H.E.染色）
Slide 3: Urinary bladder, distended, human. H.&E. stain

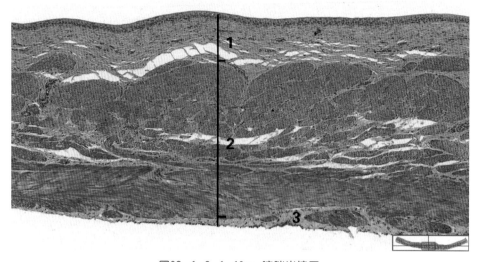

图02-1-3-1-10× 膀胱光镜图

Fig. 02-1-3-1-10× Microphotograph of urinary bladder

1. 黏膜 mucosa
2. 肌层 muscularis
3. 浆膜 serosa

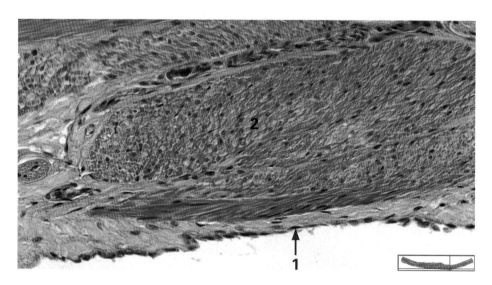

图02-1-3-2-40× 膀胱光镜图示间皮

Fig. 02-1-3-2-40× Microphotograph of urinary bladder showing mesothelium

1. 间皮 mesothelium and mesothelial cell
2. 平滑肌纤维 smooth muscle fiber

切片4：结肠纵切（狗，H.E.染色）

Slide 4: Colon, longitudinal section, dog. H.&E. stain

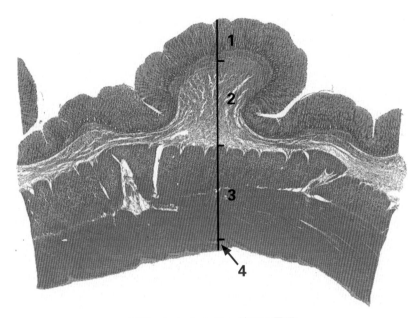

图02-1-4-1-1.2× 结肠全景图

Fig. 02-1-4-1-1.2× Gross view of the colon

1. 黏膜 mucosa
3. 肌层 muscularis
2. 黏膜下层 submucosa
4. 浆膜 serosa

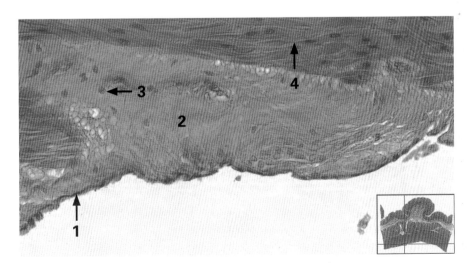

图02-1-4-2-40× 结肠光镜图示间皮

Fig.02-1-4-2-40× Microphotograph of the colon showing mesothelium

1. 间皮 mesothelium（mesothelial cell）
3. 成纤维细胞 fibroblast
2. 结缔组织 connective tissue
4. 平滑肌细胞 smooth muscle cell

切片5：中动脉和中静脉横断（H.E.染色）
Slide 5: Medium-sized artery and vein, cross section. H.&E. stain

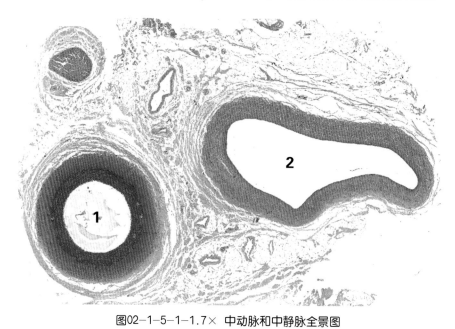

图02-1-5-1-1.7×　中动脉和中静脉全景图
Fig. 02-1-5-1-1.7×　Gross view of medium-sized artery and medium-sized vein

1. 中动脉 medium-sized artery　　　　2. 中静脉 medium-sized vein

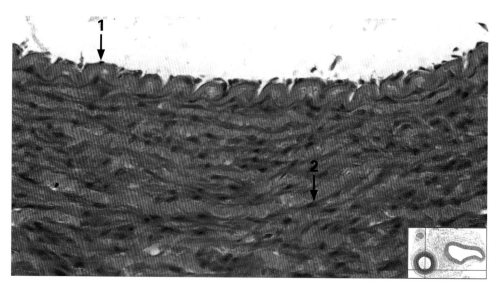

图02-1-5-2-40×　中动脉光镜图示内皮
Fig. 02-1-5-2-40×　Microphotograph of the medium-sized artery showing endothelium

1. 内皮（细胞）endothelium（endothelial cell）　　　　2. 平滑肌细胞 smooth muscle cell

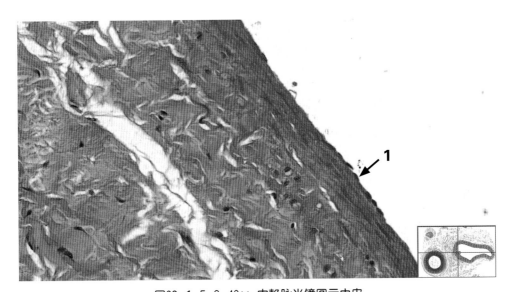

图02-1-5-3-40× 中静脉光镜图示内皮
Fig. 02-1-5-3-40× Microphotograph of the medium-sized vein showing endothelium

1. 内皮（细胞）endothelium（endothelial cell）

切片6：空肠纵切 （H.E.染色）
Slide 6: Jejunum, longitudinal section, H.&E. stain

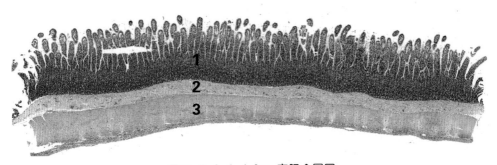

图02-1-6-1-1.3× 空肠全景图
Fig. 02-1-6-1-1.3× Gross view of the jejunum

1. 黏膜层 mucosa
2. 黏膜下层 submucosa
3. 肌层 muscularis

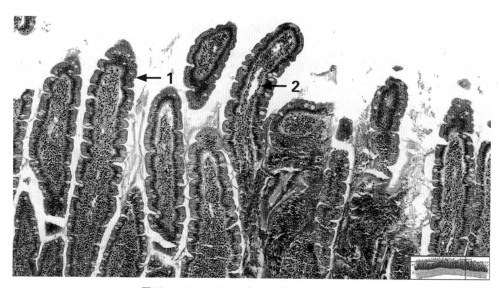

图02-1-6-2-10× 空肠光镜图示小肠绒毛

Fig. 02-1-6-2-10× Microphotograph of the jejunum showing intestinal villi

1.　小肠绒毛 intestinal villus

2.　中央乳糜管 central lacteal

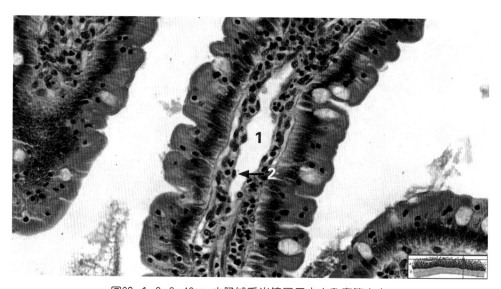

图02-1-6-3-40× 小肠绒毛光镜图示中央乳糜管内皮

Fig. 02-1-6-3-40× Microphotograph of the intestinal villi showing the central lacteal lined with endothelium

1.　中央乳糜管 central lacteal

2.　内皮细胞 endothelial cell

切片7：眼球（猴，H.E.染色）

Slide 7: Eyeball, monkey. H.&E. stain

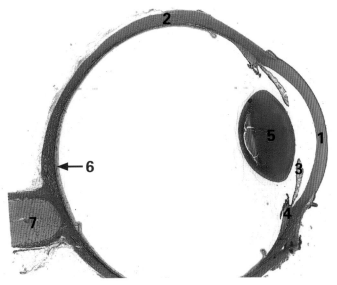

图02-1-7-1-0.4×　眼球全景图

Fig. 02-1-7-1-0.4×　Gross view of the eyeball

1. 角膜　cornea
2. 巩膜　sclera
3. 虹膜　iris
4. 睫状体　ciliary body
5. 晶状体　lens
6. 视网膜　retina
7. 视神经　optic nerve

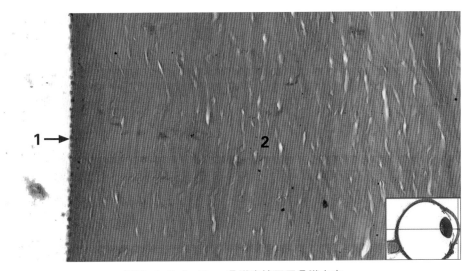

图02-1-7-2-40×　角膜光镜图示角膜内皮

Fig. 02-1-7-2-40×　Microphotograph of the cornea showing corneal endothelium

1. 角膜内皮　corneal endothelium
2. 角膜基质　corneal stroma

切片8：肾（狗，H.E.染色）
Slide 8: Kidney, dog, H.&E. stain

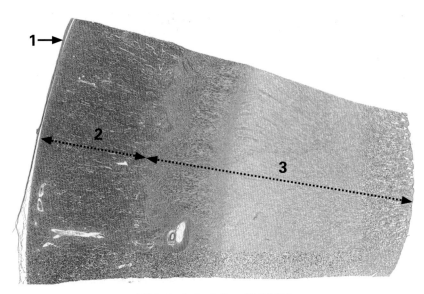

图02-1-8-1-0.6×　肾全景图
Fig. 02-1-8-1-0.6×　Gross view of the renal pyramids

1. 被膜 capsule　　　　2. 肾皮质 renal cortex　　　　3. 肾髓质 renal medulla

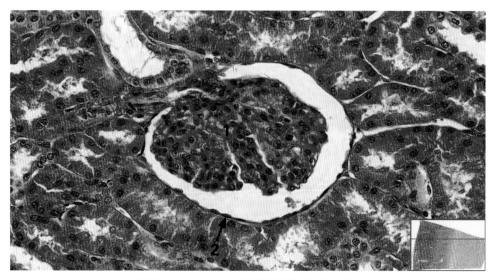

图02-1-8-2-40×　肾皮质光镜图示肾小体
Fig. 02-1-8-2-40×　Microphotograph of the renal cortex showing renal corpuscle

1. 肾小球 renal glomerulus　　　　2. 肾小囊壁层 parietal layer of the renal capsule

切片9：肺（狗，H.E.染色）

Slide 9: Lung, dog, H.&E. stain

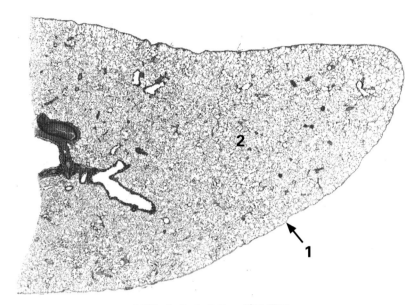

图02-1-9-1-0.7× 肺全景图

Fig. 02-1-9-1-0.7× Gross view of the lung

1. 胸膜脏层 visceral pleura   2. 肺实质 pulmonary parenchyma

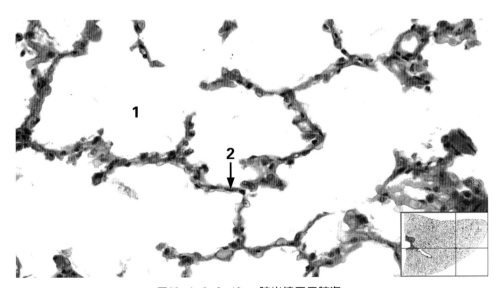

图02-1-9-2-40× 肺光镜图示肺泡

Fig. 02-1-9-2-40× Microphotograph of the lung showing alveoli

1. 肺泡 alveolus   2. 肺泡上皮 alveolar epithelium

2.1.2 单层立方上皮（Simple Cuboidal Epithelium）

切片10：甲状腺（人，H.E.染色）
Slide 10: Thyroid gland, human, H.&E. stain

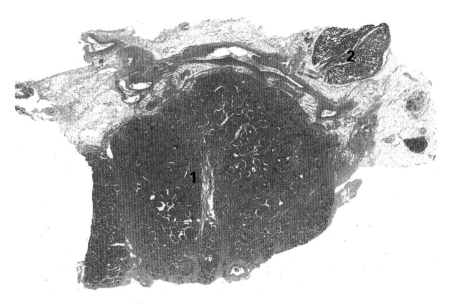

图02-1-10-1-0.7× 甲状腺全景图
Fig. 02-1-10-1-0.7× Gross view of the thyroid gland

1. 甲状腺 thyroid gland   2. 甲状旁腺 parathyroid gland

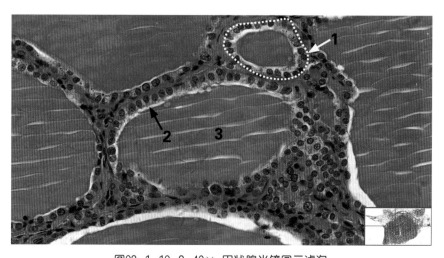

图02-1-10-2-40× 甲状腺光镜图示滤泡
Fig. 02-1-10-2-40× Microphotograph of thyroid gland showing follicle

1. 甲状腺滤泡 thyroid follicle   2. 滤泡上皮（细胞）follicular epithelium（cell）
3. 胶质 colloid

切片11：肾（人，H.E.染色）
Slide 11: Kidney, human, H.&E. stain

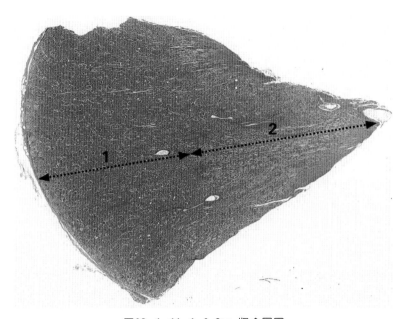

图02-1-11-1-0.6× 肾全景图
Fig. 02-1-11-1-0.6× Gross view of the kidney

1. 肾皮质 renal cortex

2. 肾髓质 renal medulla

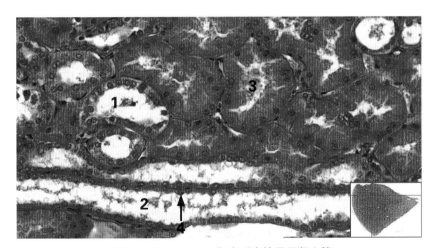

图02-1-11-2-40× 肾皮质光镜图示肾小管
Fig. 02-1-11-2-40× Microphotograph of renal cortex showing renal tubules

1. 远曲小管横断面 distal convoluted tubule（cross section）
2. 远曲小管纵切面 distal convoluted tubule（longitudinal section）
3. 近曲小管横断面 proximal convoluted tubule（cross section）
4. 肾小管上皮（细胞）epithelium（cell）lining distal convoluted tubule

切片12：睾丸（人，H.E.染色）
Slide 12: Testis, human, H.&E. stain

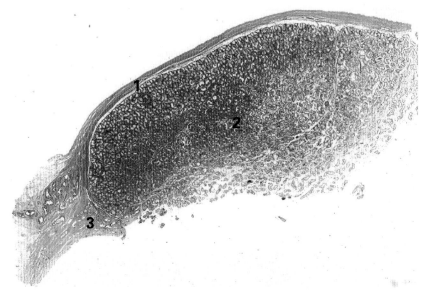

图02-1-12-1-0.4× 睾丸全景图
Fig. 02-1-12-1-0.4× Gross view of the testis

1. 被膜 capsule
2. 睾丸实质 parenchyma of testis
3. 睾丸纵隔及睾丸网 mediastinum and rete testis

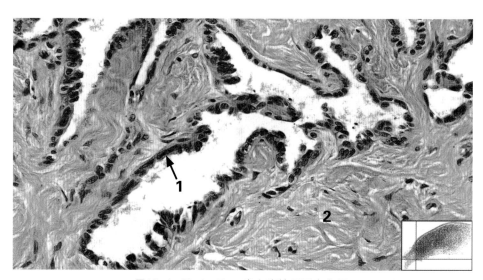

图02-1-12-2-40× 睾丸光镜图示睾丸网
Fig. 02-1-12-2-40× Microphotograph of the testis showing rete testis

1. 睾丸网上皮（细胞）epithelium（cell）of rete testis
2. 睾丸网 mediastinum of testis

2.1.3 单层柱状上皮（Simple Columnar Epithelium）

切片13：胆囊（狗，H.E.染色）
Slide 13: Gall bladder, dog, H.&E. stain

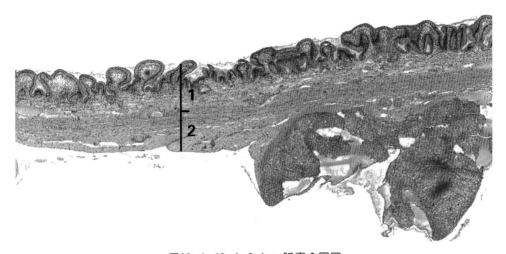

图02-1-13-1-3.1× 胆囊全景图
Fig. 02-1-13-1-3.1× Gross view of the gallbladder

1. 黏膜层 mucosa

2. 肌层和外膜 muscularis and serosa

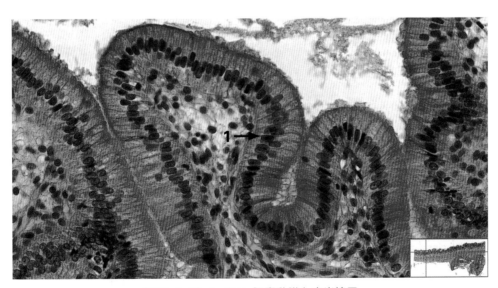

图02-1-13-2-40× 胆囊黏膜上皮光镜图
Fig. 02-1-13-2-40× Microphotograph of gallbladder mucosal epithelium

1. 胆囊上皮（细胞）epithelium（cell）of gall bladder

切片14：空肠纵切（狗，H.E.染色）
Slide 14: Jejunum, longitudinal section, dog. H.&E. stain

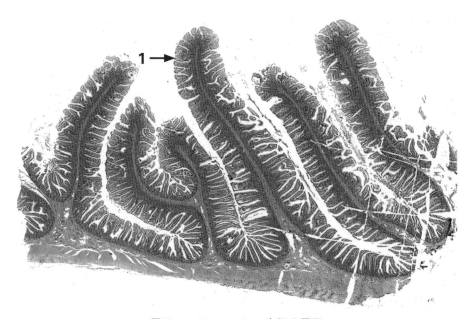

图02-1-14-1-1.2× 空肠全景图
Fig. 02-1-14-1-1.2× Gross view of the jejunum

1. 小肠皱襞 intestinal fold

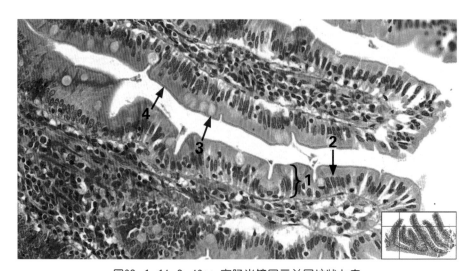

图02-1-14-2-40× 空肠光镜图示单层柱状上皮
Fig. 02-1-14-2-40× Microphotograph of the jejunum showing simple columnar epithelium

1. 上皮 epithelium
2. 吸收细胞 absorptive cell
3. 杯状细胞 goblet cell
4. 纹状缘 striated border

切片15：肾（狗，H.E.染色）
Slide 15: Kidney, dog, H.&E. stain

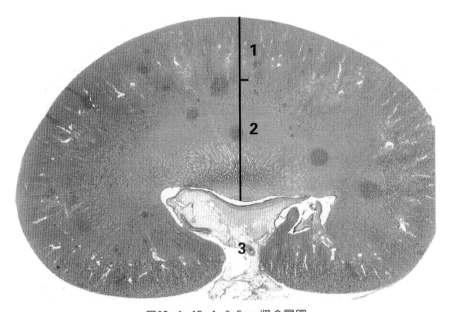

图02-1-15-1-0.5× 肾全景图
Fig. 02-1-15-1-0.5× Gross view of the kidney

1. 皮质 cortex
3. 肾门 renal hilum
2. 髓质 medulla

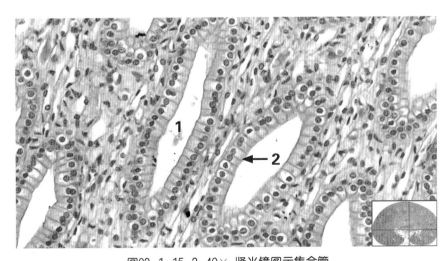

图02-1-15-2-40× 肾光镜图示集合管
Fig. 02-1-15-2-40× Microphotograph of the kidney showing collecting ducts

1. 管腔 lumen
2. 单层柱状上皮（细胞）simple columnar epithelium（cell）

切片16：输卵管横切（人，H.E.染色）
Slide 16: Oviduct, cross section, human. H.&E. stain

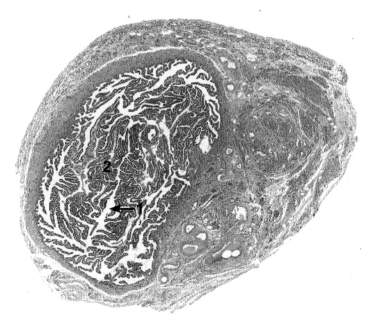

图02-1-16-1-1.3× 输卵管全景图

Fig. 02-1-16-1-1.3× Gross view of the oviduct

1. 管腔 lumen   2. 皱襞 fold

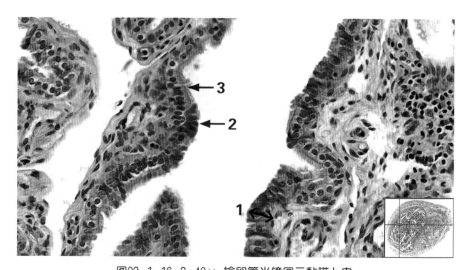

图02-1-16-2-40× 输卵管光镜图示黏膜上皮

Fig. 02-1-16-2-40× Microphotograph of mucous membrane of the oviduct showing epithelium

1. 输卵管黏膜上皮 mucosal epithelium   2. 分泌细胞 secretory cell
3. 纤毛细胞 ciliated cell

切片17：子宫（人，H.E.染色）
Slide 17: Uterus, human. H.&E. stain

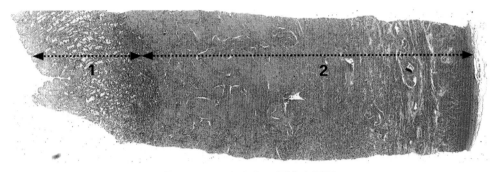

图02-1-17-1-0.7×　子宫全景图
Fig. 02-1-17-1-0.7×　Gross view of the uterus

1. 子宫内膜 endometrium　　　　　　　2. 子宫肌层 myometrium

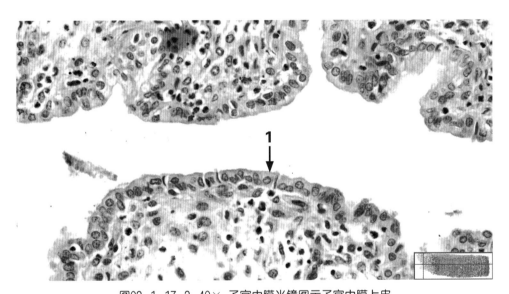

图02-1-17-2-40×　子宫内膜光镜图示子宫内膜上皮
Fig. 02-1-17-2-40×　Microphotograph of the endometrium showing endometrial epithelium

1. 内膜上皮（细胞） endometrial epithelium（cell）

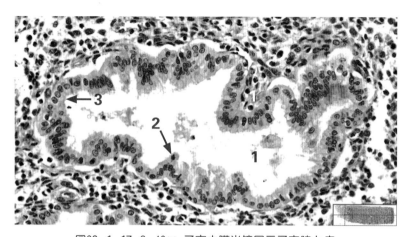

图02-1-17-3-40× 子宫内膜光镜图示子宫腺上皮
Fig. 02-1-17-3-40× Microphotograph of the endometrium showing epithelium of uterine glands

1. 腺腔 lumen   2. 皱襞 fold
3. 子宫腺上皮（细胞）epithelium（cell）of the uterine gland

2.1.4 假复层柱状纤毛上皮（Pseudo Stratified Ciliated Columnar Epithelium）

切片18：气管横切（狗，H.E.染色）
Slide 18: Trachea, cross section, dog. H.&E. stain

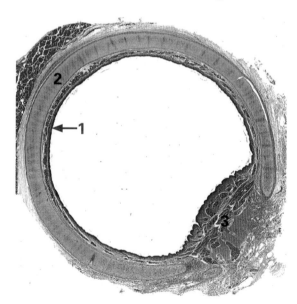

图02-1-18-1-0.5× 气管全景图
Fig. 02-1-18-1-0.5× Gross view of the trachea

1. 黏膜 mucosa   2. 透明软骨 hyaline cartilage
3. 膜部 membranous portion

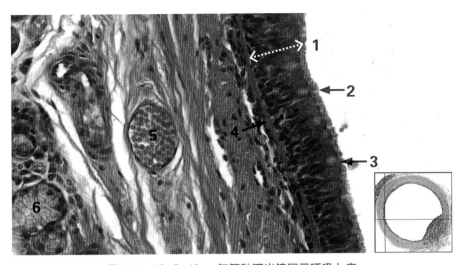

图02-1-18-2-40× 气管黏膜光镜图示呼吸上皮

Fig. 02-1-18-2-40× Microphotograph of tracheal mucosa showing respiratory epithelium

1. 呼吸上皮 respiratory epithelium
2. 纤毛 cilia
3. 杯状细胞 goblet cell
4. 基膜 basal lamina
5. 血管 vessel
6. 腺泡 glandular acinus

切片19：肺（狗，H.E.染色）

Slide 19: Lung, dog, H.&E. stain

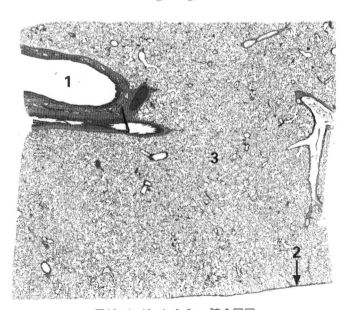

图02-1-19-1-0.6× 肺全景图

Fig. 02-1-19-1-0.6× Gross view of part of the lung

1. 支气管 bronchium
2. 胸膜脏层 visceral pleura
3. 肺实质 lung parenchyma

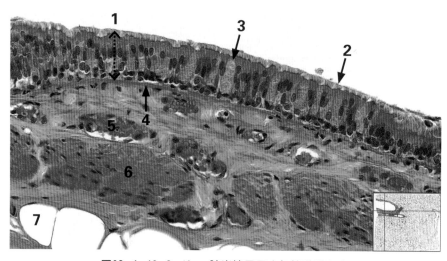

图02-1-19-2-40× 肺光镜图示支气管黏膜上皮

Fig. 02-1-19-2-40× Microphotograph of the lung showing bronchial epithelium

1. 呼吸上皮 respiratory epithelium
2. 纤毛 cilia
3. 杯状细胞 goblet cell
4. 基膜 basal lamina
5. 血管 vessel
6. 平滑肌 smooth muscle
7. 脂肪细胞 adipocyte

切片20：膀胱充盈态（狗，H.E.染色）

Slide 20: Lung, distended, dog, H.&E. stain

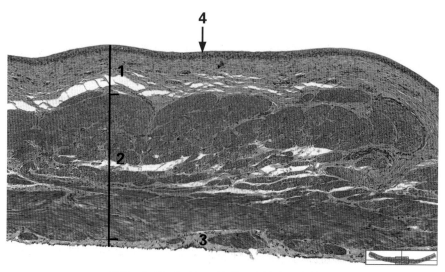

图02-1-20-1-10× 膀胱（充盈态）光镜图

Fig. 02-1-20-1-10× Microphotograph of stretched urinary bladder

1. 黏膜 mucosa
2. 肌层 muscularis
3. 外膜 adventitia
4. 上皮 urinary epithelium

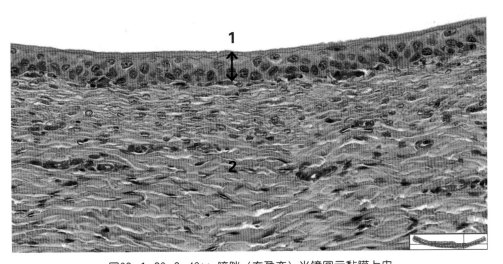

图02-1-20-2-40× 膀胱（充盈态）光镜图示黏膜上皮

Fig. 02-1-20-2-40× Microphotograph of stretched urinary bladder showing urinary epithelium

1. 移行上皮 urinary（transitional）epithelium

2. 固有层 lamina propria

切片21：膀胱排空态（狗，H.E.染色）

Slide 21: Lung, empty, dog. H.&E. stain

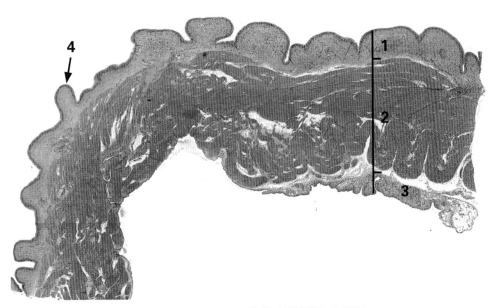

图02-1-21-1-1.1× 膀胱（排空态）全景图

Fig. 02-1-21-1-1.1× Gross view of empty urinary bladder

1. 黏膜 mucosa
3. 外膜 adventitia

2. 肌层 muscularis
4. 黏膜皱襞 fold

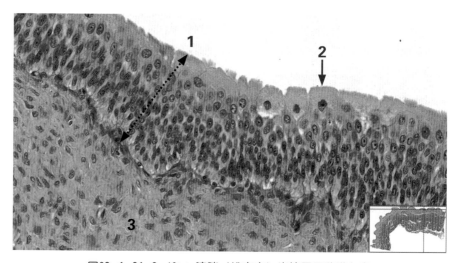

图02-1-21-2-40× 膀胱（排空态）光镜图示黏膜上皮

Fig. 02-1-21-2-40× Microphotograph of empty urinary bladder showing transitional epithelium

1. 移行上皮 urinary（transitional）epithelium　　　2. 盖细胞 tectorial cell
3. 固有层 lamina propria

（张磊　董为人）

切片22：输尿管横切（狗，H.E.染色）
Slide 22: Ureter, cross section, dog. H.&E. stain

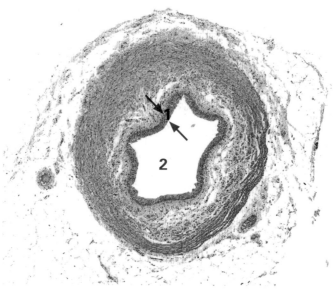

图02-1-22-1-3.5× 狗输尿管横断全景图

Fig. 02-1-22-1-3.5× Gross view of dog ureter（cross section）

1. 黏膜上皮 mucosal epithelium　　　2. 管腔 lumen

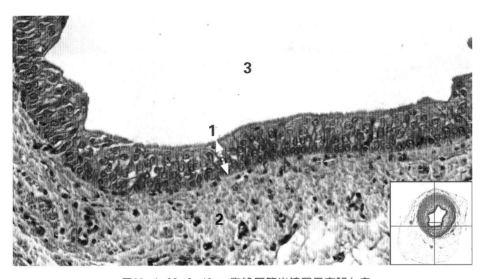

图02-1-22-2-40×　狗输尿管光镜图示变移上皮

Fig. 02-1-22-2-40×　Microphotograph of dog ureter showing transitional epithelium

1. 变移上皮 transitional epithelium　　　2. 固有层 lamina propria
3. 管腔 lumen

切片23：指皮（人，H.E.染色）
Slide 23: Finger skin human. H.&E. stain

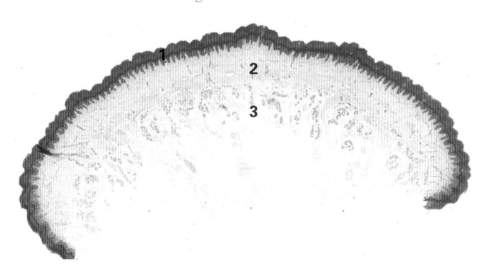

图02-1-23-1-1.2×　人手指皮全景图

Fig. 02-1-23-1-1.2×　Gross view of human finger skin

1. 表皮 epidermis　　　　2. 真皮 dermis
3. 皮下组织 hypodermis

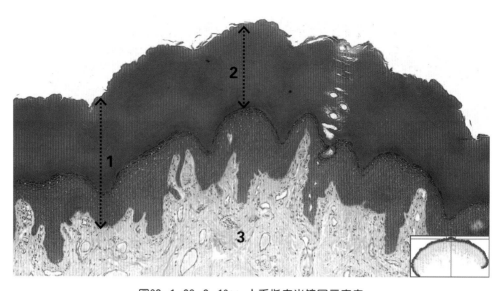

图02-1-23-2-10× 人手指皮光镜图示表皮

Fig. 02-1-23-2-10× Microphotograph of human finger skin showing epidermis

1. 角化的复层扁平上皮 stratified squamous keratinized epithelium（epidermis）　　2. 角质层 stratum corneum
3. 真皮 dermis

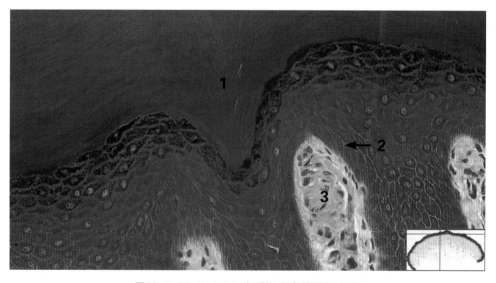

图02-1-23-3-40× 人手指皮光镜图示表皮

Fig. 02-1-23-3-40× Microphotograph of human finger skin showing epidermis

1. 角质层 stratum corneum　　　　　　　　　　　　　　　　2. 基底层细胞 basal cell
3. 触觉小体 Meissner corpuscle

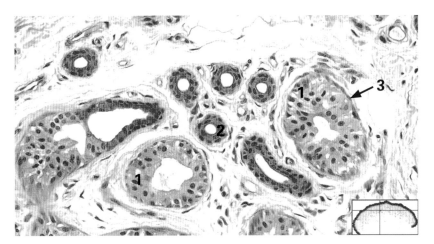

图02-1-23-4-40× 人指皮光镜图示皮下组织内的汗腺（全景图见02-1-23-1-1.2×）
Fig. 02-1-23-4-40× Microphotograph of human finger skin showing sweat gland in hypodermis
（for gross view, see Fig. 02-1-23-1-1.2×）

1. 汗腺分泌部上皮 epithelium（secretory portion of the sweat gland）
2. 汗腺导管上皮 stratified cuboidal epithelium（duct of the sweat gland）
3. 肌上皮细胞 myoepithelial cell

切片24：食管横切（狗，H.E.染色）
Slide 24: Esophagus, cross section, dog. H.&E. stain

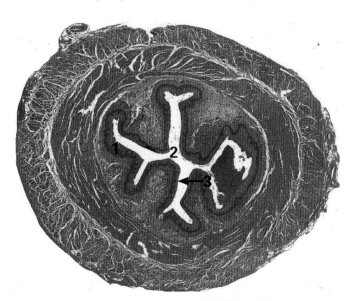

图02-1-24-1-0.6× 狗食管横断全景图
Fig. 02-1-24-1-0.6× Gross view of dog esophagus

1. 复层扁平上皮 stratified squamous non-keratinized epithelium   2. 管腔 lumen
3. 皱襞 fold

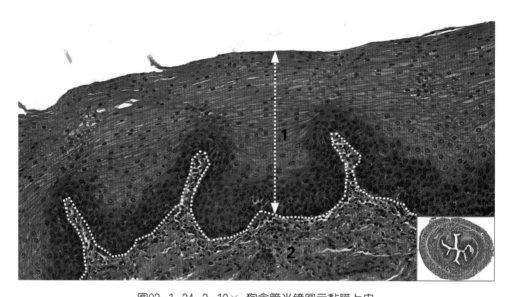

图02-1-24-2-10× 狗食管光镜图示黏膜上皮

Fig. 02-1-24-2-10× Microphotograph of dog esophagus showing mucosal epithelium

1. 未角化的复层扁平上皮 stratified squamous non-keratinized epithelium

2. 固有层 lamina propria

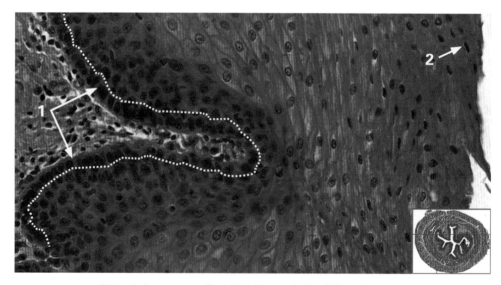

图02-1-24-3-40× 狗食管光镜图示未角化的复层扁平上皮

Fig. 02-1-24-3-40× Microphotograph of dog esophagus showing stratified squamous non-keratinized epithelium

1. 基底层细胞 basal cell

2. 表层扁平细胞 superficial flattened cell

切片25：唇矢状切（人，H.E.染色）
Slide 25: Lip, sagittal section, human. H.&E. stain

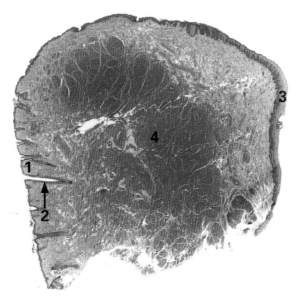

图02-1-25-1-0.5× 人唇全景图
Fig. 02-1-25-1-0.5× Gross view of human lip

1. 皮肤 skin
2. 毛囊 hair follicle
3. 黏膜上皮 mucosal epithelium
4. 肌组织 muscle tissue

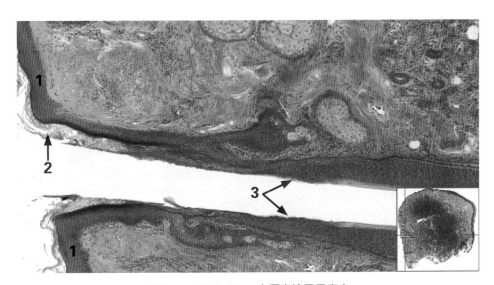

图02-1-25-2-10× 人唇光镜图示表皮
Fig. 02-1-25-2-10× Microphotograph of human lip showing epidermis

1. 角化的复层扁平上皮 stratified squamous keratinized epithelium
2. 角质层 stratum corneum
3. 毛囊 hair follicle

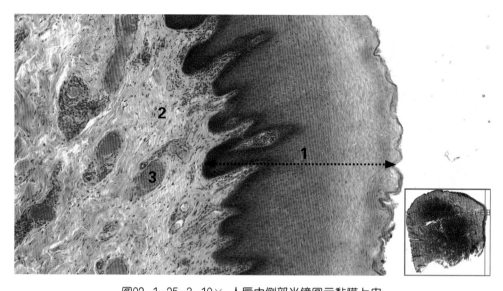

图02-1-25-3-10× 人唇内侧部光镜图示黏膜上皮

Fig. 02-1-25-3-10× Microphotograph of the inner portion of the human lip showing mucosal epithelium

1. 未角化的复层扁平上皮 stratified squamous non-keratinized epithelium
2. 固有层 lamina propria
3. 血管 vessel

切片26：阴道横切（人，H.E.染色）

Slide 26: Vagina, cross section, human. H.&E. stain

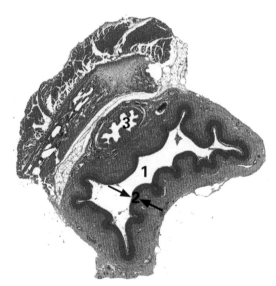

图02-1-26-1-1.5× 阴道横断全景图

Fig. 02-1-26-1-1.5× Gross view of the vagina

1. 阴道腔 vaginal lumen
2. 阴道上皮 vaginal epithelium
3. 尿道腔 urethral lumen

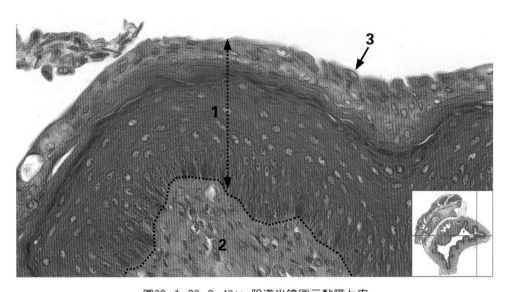

图02-1-26-2-40× 阴道光镜图示黏膜上皮
Fig. 02-1-26-2-40× Microphotograph of the vagina showing mucosal epithelium

1. 未角化的复层扁平上皮 stratified squamous non-keratinized epithelium   2. 固有层 lamina propria
3. 表层细胞 superficial flattened cell

切片27：舌矢状切（人，H.E.染色）
Slide 27: Tongue, sagittal section, human. H.&E. stain

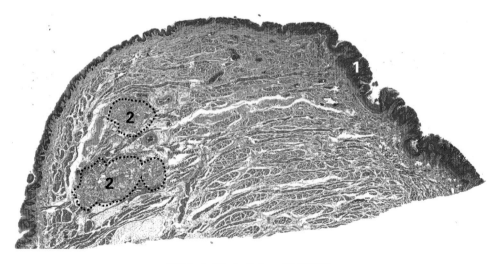

图02-1-27-1-0.9× 舌全景图
Fig. 02-1-27-1-0.9× Gross view of the tongue

1. 黏膜上皮 mucosal epithelium   2. 腺泡 glandular acini

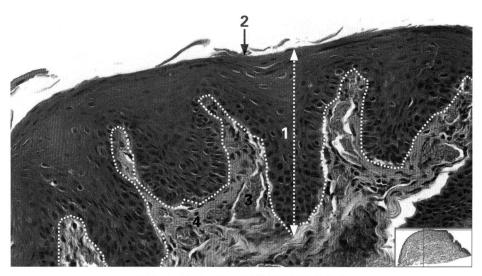

图02-1-27-2-40× 舌光镜图示黏膜上皮

Fig. 02-1-27-2-40× Microphotograph of the tongue showing mucosal epithelium

1. 复层扁平上皮 stratified squamous epithelium
2. 角质层 stratum corneum
3. 血管 vessel
4. 固有层 lamina propria

切片7: 眼球矢状切 (人, H.E.染色)
Slide 7: Eye ball, sagittal section, human. H.&E. stain

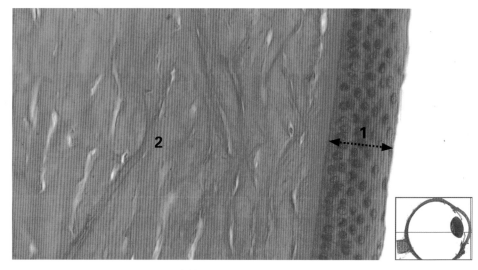

图02-1-7-3-40× 角膜光镜图示角膜上皮 (全景图见02-1-7-1-0.4×)

Fig. 02-1-7-3-40× Microphotograph of the cornea showing corneal epithelium (for gross view, see Fig. 02-1-7-1-0.4×)

1. 未角化的复层扁平上皮 stratified squamous non-keratinized epithelium (corneal epithelium)
2. 角膜基质 corneal stroma

切片28：阴茎横切（狗，H.E.染色）

Slide 28: Penis, cross section, dog. H.&E. stain

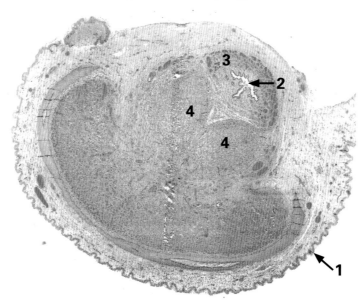

图02-1-28-1-0.8× 狗阴茎横断全景图

Fig. 02-1-28-1-0.8× Gross view of dog penis

1. 皮肤表皮 epidermis
2. 尿道 urethra
3. 尿道海绵体 cavernous body of urethra
4. 阴茎海绵体 cavernous body of penis

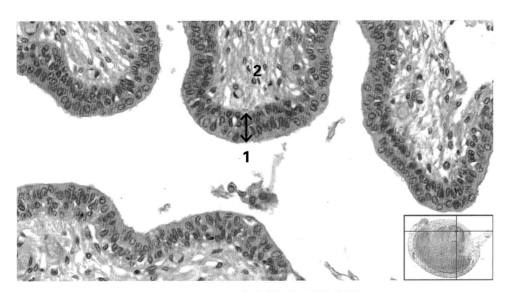

图02-1-28-2-40× 阴茎光镜图示尿道黏膜上皮

Fig. 02-1-28-2-40× Microphotograph of the penis showing urethral epithelium

1. 复层柱状上皮 stratified columnar epithelium
2. 固有层 lamina propria

2.2 腺上皮（Glandular Epithelia）

切片1：腮腺（人，H.E.染色）
Slide 1: Parotid, human. H.&E. stain

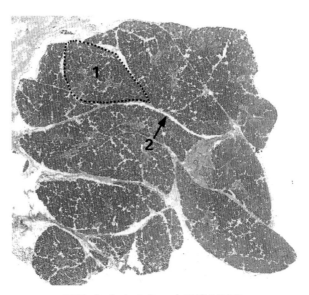

图02-2-1-1-0.8× 人腮腺全景图
Fig. 02-2-1-1-0.8× Gross view of human parotid

1. 腮腺小叶 parotid lobule　　　　　　2. 小叶间隔 interlobular septum

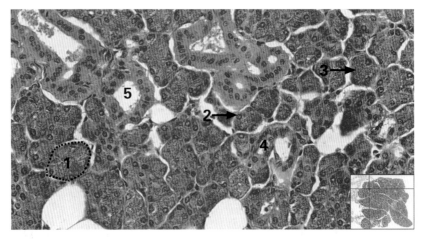

图02-2-1-2-40× 人腮腺光镜图
Fig. 02-2-1-2-40× Microphotograph of parotid gland

1. 浆液性腺泡 serous acinus　　　　　　2. 浆液性细胞 serous cell
3. 分泌颗粒 secretory granule　　　　　　4. 闰管 intercalated duct
5. 纹状管 striated duct

切片2：胰腺（豚鼠，H.E.染色）
Slide 1: Pancreas, guinea pig. H.&E. stain

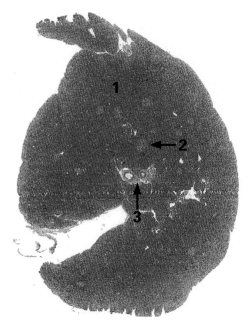

图02-2-2-1-1.8× 人胰腺全景图
Fig. 02-2-2-1-1.8× Gross view of human pancreas

1. 外分泌部 exocrine portion
2. 内分泌部（胰岛）endocrine portion（islet of Langerhans）
3. 小叶间隔 interlobular septum

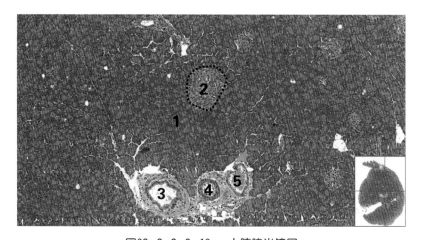

图02-2-2-2-10× 人胰腺光镜图
Fig. 02-2-2-2-10× Microphotograph of human pancreas

1. 外分泌部 exocrine portion
2. 内分泌部（胰岛）endocrine portion（islet of Langerhans）
3. 导管 duct
4. 小动脉 small artery
5. 小静脉 small vein

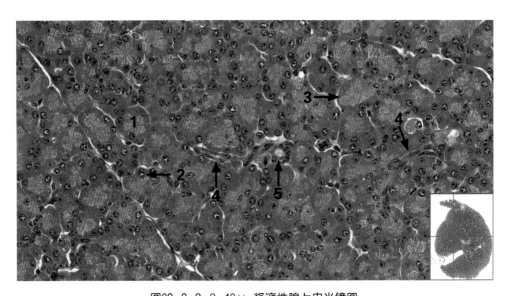

图02-2-2-3-40× 浆液性腺上皮光镜图
Fig. 02-2-2-3-40× Microphotograph of serous glandular epithelia

1. 浆液性腺泡 serous acinus
2. 浆液性细胞 serous cell
3. 分泌颗粒 secreting granules
4. 闰管 intercalated duct
5. 小叶内导管 intralobular duct

切片3：食管上段横切（狗，H.E.染色）
Slide 3: Upper segment of the esophagus, cross section, dog. H.&E. stain

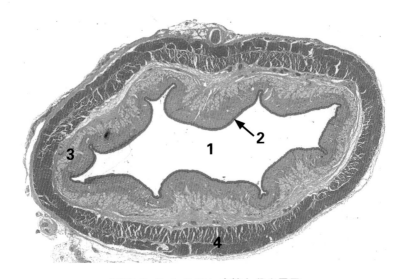

图02-2-3-1-0.8× 食管上段全景图
Fig. 02-2-3-1-0.8× Gross view of the esophagus（upper segment）

1. 管腔 lumen
2. 食管上皮 esophageal epithelium
3. 食管腺 esophageal gland
4. 肌层 muscularis

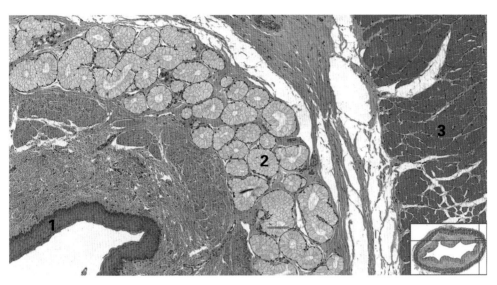

图02-2-3-2-10× 食管上段光镜图示食管腺
Fig. 02-2-3-2-10× Microphotograph of the esophagus（upper segment）showing the epithelium and gland

1. 未角化复层扁平上皮 stratified squamous non-keratinized epithelium　　2. 黏液性腺 mucous gland
3. 骨骼肌 skeletal muscle

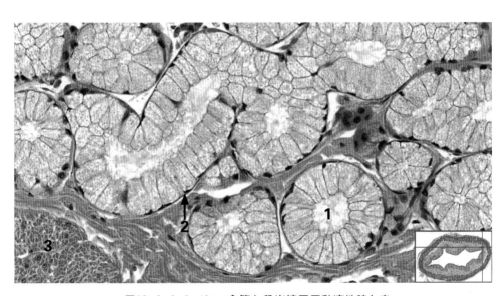

图02-2-3-3-40× 食管上段光镜图示黏液性腺上皮
Fig. 02-2-3-3-40× Microphotograph of the tongue showing mucosal epithelium

1. 黏液性腺泡 mucous acinus　　2. 黏液性细胞 mucous cell
3. 平滑肌纤维 smooth muscle fiber

切片4：颌下腺（人，H.E.染色）
Slide 4: Submandibular gland, human. H.&E. stain

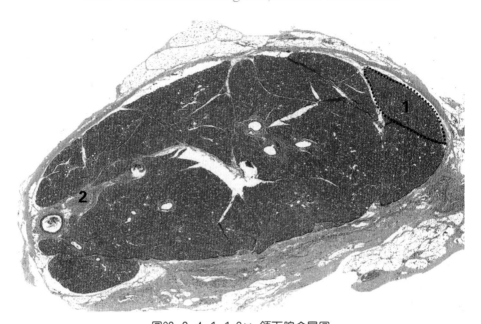

图02-2-4-1-1.3× 颌下腺全景图
Fig. 02-2-4-1-1.3× Gross view of the submandibular gland

1. 腺小叶 glandular lobule
2. 小叶间隔 interlobular septum

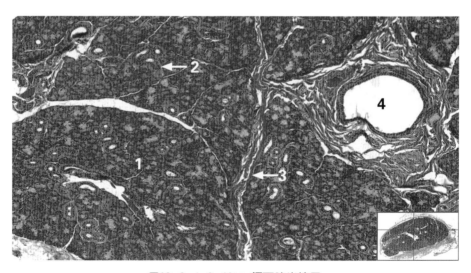

图02-2-4-2-10× 颌下腺光镜图
Fig. 02-2-4-2-10× Microphotograph of the submandibular gland

1. 腺泡 acini
2. 纹状管 striated duct
3. 小叶间隔 interlobular septum
4. 小叶间导管 interlobular duct

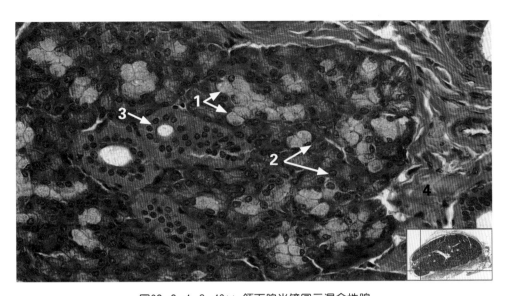

图02-2-4-3-40×　颌下腺光镜图示混合性腺

Fig. 02-2-4-3-40×　Microphotograph of the submandibular gland showing mixed gland

1. 黏液性腺泡（细胞）serous acinar cell
2. 浆液性腺腺泡（细胞）mucous acinar cell
3. 纹状管（单层立方或柱状上皮）striated duct lined with simple cuboidal/columnar epithelium
4. 小叶间隔（结缔组织）interlobular septum（connective tissue）

（李振林　董为人）

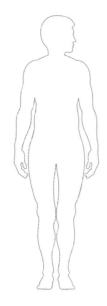

第3章
结缔组织
Chapter 3　Connective Tissue

3.1 疏松结缔组织（Loose Connective Tissue）

切片1：肠系膜铺片（大鼠，特殊染色）
Slide 1: Stretch preparation of mesentery, rat. Special stain

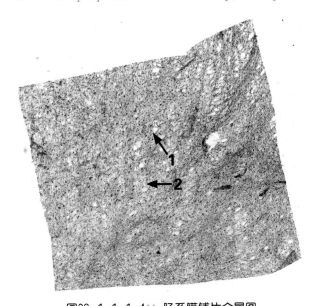

图03-1-1-1-4× 肠系膜铺片全景图
Fig. 03-1-1-1-4× Gross view of stretch preparation of the mesentery

1. 纤维 fiber   2. 细胞 cell

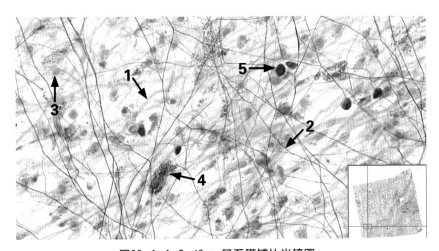

图03-1-1-2-40× 肠系膜铺片光镜图
Fig. 03-1-1-2-40× Microphotograph of stretch preparation of the mesentery

1. 胶原纤维 collagen fiber   2. 弹性纤维 elastic fiber
3. 成纤维细胞 fibroblast   4. 巨噬细胞 macrophage
5. 肥大细胞 mast cell

切片2：肠系膜铺片（大鼠，特殊染色）
Slide 2: Stretch preparation of mesentery, rat. Special stain

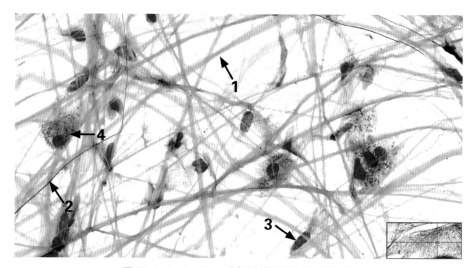

图03-1-2-1-40× 疏松结缔组织铺片光镜图
Fig. 03-1-2-1-40× Microphotograph of stretch preparation of the loose connective tissue

1. 胶原纤维 collagen fiber   2. 弹性纤维 elastic fiber
3. 成纤维细胞 fibroblast   4. 巨噬细胞 macrophage

切片3：人手指皮，H.E.染色
Slide 3: Finger skin, human. H.&E. stain

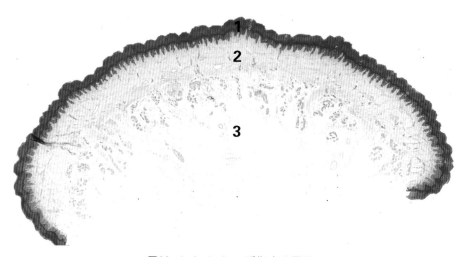

图03-1-3-1-2× 手指皮全景图
Fig. 03-1-3-1-2× Gross view of finger skin

1. 表皮 epidermis   2. 真皮 dermis   3. 皮下组织 hypodermis

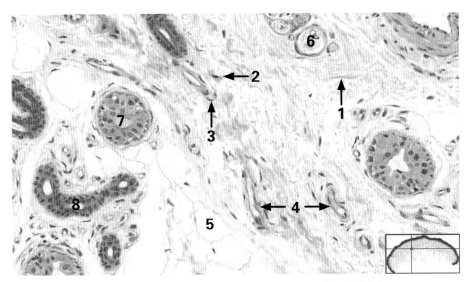

图03-1-3-2-10× 手指皮光镜图示皮下组织（疏松结缔组织）

Fig. 03-1-3-2-10× Microphotograph of finger skin showing hypodermis（loose connective tissue）

1. 胶原纤维 collagen fiber
2. 成纤维细胞 fibroblast
3. 纤维细胞 fibrocyte
4. 血管（微静脉）vessel（venules）
5. 脂肪细胞 adipocyte
6. 小神经 small nerve
7. 汗腺腺泡 acinus of sweat gland
8. 汗腺导管 duct of sweat gland

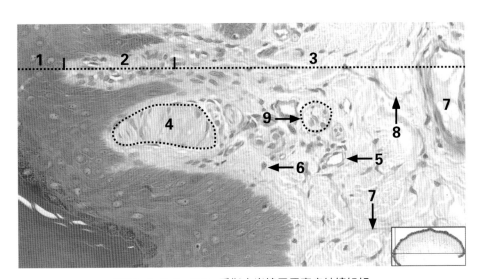

图03-1-3-3-40× 手指皮光镜图示真皮结缔组织

Fig. 03-1-3-3-40× Microphotograph of finger skin showing dermal connective tissue

1. 表皮 epidermis
2. 疏松结缔组织（真皮乳头层）loose connective tissue（dermal papilla）
3. 致密结缔组织（真皮网织层）dense connective tissue（reticular layer of the dermis）
4. 触觉小体 Meissner corpuscle
5. 血管 vessel
6. 成纤维细胞 fibroblast
7. 纤维细胞 fibrocyte
8. 胶原纤维 collagen fiber
9. 神经纤维束 nerve bundle

第3章 结缔组织 Connective Tissue

切片4：十二指肠，H.E.染色
Slide 4: Duodenum. H.&E. stain

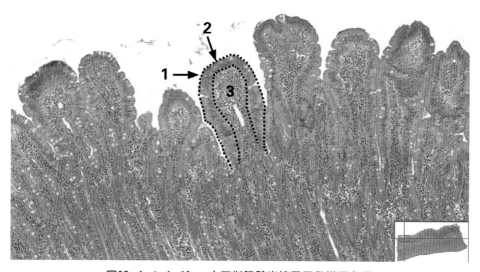

图03-1-4-1-10×　十二指肠壁光镜图示黏膜固有层
Fig. 03-1-4-1-10×　Microphotograph of the duodenum showing lamina propria

1. 小肠绒毛 intestinal villus
2. 上皮 epithelium
3. 固有层（结缔组织）lamina propria（connective tissue）

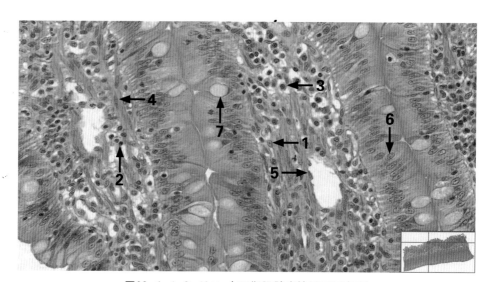

图03-1-4-2-40×　十二指肠壁光镜图示固有层
Fig. 03-1-4-2-40×　Microphotograph of the duodenum showing lamina propria

1. 成纤维细胞 fibroblast
2. 淋巴细胞 lymphocyte
3. 浆细胞 plasma cell
4. 平滑肌纤维 smooth muscle fiber
5. 内皮细胞（中央乳糜管）endothelial cell of central lacteal
6. 吸收细胞 absorptive cell
7. 杯状细胞 goblet cell

切片5：浆细胞，H.E.染色
Slide 5: Plasmocyte, H.&E. stain

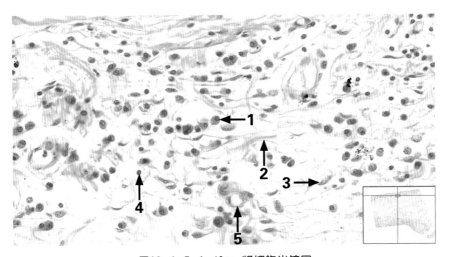

图03-1-5-1-40× 浆细胞光镜图
Fig. 03-1-5-1-40× Microphotograph of plasma cells

1. 浆细胞 plasma cell
3. 成纤维细胞 fibroblast
5. 微静脉 venule
2. 胶原纤维 collagen fiber
4. 淋巴细胞 lymphocyte

切片6：肝（大鼠，台盼蓝注射，H.E.染色）
Slide 6: Liver, rat. Trypan blue injection plus H.&E. stain

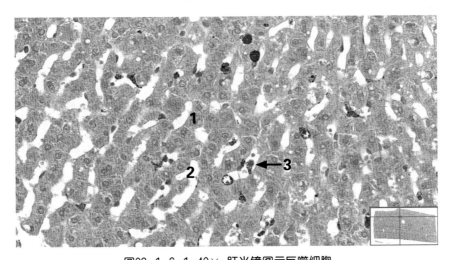

图03-1-6-1-40× 肝光镜图示巨噬细胞
Fig. 03-1-6-1-40× Microphotograph of the liver showing macrophages

1. 肝板 hepatic plate
3. 巨噬细胞 macrophage
2. 肝血窦 hepatic sinusoid

切片7：肠系膜铺片（大鼠，甲苯胺蓝染色）
Slide 7: Stretch preparation of mesentery, rat. Toluidine blue stain

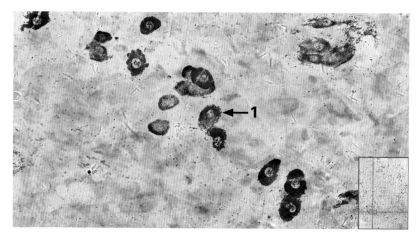

图03-1-7-1-40× 肠系膜铺片光镜图示肥大细胞

Fig. 03-1-7-1-40× Microphotograph of the mesentery（stretch preparation）showing mast cells

1. 肥大细胞 mast cell

3.2 致密结缔组织（Dense Connective Tissue）

切片1：人手指皮，H.E.染色
Slide 1: Finger skin, human. H.&E. stain

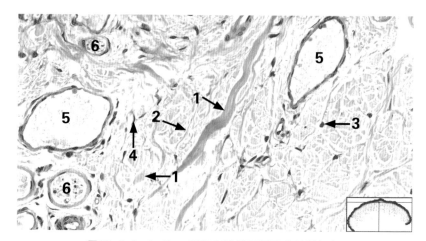

图03-2-1-1-40× 手指皮光镜图示致密结缔组织

Fig. 03-2-1-1-40× Microphotograph of human finger skin showing dense connective tissue

1. 胶原纤维束 collagen fiber bundle   2. 胶原纤维 collagen fiber
3. 成纤维细胞 fibroblast   4. 纤维细胞 fibrocyte
5. 血管 vessel   6. 小神经（神经纤维束）small nerves（nerve bundles）

切片2：脾（狗，H.E.染色）
Slide 2: Spleen, dog. H.&E. stain

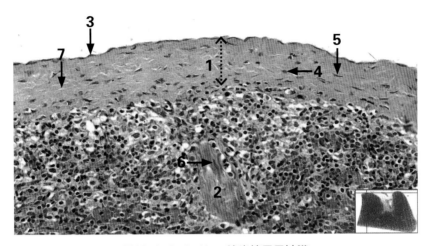

图03-2-2-1-40× 脾光镜图示被膜
Fig. 03-2-2-1-40× Microphotograph of the spleen showing capsule（connective tissue）

1. 被膜 capsule
2. 小梁 trabecula
3. 间皮 mesothelium
4. 成纤维细胞 fibroblast
5. 纤维细胞 fibrocyte
6. 平滑肌细胞 smooth muscle fiber
7. 胶原纤维 collagen fiber

切片3：肌腱（牛，H.E.染色）
Slide 3: Tendon, cow. H.&E. stain

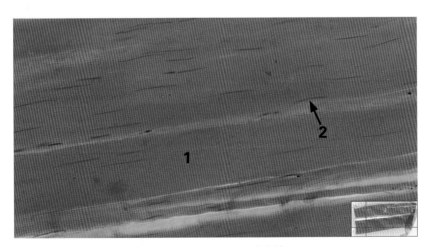

图03-2-3-1-40× 肌腱光镜图
Fig. 03-2-3-1-40× Microphotograph of the tendon

1. 胶原纤维束 collagen bundle
2. 腱细胞 tenocyte

切片4：眼球（猴，H.E.染色）
Slide 4: Eyeball, monkey. H.&E. stain

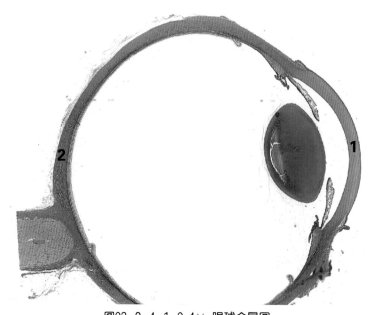

图03-2-4-1-0.4× 眼球全景图
Fig. 03-2-4-1-0.4× Gross view of the eyeball

1. 角膜 cornea　　　　　　　　　　　　　　2. 巩膜 sclera

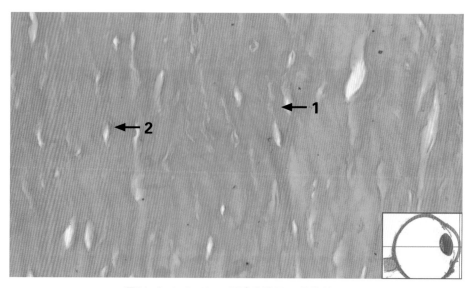

图03-2-4-2-40× 眼球光镜图示角膜基质
Fig. 03-2-4-2-40× Microphotograph of the eyeball showing corneal stroma

1. 胶原板层 collagen lamella　　　　　　　　2. 成纤维细胞 fibroblast

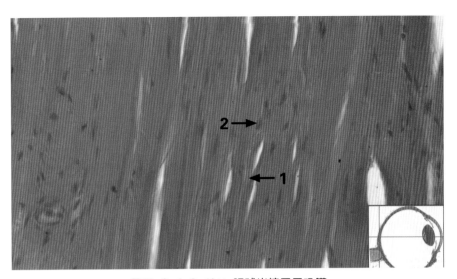

图03-2-4-3-40× 眼球光镜图示巩膜

Fig. 03-2-4-3-40× Microphotograph of the eyeball showing sclera

1. 胶原纤维束 collagen bundle   2. 成纤维细胞 fibroblast

3.3 脂肪组织（Adipose Tissue）

切片1：白色脂肪组织（人，H.E.染色）
Slide 1: White adipose tissue, human. H.&E. stain

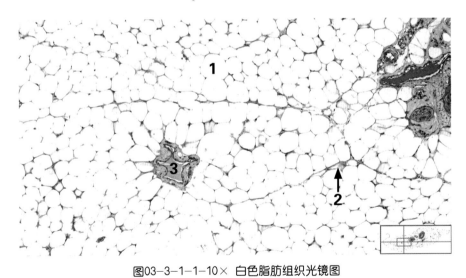

图03-3-1-1-10× 白色脂肪组织光镜图

Fig. 03-3-1-1-10× Microphotograph of the white adipose tissue

1. 单泡脂肪细胞 unilocular adipocyte   2. 结缔组织隔 connective tissue septum
3. 血管 vessel

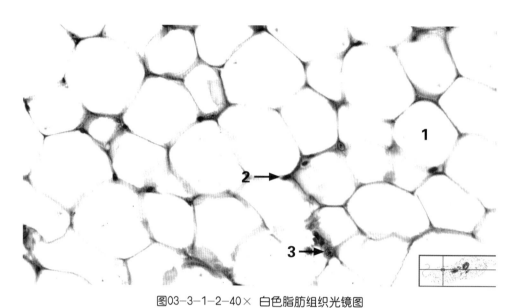

图03-3-1-2-40× 白色脂肪组织光镜图

Fig. 03-3-1-2-40× Microphotograph of the white adipose tissue

1. 单泡脂肪细胞 unilocular adipocyte
2. 脂肪细胞核 nucleus of adipocyte
3. 成纤维细胞核 nucleus of fibroblast

切片2：人腹壁，H.E.染色

Slide 2: Abdominal wall, human. H.&E. stain

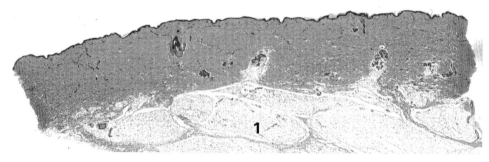

图03-3-2-1-1× 腹壁皮肤全景图

Fig. 03-3-2-1-1× Gross view of abdominal skin

1. 皮下组织（脂肪组织）hypodermis（adipose tissue）

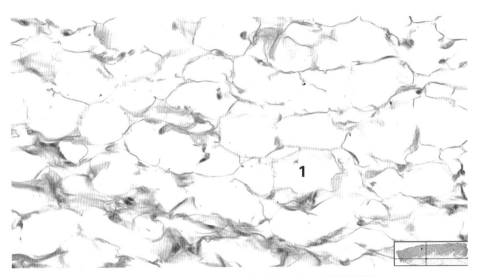

图03-3-2-2-40×　腹壁皮肤光镜图示皮下脂肪组织
Fig. 03-3-2-2-40×　Microphotograph of abdominal skin showing adipose tissue in hypodermis

1. 脂肪细胞　adipocyte

3.4 弹性组织（Elastic Tissue）

切片1：人耳廓，醛复红染色
Slide 1: Auricle, human. Aldehyde-fuchsin stain

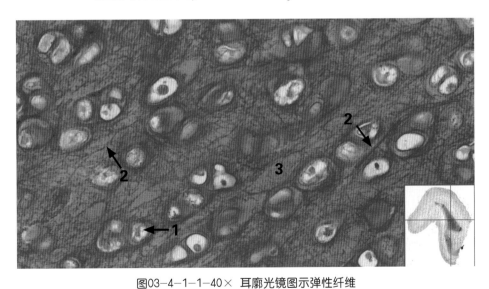

图03-4-1-1-40×　耳廓光镜图示弹性纤维
Fig. 03-4-1-1-40×　Microphotograph of the auricle showing elastic fibers

1. 软骨细胞　chondrocyte
2. 弹性纤维　elastic fiber
3. 基质　matrix

3.5 网状组织（Reticular Tissue）

切片1：淋巴结（狗，银染）
Slide 1: Lymph node, dog. Silver stain

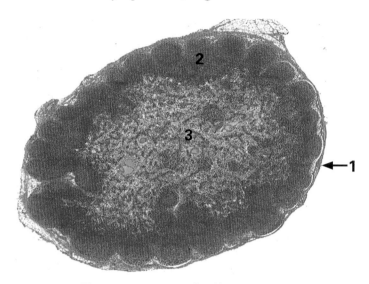

图03-5-1-1-1.6× 淋巴结全景图
Fig. 03-5-1-1-1.6× Gross view of the lymph node

1. 被膜 capsule
2. 皮质 cortex
3. 髓质 medulla

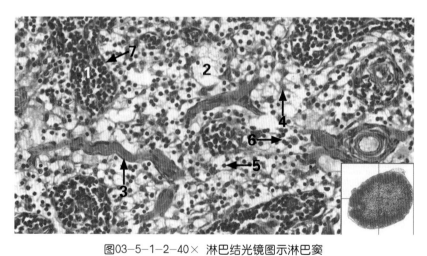

图03-5-1-2-40× 淋巴结光镜图示淋巴窦
Fig. 03-5-1-2-40× Microphotograph of the lymph node showing lymphatic sinus

1. 髓索 medullary cord
2. 髓窦 medullary sinus
3. 小梁 trabecula
4. 网状细胞 reticular cell
5. 淋巴细胞 lymphocyte
6. 巨噬细胞 macrophage
7. 内皮细胞 endothelial cell

切片2：脾（狗，银染）
Slide2: Spleen, dog. Silver stain

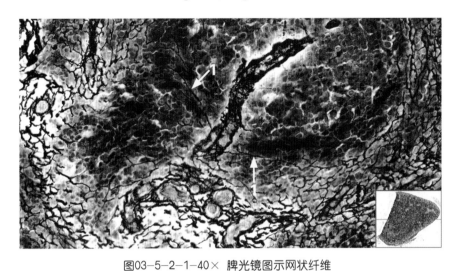

图03-5-2-1-40× 脾光镜图示网状纤维
Fig. 03-5-2-1-40× Microphotograph of the spleen showing reticular fibers

1. 网状纤维 reticular fiber

切片3：淋巴结（狗，银染）
Slide 3: Lymph node, dog. Silver stain

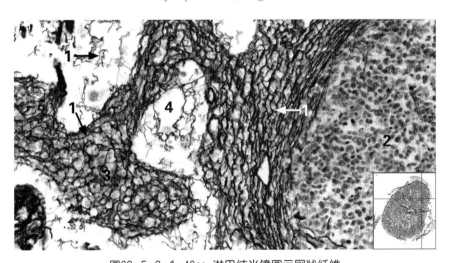

图03-5-3-1-40× 淋巴结光镜图示网状纤维
Fig. 03-5-3-1-40× Microphotograph of the lymph node showing reticular fibers

1. 网状纤维 reticular fiber	2. 淋巴小结 lymphoid nodule with germinal center
3. 髓索 medullary cord	4. 髓窦 medullary sinus

切片4：淋巴结（狗，银染）

Slide 4: Lymph node, dog. Silver stain

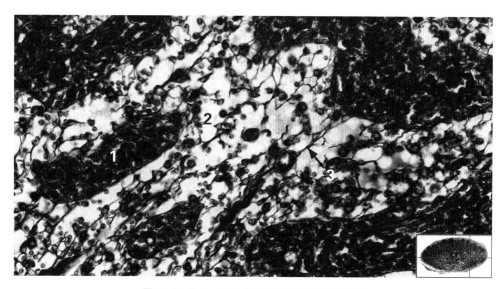

图03-5-4-1-40× 淋巴结光镜图示淋巴窦

Fig. 03-5-4-1-40× Microphotograph of the lymph node showing lymphatic sinus

1. 髓索 medullary cord
3. 网状纤维 reticular fiber

2. 髓窦 medullary sinus

（马保华　郭雨霏　张庆莉）

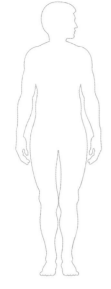

第4章
血液和骨髓

Chapter 4　Blood and Bone Marrow

4.1 血细胞（Blood Cells）

切片1：血液涂片（人外周血，瑞氏染色）
Slide 1: Blood smear, human. Wright stain

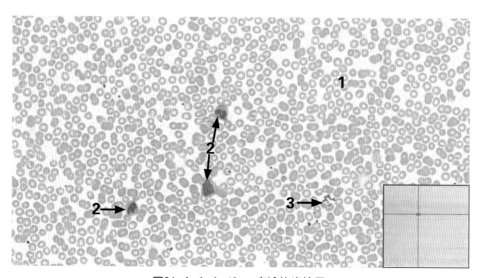

图04-1-1-1-40× 血涂片光镜图
Fig. 04-1-1-1-40× Microphotograph of the blood smear

1. 红细胞 red blood cell
3. 血小板 platelet
2. 白细胞 white blood cell

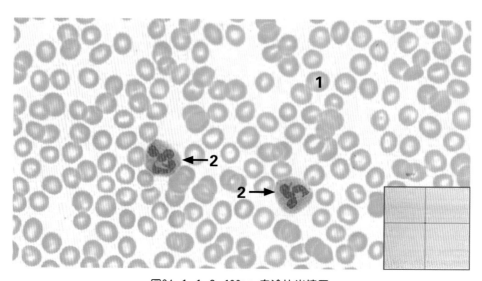

图04-1-1-2-100× 血涂片光镜图
Fig. 04-1-1-2-100× Microphotograph of the blood smear

1. 红细胞 red blood cell
2. 中性粒细胞 neutrophil

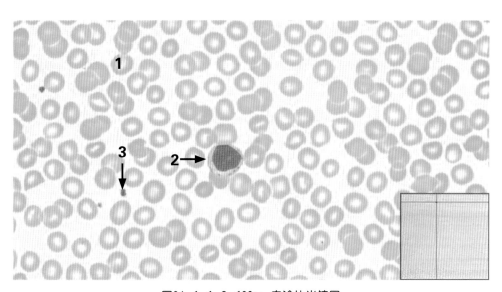

图04-1-1-3-100× 血涂片光镜图

Fig. 04-1-1-3-100× Microphotograph of the blood smear

1. 红细胞 red blood cell
2. 淋巴细胞 lymphocyte
3. 血小板 platelet

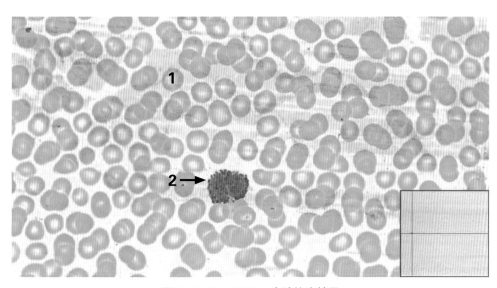

图04-1-1-4-100× 血涂片光镜图

Fig. 04-1-1-4-100× Microphotograph of the blood smear

1. 红细胞 red blood cell
2. 嗜碱性粒细胞 basophilic

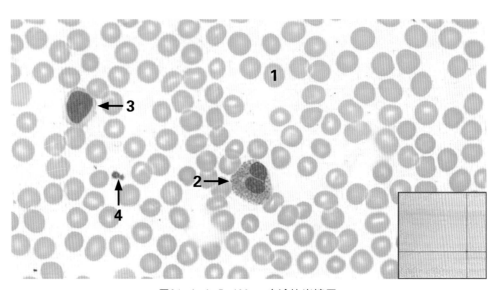

图04-1-1-5-100× 血涂片光镜图
Fig. 04-1-1-5-100× Microphotograph of the blood smear

1. 红细胞 red blood cell
2. 嗜酸性粒细胞 eosinophilic granulocyte
3. 淋巴细胞 lymphocyte
4. 血小板 platelet

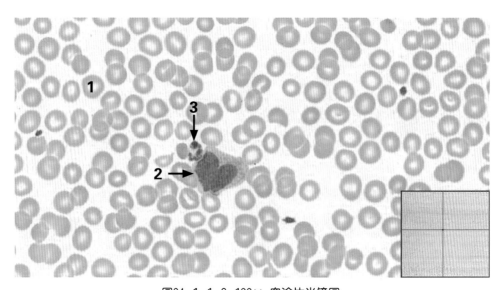

图04-1-1-6-100× 血涂片光镜图
Fig. 04-1-1-6-100× Microphotograph of the blood smear

1. 红细胞 red blood cell
2. 单核细胞 monocyte
3. 血小板 platelet

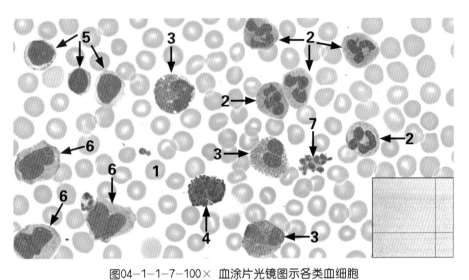

图04-1-1-7-100× 血涂片光镜图示各类血细胞

Fig. 04-1-1-7-100× Microphotograph of blood showing all kinds of blood cells

1. 红细胞 red blood cell
2. 中性粒细胞 neutrophilic
3. 嗜酸性粒细胞 eosinophilic
4. 嗜碱性粒细胞 basophilic
5. 淋巴细胞 lymphocyte
6. 单核细胞 monocyte
7. 血小板 platelet

4.2 骨髓 (Bone Marrow)

切片1：骨髓涂片 (人，瑞氏染色)

Slide 1: Bone marrow smear, human. Wright stain

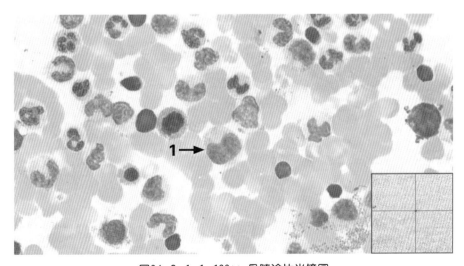

图04-2-1-1-100× 骨髓涂片光镜图

Fig. 04-2-1-1-100× Microphotograph of the bone marrow smear

1. 中性晚幼粒细胞 neutrophilic metamyelocyte

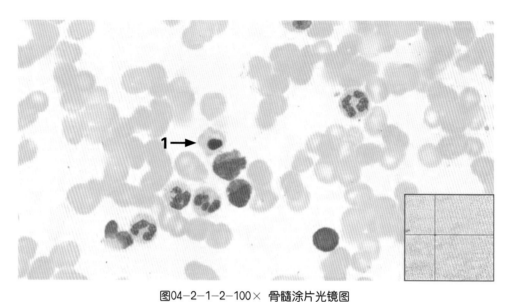

图04-2-1-2-100× 骨髓涂片光镜图
Fig. 04-2-1-2-100× Microphotograph of the bone marrow smear

1. 晚幼红细胞 orthochromatic erythroblast

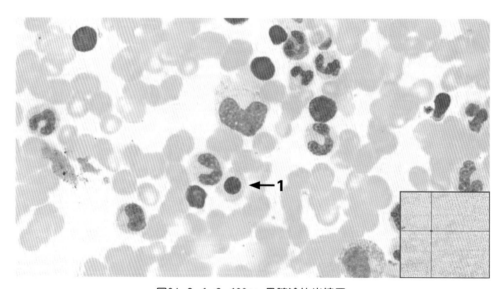

图04-2-1-3-100× 骨髓涂片光镜图
Fig. 04-2-1-3-100× Microphotograph of the bone marrow smear

1. 中幼红细胞 polychromatophilic erythroblast

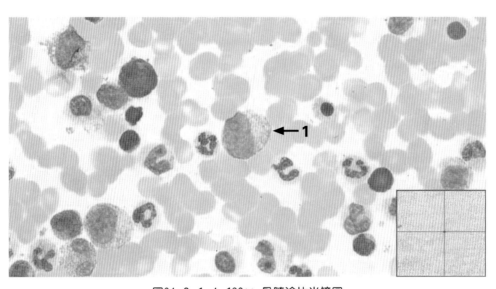

图04-2-1-4-100× 骨髓涂片光镜图

Fig. 04-2-1-4-100× Microphotograph of the bone marrow smear

1. 中性早幼粒细胞 neutrophilic promyelocyte

切片2：骨髓涂片（人，瑞氏染色）

Slide 2: Bone marrow smear, human. Wright stain

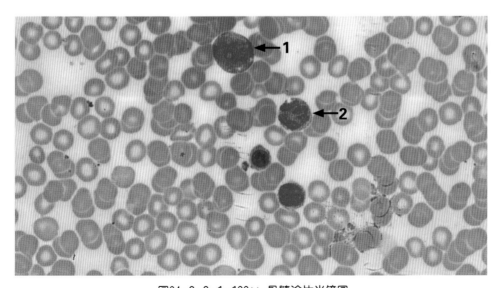

图04-2-2-1-100× 骨髓涂片光镜图

Fig. 04-2-2-1-100× Microphotograph of the bone marrow smear

1. 原红细胞 proerythroblast
2. 中性粒细胞 neutrophil

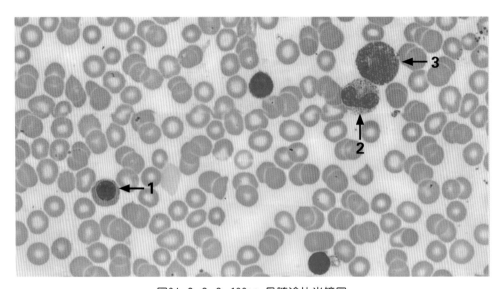

图04-2-2-2-100× 骨髓涂片光镜图
Fig. 04-2-2-2-100× Microphotograph of the bone marrow smear

1. 中幼红细胞 polychromatophilic erythroblast
3. 嗜酸性中幼粒细胞 eosinophilic myelocyte
2. 中性晚幼粒细胞 neutrophilic metamylocyte

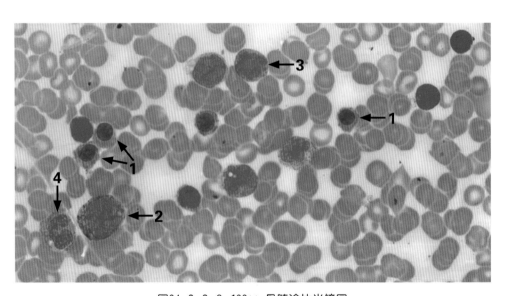

图04-2-2-3-100× 骨髓涂片光镜图
Fig. 04-2-2-3-100× Microphotograph of the bone marrow smear

1. 晚幼红细胞 orthochromatic erythroblast
3. 早幼红细胞 early erythroblast
2. 中性早幼粒细胞 neutrophilic promyelocyte
4. 杆状核中性粒细胞 band neutrophil

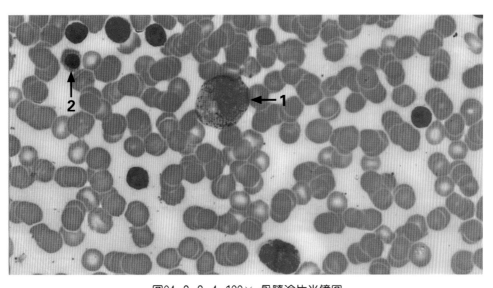

图04-2-2-4-100× 骨髓涂片光镜图

Fig. 04-2-2-4-100× Microphotograph of the bone marrow smear

1. 中性早幼粒细胞 neutrophilic promyelocyte   2. 晚幼红细胞 orthochromatic erythroblast

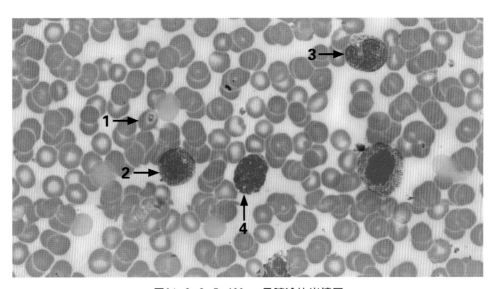

图04-2-2-5-100× 骨髓涂片光镜图

Fig. 04-2-2-5-100× Microphotograph of the bone marrow smear

1. 网织红细胞 reticulocyte   2. 中性中幼粒细胞 neutrophilic myelocyte
3. 中性晚幼粒细胞 neutrophilic metamyelocyte   4. 嗜酸性粒细胞 eosinophilic granulocyte

第4章 血液和骨髓 Blood and Bone Marrow

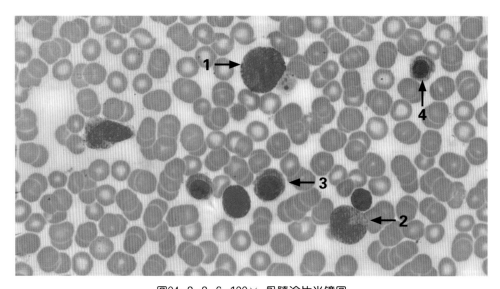

图04-2-2-6-100× 骨髓涂片光镜图
Fig. 04-2-2-6-100× Microphotograph of the bone marrow smear

1. 嗜酸性中幼粒细胞 eosinophilic myelocyte
2. 中性中幼粒细胞 neutrophilic myelocyte
3. 中幼红细胞 polychromatic erythroblast
4. 晚幼红细胞 orthochromatic normoblast

切片3：骨髓涂片（人，瑞氏染色）
Slide 3: Bone marrow smear, human. Wright stain

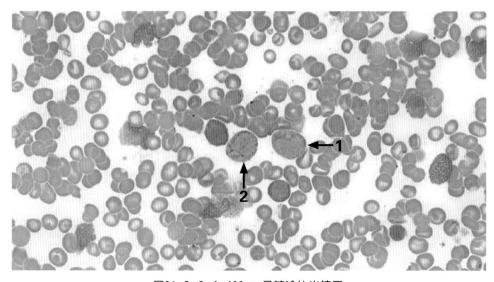

图04-2-3-1-100× 骨髓涂片光镜图
Fig. 04-2-3-1-100× Microphotograph of the bone marrow smear

1. 中性早幼粒细胞 neutrophilic promyelocyte
2. 嗜碱性早幼粒细胞 basophilic promyelocyte

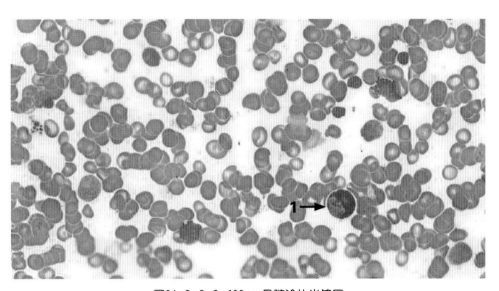

图04-2-3-2-100× 骨髓涂片光镜图
Fig. 04-2-3-2-100× Microphotograph of the bone marrow smear

1. 嗜碱性晚幼粒细胞 basophilic metamylocyte

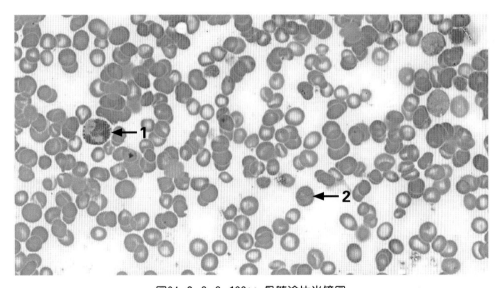

图04-2-3-3-100× 骨髓涂片光镜图
Fig. 04-2-3-3-100× Microphotograph of the bone marrow smear

1. 嗜酸性中幼粒细胞 eosinophilic myelocyte　　　　　　　　2. 原淋巴细胞 lymphoblast

第4章　血液和骨髓

Blood and Bone Marrow

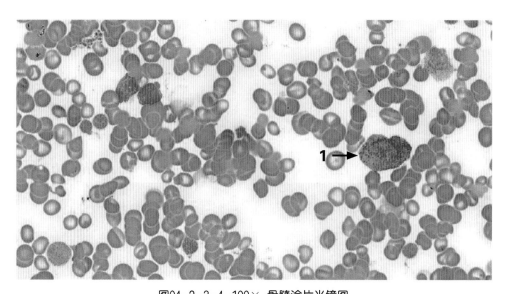

图04-2-3-4-100× 骨髓涂片光镜图
Fig. 04-2-3-4-100× Microphotograph of the bone marrow smear

1. 幼巨核细胞 promegakaryoblast

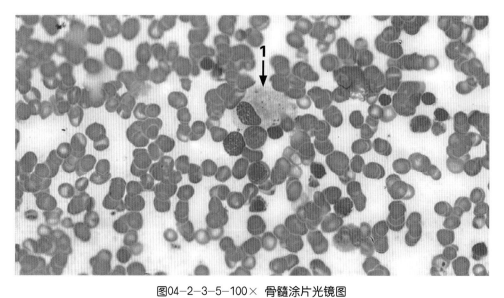

图04-2-3-5-100× 骨髓涂片光镜图
Fig. 04-2-3-5-100× Microphotograph of the bone marrow smear

1. 巨核细胞 megakaryocyte

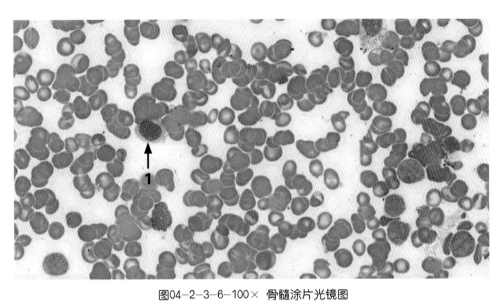

图04-2-3-6-100× 骨髓涂片光镜图
Fig. 04-2-3-6-100× Microphotograph of the bone marrow smear

1. 原单核细胞 monoblast

切片4：骨髓切片（人，H.E.染色）
Slide 4: Bone marrow, human. H.&E. stain

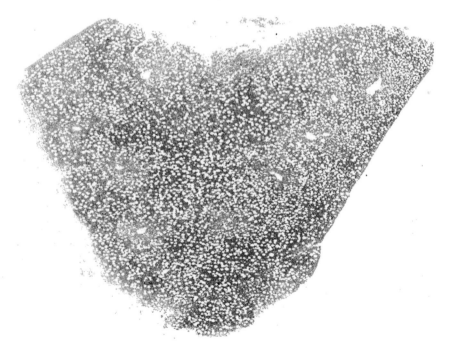

图04-2-4-1-1.5× 骨髓切片全景图
Fig. 04-2-4-1-1.5× Gross view of the bone marrow

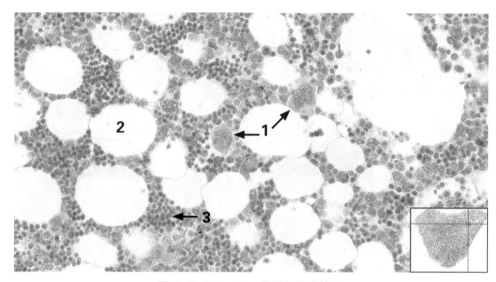

图04-2-4-2-40× 骨髓切片光镜图
Fig. 04-2-4-2-40× Microphotograph of the bone marrow

1. 巨核细胞 megakaryocytes
3. 血窦 sinusoid
2. 脂肪细胞 adipocyte

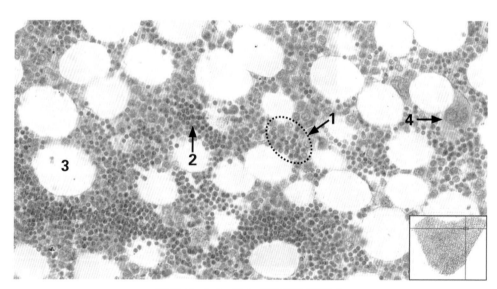

图04-2-4-3-40× 骨髓切片光镜图
Fig. 04-2-4-3-40× Microphotograph of the bone marrow

1. 红细胞岛 erythroblastic islet
3. 脂肪细胞 adipocyte
2. 血窦 sinusoid
4. 巨核细胞 megakaryocyte

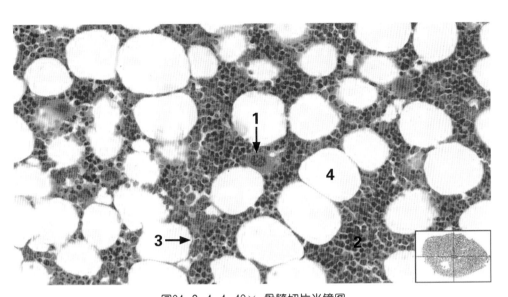

图04-2-4-4-40× 骨髓切片光镜图

Fig. 04-2-4-4-40× Microphotograph of the bone marrow

1. 巨核细胞 megakaryocyte
3. 血窦 sinusoid

2. 幼红细胞岛 erythroblastic islet
4. 脂肪细胞 adipocyte

（张晓田 郭雨霏）

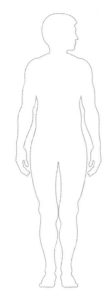

第5章
软骨和骨

Chapter 5 The Cartilage and the Bone

5.1 透明软骨（Hyaline Cartilage）

切片1：气管（狗，H.E.染色）
Slide 1: Trachea, dog. H.&E. stain

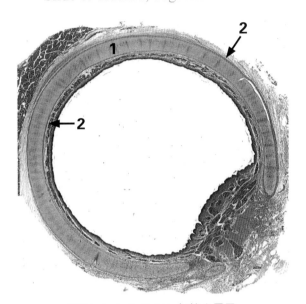

图05-1-1-1-0.5×　气管全景图
Fig. 05-1-1-1-0.5×　Gross view of the canine trachea

1. 软骨组织 cartilaginous tissue

2. 软骨膜 perichondrium

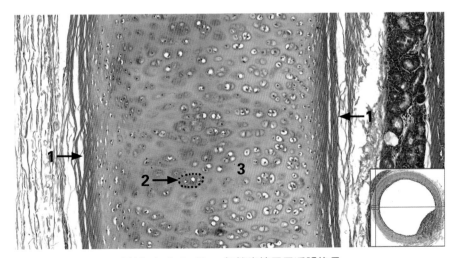

图05-1-1-2-10×　气管光镜图示透明软骨
Fig. 05-1-1-2-10×　Microphotograph of the canine trachea showing hyaline cartilage

1. 软骨膜 perichondrium
3. 软骨基质 cartilage matrix

2. 软骨细胞 chondrocytes

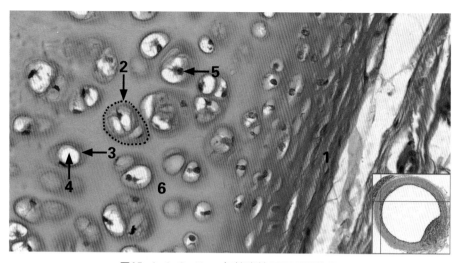

图05-1-1-3-40× 气管光镜图示透明软骨

Fig. 05-1-1-3-40× Microphotograph of the canine tracheal showing hyaline cartilage

1. 软骨膜 perichondrium
3. 软骨囊 cartilage capsule
5. 软骨细胞 chondrocyte

2. 同源细胞群 isogenous group
4. 软骨陷窝 cartilage lacuna
6. 软骨基质 cartilage matrix

切片2：喉（人，H.E.染色）

Slide 2: Larynx, human. H.&E. stain

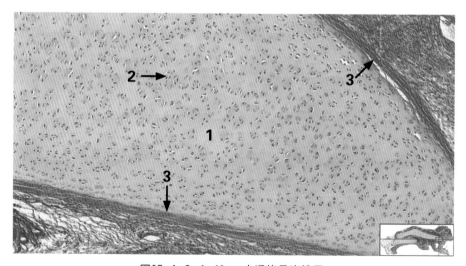

图05-1-2-1-10× 人喉软骨光镜图

Fig. 05-1-2-1-10× Microphotograph of human laryngeal cartilage

1. 透明软骨基质 hyaline cartilage matrix
3. 软骨膜 perichondrium

2. 软骨细胞 chondrocyte

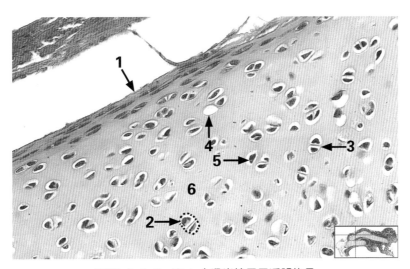

图05-1-2-2-40× 人喉光镜图示透明软骨

Fig. 05-1-2-2-40× Microphotograph of the larynx showing hyaline cartilage

1. 软骨膜 perichondrium
2. 同源细胞群 isogenous group
3. 软骨囊 cartilage capsule
4. 软骨陷窝 cartilage lacuna
5. 软骨细胞 chondrocyte
6. 软骨基质 cartilage matrix

5.2 纤维软骨（Fibrous Cartilage）

切片1：椎间盘（人，H.E.染色）

Slide 1: Intervertebral disc, human. H.&E. stain

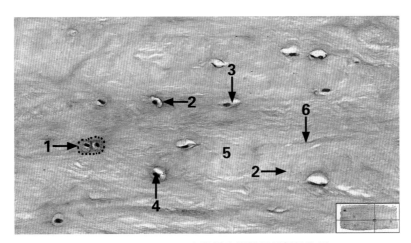

图05-2-1-1-40× 人椎间盘光镜图示纤维软骨

Fig. 05-2-1-1-40× Microphotograph of the intervertebral disc showing fibrocartilage

1. 同源细胞群 isogenous group
2. 软骨囊 cartilage capsule
3. 软骨陷窝 cartilage lacuna
4. 软骨细胞 chondrocyte
5. 软骨基质 cartilage matrix
6. 胶原纤维 collagen fiber

5.3 弹性软骨（Elastic Cartilage）

切片1：耳廓（人，醛复红染色）
Slide 1: auricle, human. Aldehyde-fuchsine stain

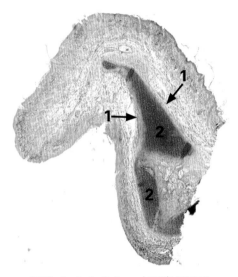

图05-3-1-1-0.9×　人耳廓全景图
Fig. 05-3-1-1-0.9×　Gross view of the auricle

1. 软骨膜　perichondrium　　　　　2. 弹性软骨　elastic cartilage

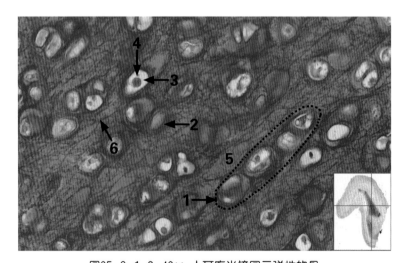

图05-3-1-2-40×　人耳廓光镜图示弹性软骨
Fig. 05-3-1-2-40×　Microphotograph of the auricle showing elastic cartilage

1. 同源细胞群　isogenous group　　　　2. 软骨囊　cartilage capsule
3. 软骨陷窝　cartilage lacuna　　　　　4. 软骨细胞　chondrocyte
5. 软骨基质　cartilage matrix　　　　　6. 弹性纤维　elastic fiber

切片2：耳廓（人，醛复红染色）

Slide 2: Auricle, human, Aldehyde-fuchsine stain

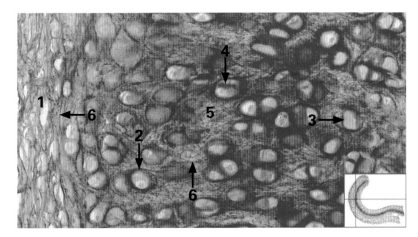

图05-3-2-1-40×　人耳廓光镜图示弹性软骨

Fig. 05-3-2-1-40× Microphotograph of the auricle showing elastic cartilage

1. 软骨膜 perichondrium
3. 软骨陷窝 cartilage lacuna
5. 软骨基质 cartilage matrix

2. 软骨囊 cartilage capsule
4. 软骨细胞 chondrocyte
6. 弹性纤维 elastic fiber

切片3：耳廓（人，特殊染色）

Slide 3: Auricle, human. Special stain

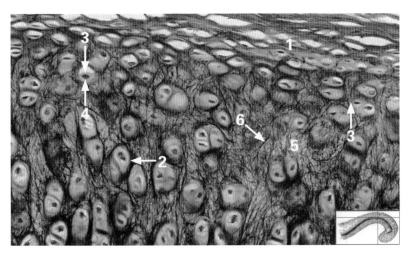

图05-3-3-1-40×　人耳廓光镜图示弹性软骨

Fig. 05-3-3-1-40× Microphotograph of the auricle showing elastic cartilage

1. 软骨膜 perichondrium
3. 软骨陷窝 cartilage lacuna
5. 软骨基质 cartilage matrix

2. 软骨囊 cartilage capsule
4. 软骨细胞 chondrocyte
6. 弹性纤维 elastic fiber

5.4 密质骨（Compact Bone）

切片1：长骨骨干磨片（人，硫堇染色）
Slide 1: Diaphysis of the grounded long bone, human. Thionine stain

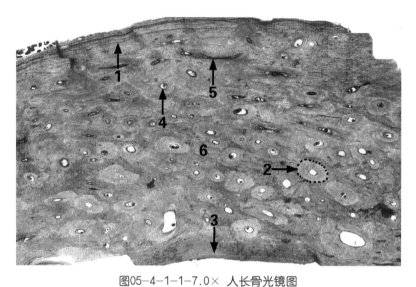

图05-4-1-1-7.0×　人长骨光镜图
Fig. 05-4-1-1-7.0×　Microphotograph of human long bone

1. 外环骨板　outer circumferential lamella
2. 哈弗斯系统（骨单位）Haversian system（osteon）
3. 内环骨板　inner circumferential lamella
4. 中央管　central canal
5. 穿通管　Volkmann's canal
6. 间骨板　interstitial lamella

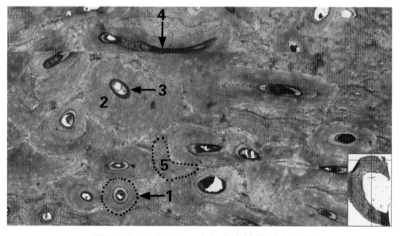

图05-4-1-2-20×　人长骨光镜图示密质骨
Fig. 05-4-1-2-20×　Microphotograph of human long bone showing compact bone

1. 哈弗斯系统　Haversian system（osteon）
2. 哈弗斯骨板　Haversian lamella
3. 中央管　central canal
4. 穿通管　Volkmann's canal
5. 间骨板　interstitial lamella

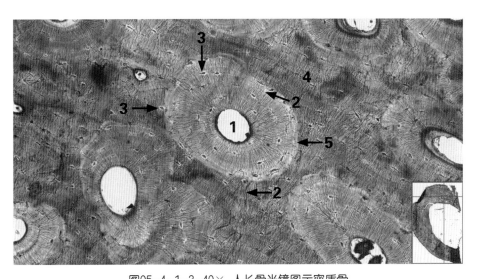

图05-4-1-3-40× 人长骨光镜图示密质骨

Fig. 05-4-1-3-40× Microphotograph of human long bone showing compact bone

1. 中央管 central canal
2. 骨小管 bone canaliculi
3. 骨陷窝 bone lacunae
4. 间骨板 interstitial lamellae
5. 粘合线 cement line

切片2：长骨骨干磨片（人，自然色）

Slide 2: Diaphysis of the grounded long bone, human. Unstained

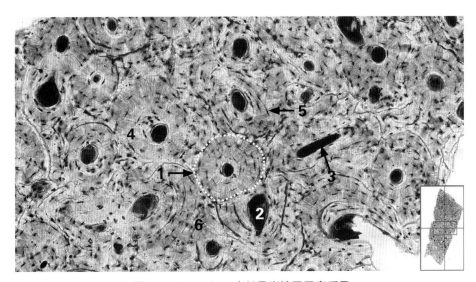

图05-4-2-1-10× 人长骨光镜图示密质骨

Fig. 05-4-2-1-10× Microphotograph of human long bone showing compact bone

1. 哈弗斯系统 Haversian system
2. 中央管 central canal
3. 穿通管 perforating/Volkmann's canal
4. 哈弗斯骨板 Haversian lamellae
5. 骨陷窝 bone lacuna
6. 间骨板 interstitial lamellae

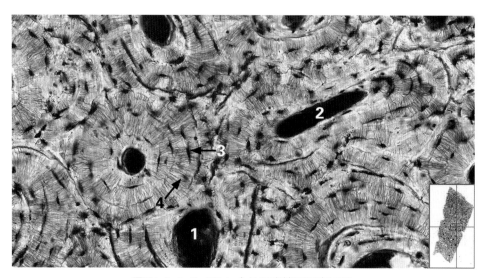

图05-4-2-2-20× 人长骨光镜图示密质骨

Fig. 05-4-2-2-20× Microphotograph of human long bone showing compact bone

1. 中央管 central canal
2. 穿通管 perforating/Volkmann's canal
3. 骨陷窝 bone lacuna
4. 骨小管 bone canaliculi

切片3：长骨骨干磨片（人，大力紫填染）

Slide 3: Long bone shaft grinding, human. Dahlia violet stain

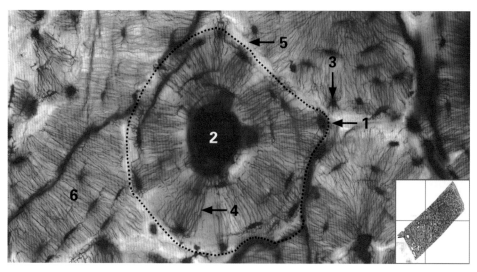

图05-4-3-1-40× 人长骨光镜图示骨单位

Fig. 05-4-3-1-40× Microphotograph of human long bone showing osteons

1. 骨单位 osteon
2. 中央管 central canal
3. 骨陷窝 bone lacuna
4. 骨小管 bone canaliculi
5. 粘合线 cement line
6. 间骨板 interstitial lamellae

切片4：脱钙骨（人，H.E.染色）
Slide 4: Decalcified bone, human. H.&E. stain

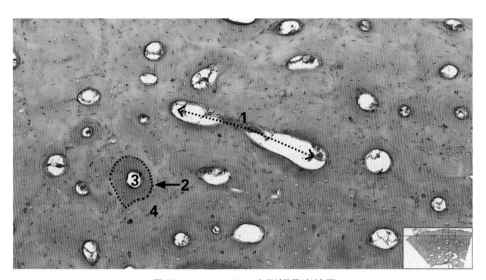

图05-4-4-1-10× 人脱钙骨光镜图
Fig. 05-4-4-1-10× Microphotograph of human decalcified bone

1. 穿通管 Volkmann's canal
2. 哈弗斯系统（骨单位）Haversian system（osteon）
3. 中央管 central canal
4. 间骨板 interstitial lamellae

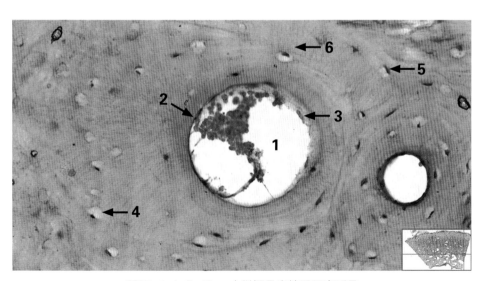

图05-4-4-2-40× 人脱钙骨光镜图示密质骨
Fig. 05-4-4-2-40× Microphotograph of human decalcified bone showing compact bone

1. 中央管 central canal
2. 内皮细胞 endothelial cell
3. 骨内膜细胞 endosteal cell
4. 骨陷窝 bone lacuna
5. 骨细胞 osteocyte
6. 骨小管 bone canaliculi

5.5 软骨内骨发生（Endochondral Ossification）

切片1：指骨（人，H.E.染色）
Slide 1: Phalange, human. H.&E. stain

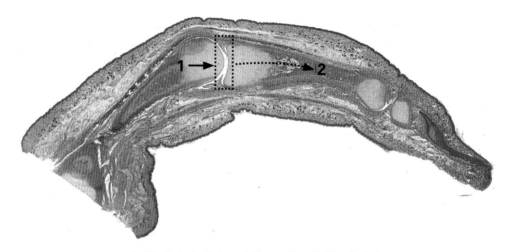

图05-5-1-1-0.9×　人指骨光镜图示软骨内成骨
Fig. 05-5-1-1-0.9×　Microphotograph of human digital bone showing endochondral ossification

1. 关节 joint

2. 骨发生区域 osteogenic zone

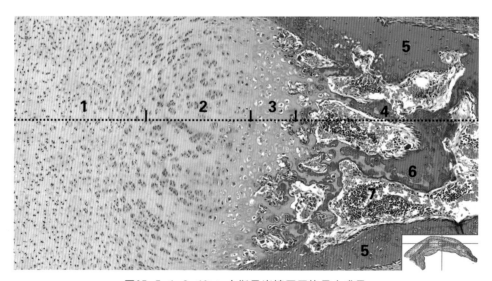

图05-5-1-2-10×　人指骨光镜图示软骨内成骨
Fig. 05-5-1-2-10×　Microphotograph of human digital bone showing endochondral ossification

1. 软骨储备区 zone of reserve cartilage
2. 软骨增生区 zone of proliferating cartilage
3. 软骨钙化区 zone of calcifying cartilage
4. 成骨区 zone of ossification
5. 骨领 bone collar
6. 原始骨小梁 primitive bone trabecula
7. 原始骨髓腔 primitive bone marrow cavity

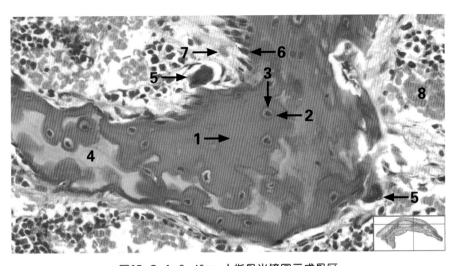

图05-5-1-3-40× 人指骨光镜图示成骨区

Fig. 05-5-1-3-40× Microphotograph of human digital bone showing ossification zone

1. 骨基质 bone matrix
2. 骨陷窝 bone lacuna
3. 骨细胞 osteocyte
4. 软骨基质 cartilage matrix
5. 破骨细胞 osteoclast
6. 成骨细胞 osteoblast
7. 骨髓基质细胞 marrow stromal cell
8. 血窦 sinusoid

切片2：指骨（兔，H.E.染色）

Slide 2: Phalange, rabbit. H.&E. stain

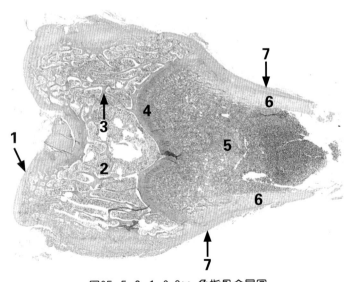

图05-5-2-1-0.6× 兔指骨全景图

Fig. 05-5-2-1-0.6× Gross view of rabbit digital bone

1. 关节软骨 articular cartilage
2. 骨骺 epiphysis
3. 骨小梁 bone trabecula
4. 骺板（软骨）epiphyseal plate（cartilage）
5. 骨髓（腔）bone marrow（cavity）
6. 骨领 bone collar
7. 骨膜 periosteum

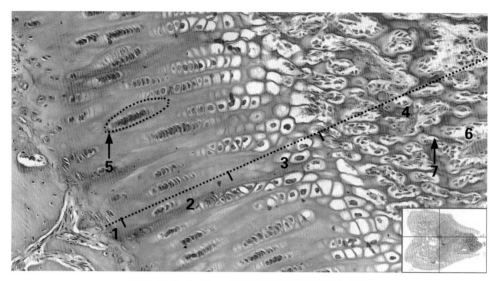

图05-5-2-2-20× 兔指骨光镜图示软骨内成骨

Fig. 05-5-2-2-20× Microphotograph of rabbit digital bone showing endochondral ossification

1. 软骨储备区 zone of reserve cartilage
2. 软骨增生区 zone of proliferating cartilage
3. 软骨钙化区 zone of calcifying cartilage
4. 成骨区 zone of ossification
5. 同源细胞群 isogenous group
6. 原始骨髓腔 primitive marrow cavity
7. 原始骨小梁 primitive bone trabecula

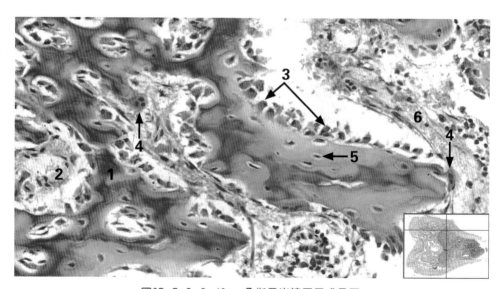

图05-5-2-3-40× 兔指骨光镜图示成骨区

Fig. 05-5-2-3-40× Microphotograph of rabbit digital bone showing ossification zone

1. 原始骨小梁 primitive bone trabecula
2. 原始骨髓腔 primitive marrow cavity
3. 成骨细胞 osteoblast
4. 破骨细胞 osteoclast
5. 骨陷窝（骨细胞）bone lacuna with osteocyte
6. 血窦 sinusoid

切片3：指骨（人，H.E.染色）
Slide 3: Phalange, human. H.&E. stain

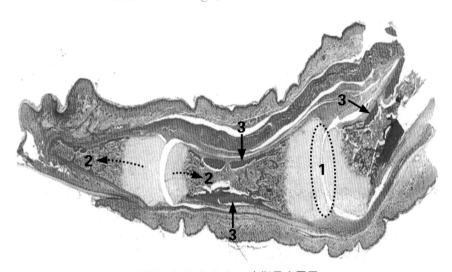

图05-5-3-1-0.8× 人指骨全景图
Fig. 05-5-3-1-0.8× Gross view of human digital bone

1. 关节 joint
2. 骨发生区域 osteogenetic zone
3. 骨领 bone collar

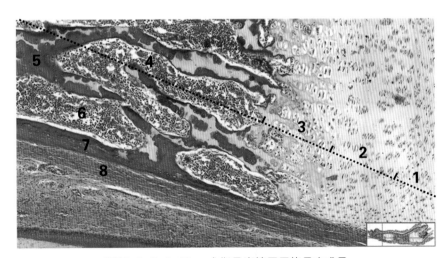

图05-5-3-2-10× 人指骨光镜图示软骨内成骨
Fig. 05-5-3-2-10× Microphotograph of human digital bone showing endochondral ossification

1. 软骨储备区 zone of reserve cartilage
2. 软骨增生区 zone of proliferating cartilage
3. 软骨钙化区 zone of calcifying cartilage
4. 成骨区 ossification zone
5. 原始骨小梁 primitive bone trabecula
6. 原始骨髓腔 primitive marrow cavity
7. 骨领 bone collar
8. 骨膜 periosteum

第 5 章 软骨和骨

The Cartilage and the Bone

切片4：胎颅骨（人，H.E.染色）
Slide 4: Fetal skull, human. H.&E. stain

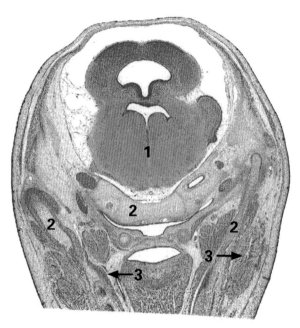

图05-5-4-1-0.8× 人胎颅骨全景图
Fig. 05-5-4-1-0.8× Gross view of fetal skull

1. 神经组织 nerve tissue
2. 软骨组织 cartilage tissue
3. 骨组织 osseous tissue

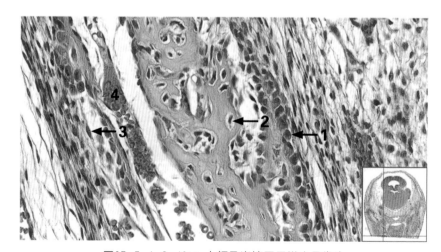

图05-5-4-2-40× 人颅骨光镜图示膜内骨发生
Fig. 05-5-4-2-40× Microphotograph of human skull showing endomembranous osteogenesis

1. 成骨细胞 osteoblast
2. 骨细胞 osteocyte
3. 骨祖细胞 osteoprogenitor
4. 血窦 sinusoid

5.6 膜内成骨（Intramembranous Ossification）

切片1：颅骨（人，H.E.染色）
Slide 1: Skull, human. H.&E. stain

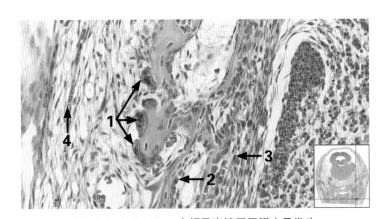

图05-6-1-1-40× 人颅骨光镜图示膜内骨发生
Fig. 05-6-1-1-40× Microphotograph of human skull showing endomembranous osteogenesis

1. 成骨细胞 osteoclast
2. 骨细胞 osteoblast
3. 骨祖细胞 osteoprogenitor
4. 血窦 sinusoid

切片2：骨骺（人，H.E.染色）
Slide 2: Epiphysis, human. H.&E. stain

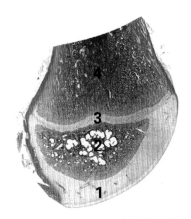

图05-6-2-1-0.5× 人骨骺全景图
Fig. 05-6-2-1-0.5× Gross view of human epiphysis

1. 关节软骨 articular cartilage
2. 骨骺（次级骨化中心）epiphysis（secondary ossification center）
3. 骺板 epiphyseal plate
4. 初级骨化中心 primary ossification center

（汤银娟 董为人）

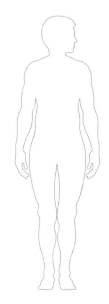

第6章
肌组织

Chapter 6　Muscle Tissue

6.1 骨骼肌（Skeletal Muscle）

切片1：骨骼肌（兔，H.E.染色）
Slide 1: Skeletal muscle, rabbit. H.&E. stain

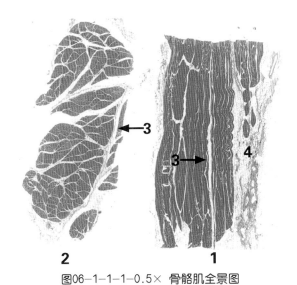

图06-1-1-1-0.5× 骨骼肌全景图
Fig. 06-1-1-1-0.5× Gross view of the skeletal muscle

1. 纵切面 longitudinal section
2. 横切面 cross section
3. 肌束膜 perimysium
4. 肌外膜 epimysium

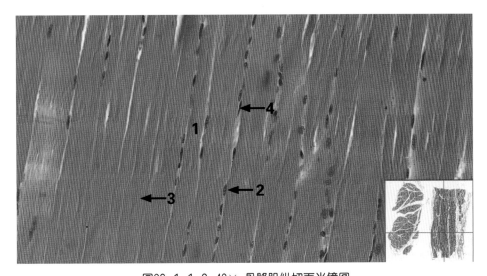

图06-1-1-2-40× 骨骼肌纵切面光镜图
Fig. 06-1-1-2-40× Microphotograph of longitudinally sectioned skeletal muscle

1. 骨骼肌纤维 skeletal muscle fiber
2. 细胞核 nucleus
3. 横纹 cross striation
4. 成纤维细胞/纤维细胞 fibroblast/fibrocyte

第6章 肌组织 Muscle Tissue

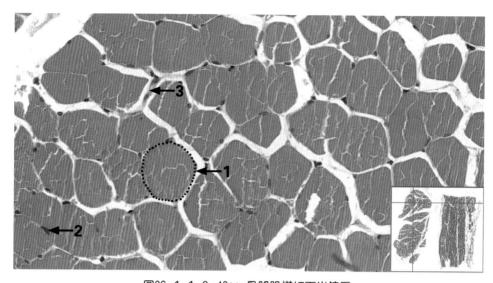

图06-1-1-3-40× 骨骼肌横切面光镜图

Fig. 06-1-1-3-40× Microphotograph of transversely sectioned skeletal muscle

1. 骨骼肌纤维 skeletal muscle fiber   2. 肌细胞核 nucleus of skeletal muscle fiber
3. 肌内膜 endomysium

切片2：骨骼肌横切，H.E.染色

Slide 2: Skeletal muscle, cross section. H.&E. stain

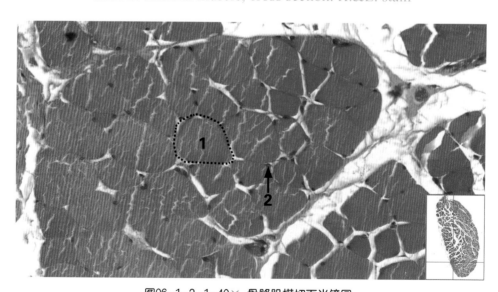

图06-1-2-1-40× 骨骼肌横切面光镜图

Fig. 06-1-2-1-40× Microphotograph of the skeletal muscle, cross section

1. 骨骼肌纤维 skeletal muscle fiber   2. 肌细胞核 nucleus of skeletal muscle fiber

切片3：骨骼肌纵切，H.E.染色

Slide 3: Skeletal muscle, longitudinal section. H.&E. stain

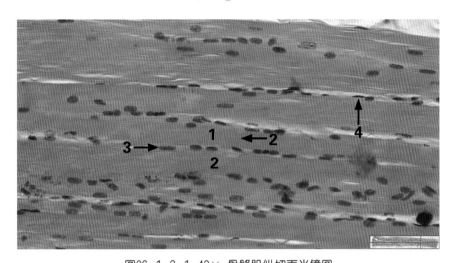

图06-1-3-1-40× 骨骼肌纵切面光镜图

Fig. 06-1-3-1-40× Microphotograph of the skeletal muscle, longitudinal section

1. 骨骼肌纤维 skeletal muscle fiber
2. 横纹 transverse striation
3. 肌细胞核 nucleus of skeletal muscle fiber
4. 成纤维细胞核 nucleus of fibroblast

切片4：骨骼肌，铁苏木素染色

Slide 4: Skeletal muscle. Iron-hematoxylin stain

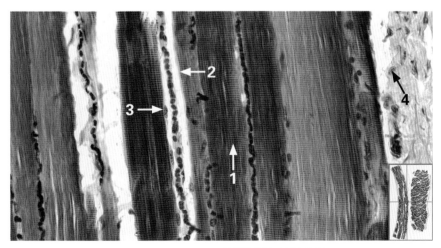

图06-1-4-1-40× 骨骼肌纵切面光镜图

Fig. 06-1-4-1-40× Microphotograph of the skeletal muscle, longitudinal section

1. 横纹 striation
2. 毛细血管 vessel
3. 肌细胞核 nucleus of skeletal muscle fiber
4. 成纤维细胞 fibroblast

第6章 肌组织

Muscle Tissue

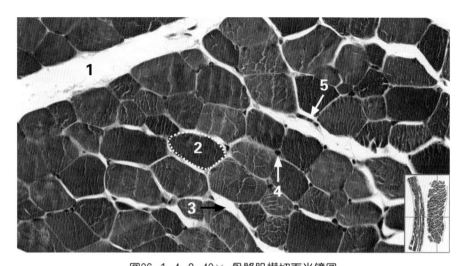

图06-1-4-2-40× 骨骼肌横切面光镜图

Fig. 06-1-4-2-40× Microphotograph of the skeletal muscle, cross section

1. 肌束膜 perimysium
2. 骨骼肌纤维 skeletal muscle fiber
3. 肌内膜 endomysium
4. 肌细胞核 nucleus of skeletal muscle fiber
5. 毛细血管 blood capillary

6.2 心肌 (Cardiac Muscle)

切片1：心肌 (人，H.E.染色)

Slide 1: Cardiac muscle, human. H.&E. stain

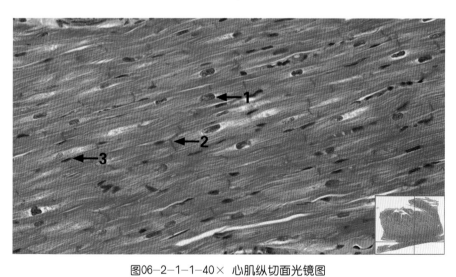

图06-2-1-1-40× 心肌纵切面光镜图

Fig. 06-2-1-1-40× Microphotograph of the cardiac muscle, longitudinal section

1. 心肌细胞核 nucleus of cardiac muscle fiber
2. 闰盘 intercalated disk
3. 成纤维细胞核 nucleus of fibroblast

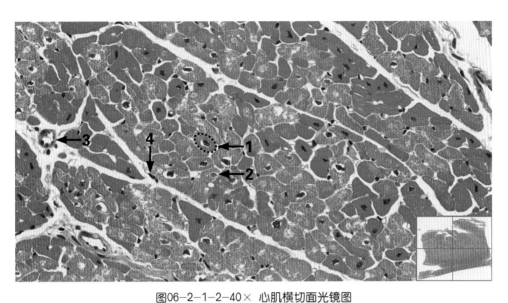

图06-2-1-2-40× 心肌横切面光镜图

Fig. 06-2-1-2-40× Microphotograph of the cardiac muscle, cross section

1. 心肌纤维 cardiac muscle fiber
3. 微血管 micro-vessel

2. 心肌细胞核 cell nucleus
4. 成纤维细胞核 nucleus of fibroblast

切片2：心肌，H.E.染色

Slide 2: Cardiac muscle. H.&E. stain

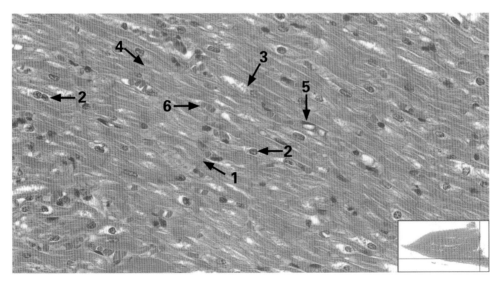

图06-2-2-1-40× 心肌纵切面光镜图

Fig. 06-2-2-1-40× Microphotograph of the cardiac muscle, longitudinal section

1. 闰盘 intercalated disc
3. 脂褐素 lipofuscin
5. 内皮细胞核 nucleus of endothelial cell

2. 心肌细胞核 nucleus of cardiac muscle fiber
4. 横纹 transverse striation
6. 红细胞 red blood cell

第6章 肌组织 Muscle Tissue

切片3：心肌纵切，苏木精染色

Slide 3: Cardiac muscle, longitudinal section. Hematoxylin stain

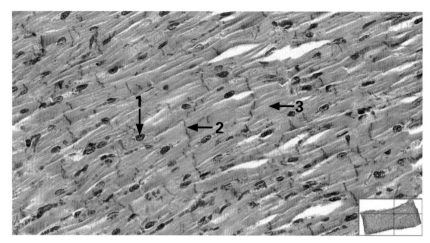

图06-2-3-1-40× 心肌纵切面光镜图

Fig. 06-2-3-1-40× Microphotograph of the cardiac muscle, longitudinal section

1. 细胞核 nucleus of cardiac muscle fiber
2. 闰盘 intercalated disk
3. 横纹 transverse striations

切片4：心肌纵切，苏木精染色

Slide 4: Cardiac muscle, longitudinal section. Hematoxylin stain

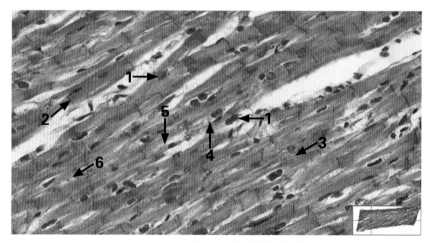

图06-2-4-1-40× 心肌纵切面光镜图

Fig. 06-2-4-1-40× Microphotograph of the cardiac muscle, longitudinal section

1. 细胞核 nucleus of cardiac muscle fiber
2. 闰盘 intercalated disk
3. 横纹 transverse striation
4. 脂褐素 lipofuscin
5. 毛细血管 blood capillary
6. 红细胞 red blood cell

6.3 平滑肌（Smooth Muscle）

切片1：平滑肌（膀胱，H.E.染色）
Slide 1: Smooth muscle, urinary bladder. H.&E. stain

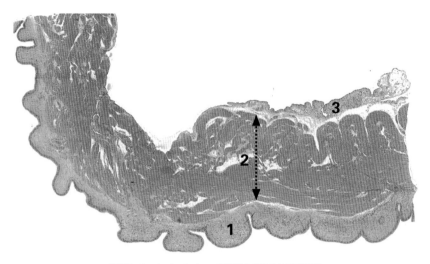

图06-3-1-1-1.1× 膀胱全景图示平滑肌
Fig. 06-3-1-1-1.1× Gross view of the urinary bladder showing smooth muscle

1. 黏膜 mucosa
3. 浆膜 serosa

2. 肌层 muscularis

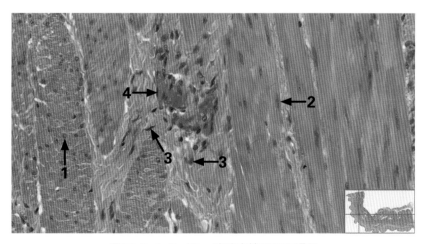

图06-3-1-2-40× 膀胱光镜图示平滑肌
Fig. 06-3-1-2-40× Microphotograph of the urinary bladder showing smooth muscle

1. 平滑肌纤维（横切）核 nucleus of smooth muscle fiber（cross section）
2. 平滑肌纤维（纵切）核 nucleus of smooth muscle fiber（longitudinal section）
3. 成纤维细胞核 nucleus of fibroblast
4. 内皮细胞核 nucleus of endothelial cell

第6章　肌组织
Muscle Tissue

切片2：平滑肌（空肠，H.E.染色）
Slide 2: Smooth muscle, jejunum. H.&E. stain

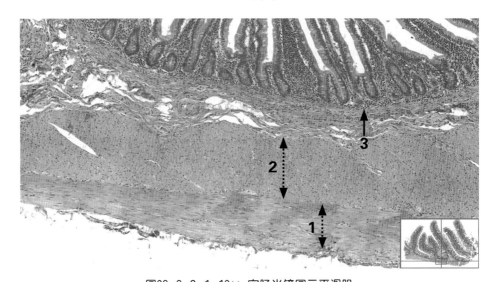

图06-3-2-1-10× 空肠光镜图示平滑肌
Fig. 06-3-2-1-10× Microphotograph of the jejunum showing smooth muscle

1. 平滑肌纵切面 smooth muscle（longitudinal section） 2. 平滑肌横切面 smooth muscle（cross section）
3. 黏膜肌层 muscularis mucosa

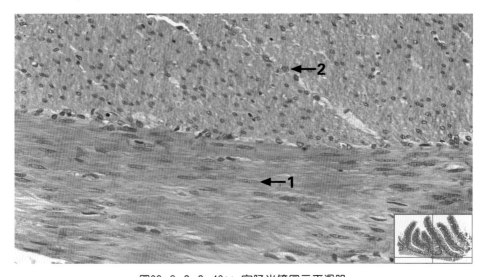

图06-3-2-2-40× 空肠光镜图示平滑肌
Fig. 06-3-2-2-40× Microphotograph of the jejunum showing smooth muscle

1. 平滑肌细胞核（纵切面）nucleus of smooth muscle fiber（longitudinal section）
2. 平滑肌细胞核（横切面）nucleus of smooth muscle fiber（cross section）

切片3：平滑肌（膀胱，H.E.染色）
Slide 3: Smooth muscle, bladder. H.&E. stain

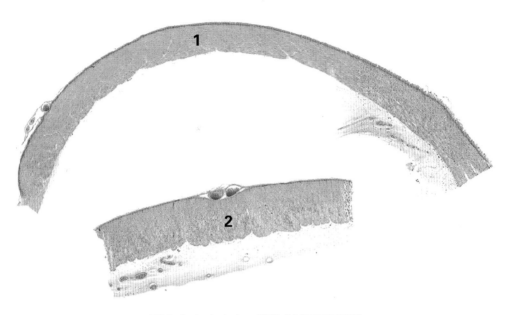

图06-3-3-1-1.1× 膀胱全景图示平滑肌
Fig. 06-3-3-1-1.1× Gross view of the urinary bladder showing smooth muscle

1. 平滑肌纵切面 smooth muscle（longitudinal section）　　　2. 平滑肌横切面 smooth muscle（cross section）

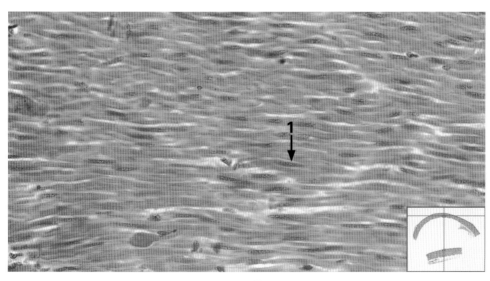

图06-3-3-2-40× 膀胱光镜图示平滑肌（纵切面）
Fig. 06-3-3-2-40× Microphotograph of the urinary bladder showing smooth muscle（longitudinal section）

1. 平滑肌细胞核 nucleus of smooth muscle fiber

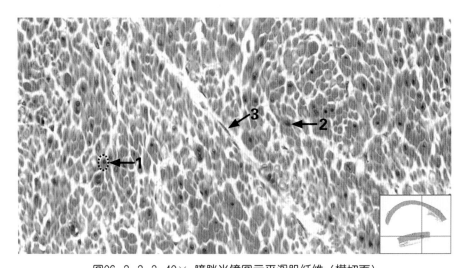

图06-3-3-3-40× 膀胱光镜图示平滑肌纤维（横切面）

Fig. 06-3-3-3-40× Microphotograph of the urinary bladder showing smooth muscle fibers（cross section）

1. 平滑肌纤维 smooth muscle fiber
2. 平滑肌细胞核 nucleus of smooth muscle fiber
3. 成纤维细胞核 nucleus of fibroblast

切片4：平滑肌（空肠，H.E.染色）

Slide 4: Smooth muscle, jejunum. H.&E. stain

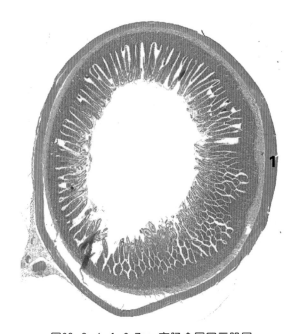

图06-3-4-1-0.7× 空肠全景图示肌层

Fig. 06-3-4-1-0.7× Gross view of the jejunum showing muscularis

1. 肌层 muscularis

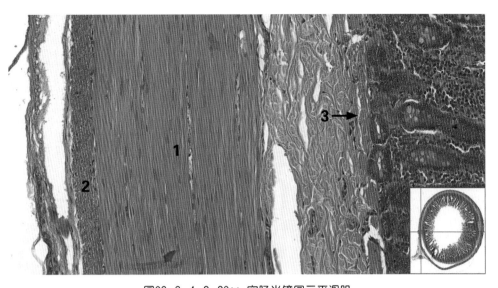

图06-3-4-2-20× 空肠光镜图示平滑肌

Fig. 06-3-4-2-20× Microphotograph of the jejunum showing smooth muscle

1. 平滑肌纵切面 longitudinal section of smooth muscle   2. 平滑肌横切面 cross section of smooth muscle
3. 黏膜肌层 muscularis mucosa

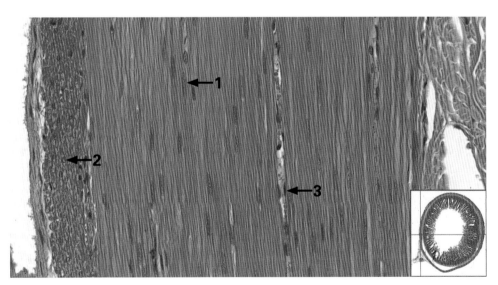

图06-3-4-3-40× 空肠光镜图示平滑肌细胞

Fig. 06-3-4-3-40× Microphotograph of the jejunum showing smooth muscle fibers

1. 纵切面 nucleus of smooth muscle fiber（longitudinal section）
2. 横切面 nucleus of smooth muscle fiber（cross section）
3. 内皮细胞核 nucleus of endothelial cell

（牛海燕 董为人）

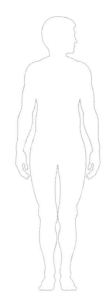

第7章
神经组织
Chapter 7　Nerve Tissue

7.1 神经元（Neuron）

切片1：脊髓横切（人，H.E.染色）
Slide 1: Spinal cord, cross section, human. H.&E. stain

第7章 神经组织

Nerve Tissue

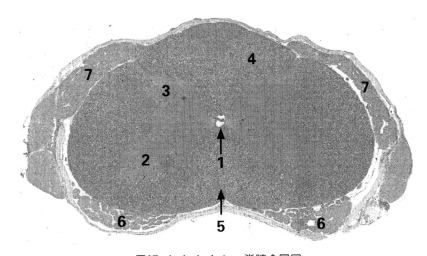

图07-1-1-1-1.4×　脊髓全景图
Fig. 07-1-1-1-1.4×　Gross view of the spinal cord

1. 中央管　central canal
2. 前角　anterior horn
3. 后角　posterior horn
4. 白质　white matter
5. 前正中裂　anterior median fissure
6. 前根　anterior root
7. 后根　posterior root

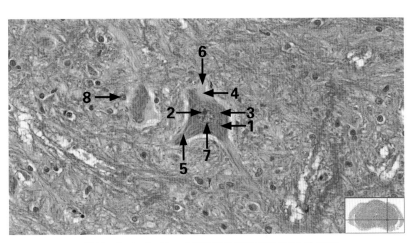

图07-1-1-2-40×　脊髓前角光镜图示运动神经元
Fig. 07-1-1-2-40×　Microphotograph of ventral horn of the spinal cord showing motor neurons

1. 胞体　cell body
2. 核仁　nucleolus
3. 尼氏体　Nissl body
4. 轴丘　axon hillock
5. 树突　dendrite
6. 轴突　axon
7. 细胞核　nucleus
8. 神经胶质细胞核　nucleus of neuroglial cell

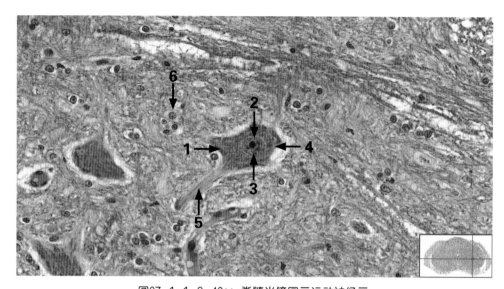

图07-1-1-3-40× 脊髓光镜图示运动神经元
Fig. 07-1-1-3-40× Microphotograph of the spinal cord showing motor neurons

1. 胞体 cell body
2. 核仁 nucleolus
3. 细胞核 nucleus
4. 尼氏体 Nissl body
5. 树突 dendrite
6. 神经胶质细胞核 nucleus of neuroglial cell

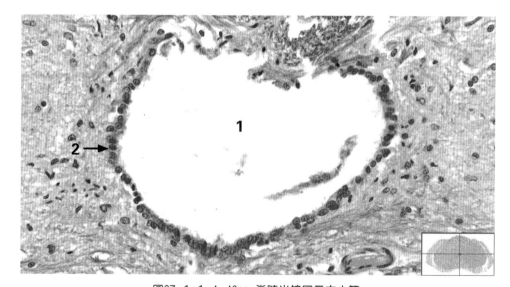

图07-1-1-4-40× 脊髓光镜图示中央管
Fig. 07-1-1-4-40× Microphotograph of the spinal cord showing the central canal

1. 中央管 central canal
2. 室管膜上皮 ependymal epithelium

切片2：脊髓横切（猫，特染）

Slide 2: Spinal cord, cross section, cat. Special stain

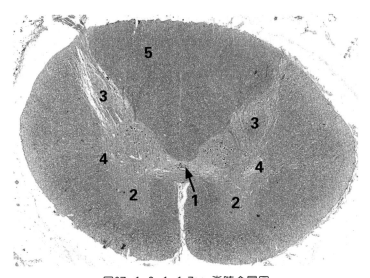

图07-1-2-1-1.7× 脊髓全景图

Fig. 07-1-2-1-1.7× Gross view of the spinal cord

1. 中央管 central canal
2. 前角 anterior horn
3. 后角 posterior horn
4. 侧角 lateral horn
5. 白质 white matter

第7章 神经组织

Nerve Tissue

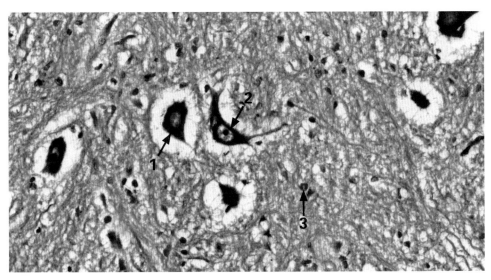

图07-1-2-2-40× 脊髓光镜图示运动神经元

Fig. 07-1-2-2-40× Microphotograph of the spinal cord showing motor neurons

1. 运动神经元 motor neuron
2. 细胞核 nucleus
3. 神经胶质细胞核 nucleus of neuroglial cell

切片3：分离神经元（猫，H.E.染色）
Slide 3: Isolated neurons, cat. H.&E. stain

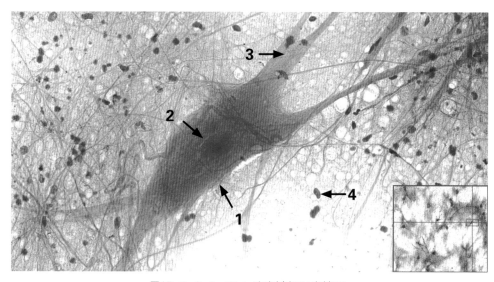

图07-1-3-1-40× 分离神经元光镜图
Fig. 07-1-3-1-40× Microphotograph of the isolated neuron

1. 胞体 cell body
3. 树突 dendrite

2. 细胞核 nucleus
4. 神经胶质细胞核 nucleus of neuroglial cell

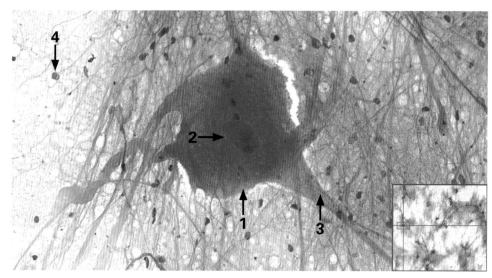

图07-1-3-2-40× 分离神经元光镜图
Fig. 07-1-3-2-40× Microphotograph of the isolated neuron

1. 胞体 cell body
3. 树突 dendrite

2. 细胞核 nucleus
4. 神经胶质细胞核 nucleus of neuroglial cell

切片4：分离神经元（猫，特染）
Slide 4: Isolated neuron, cat. Special stain

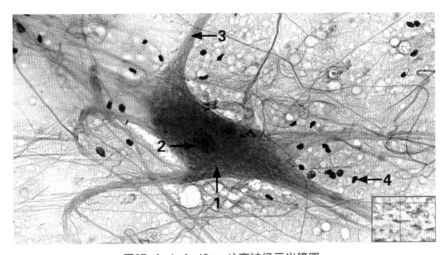

图07-1-4-1-40× 分离神经元光镜图
Fig. 07-1-4-1-40× Microphotograph of the isolated neuron

1. 胞体 cell body
3. 树突 dendrite
2. 细胞核 nucleus
4. 神经胶质细胞核 nucleus of neuroglial cell

切片5：大脑（猫，Cox染色）
Slide 5: Cerebrum, cat. Cox stain

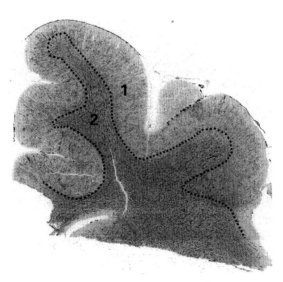

图07-1-5-1-0.7× 大脑光镜图
Fig. 07-1-5-1-0.7× Microphotograph of the cerebrum

1. 皮质 cortex
2. 髓质 medulla

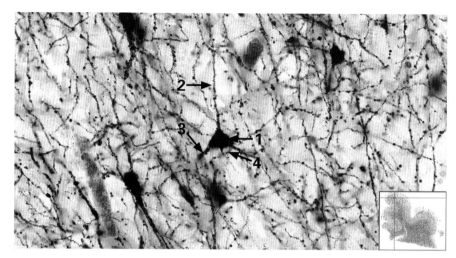

图07-1-5-2-10× 大脑光镜图示锥体细胞
Fig. 07-1-5-2-10× Microphotograph of pyramidal cells

1. 胞体 pyramidal cell
3. 基树突 basal dendrite
2. 顶树突 apical dendrite
4. 轴突 axon

切片6：小脑（猫，Cox染色）
Slide 6: Cerebellum, cat. Cox stain

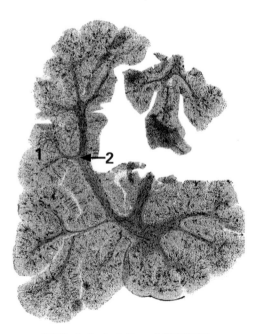

图07-1-6-1-0.6× 小脑光镜图
Fig. 07-1-6-1-0.6× Microphotograph of the cerebellum

1. 皮质 cortex
2. 髓质 medulla

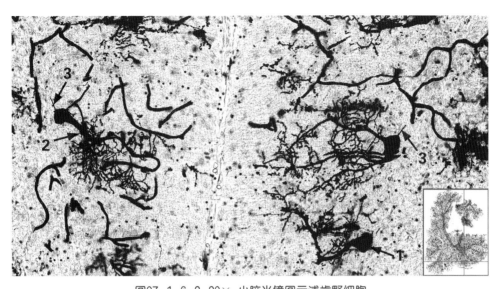

图07-1-6-2-20× 小脑光镜图示浦肯野细胞

Fig. 07-1-6-2-20× Microphotograph of the cerebellum showing Purkinje cells

1. 胞体 cell body　　　　　　　　　　　　　　　2. 树突 dendrite
3. 轴突 axon

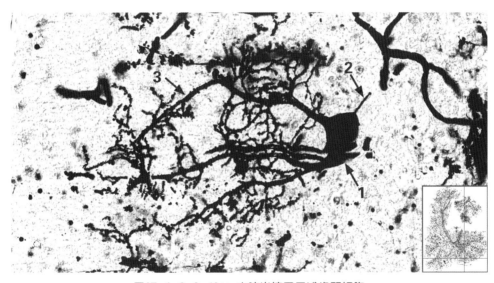

图07-1-6-3-40× 小脑光镜图示浦肯野细胞

Fig. 07-1-6-3-40× Microphotograph of the cerebellum showing Purkinje cells

1. 胞体 cell body　　　　　　　　　　　　　　　2. 轴突 axon
3. 树突 dendrite

切片7：食管横切（狗，H.E.染色）
Slide 7: Esophagus, cross section, dog. H.&E. stain

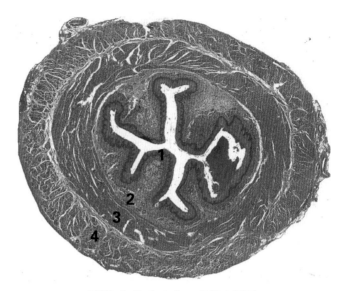

图07-1-7-1-0.6× 食管全景图
Fig. 07-1-7-1-0.6× Gross view of the esophagus

1. 黏膜层 tunica mucosa
3. 环形肌 circular muscle
2. 黏膜下层 submucosa
4. 纵行肌 longitudinal muscle

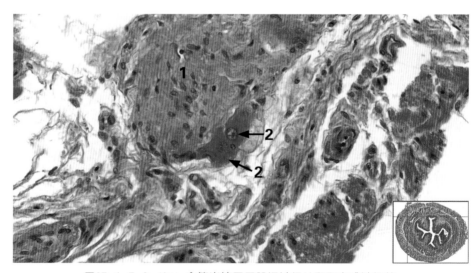

图07-1-7-2-40× 食管光镜图示肌间神经丛和副交感神经节
Fig. 07-1-7-2-40× Microphotograph of the esophagus showing the myenteric plexus and the parasympathetic ganglion

1. 肌间神经丛 myenteric plexus
2. 副交感神经节细胞 parasympathetic ganglionic cell

切片8：交感神经节（H.E.染色）
Slide 8: Sympathetic ganglion. H.&E. stain

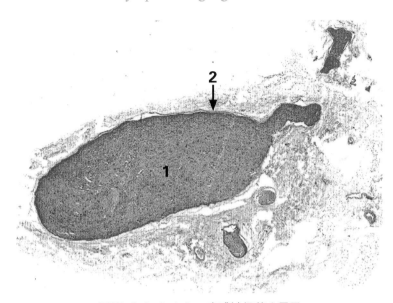

图07-1-8-1-1.8×　交感神经节全景图
Fig. 07-1-8-1-1.8×　Gross view of the sympathetic ganglion

1. 交感神经节 sympathetic ganglion　　　　　　　　2. 被膜 capsule

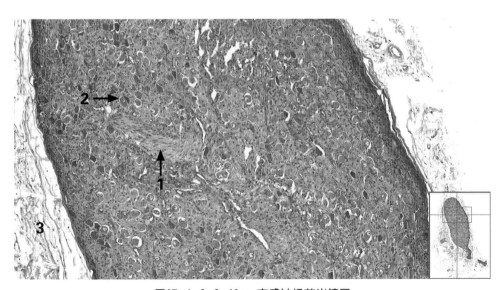

图07-1-8-2-10×　交感神经节光镜图
Fig. 07-1-8-2-10×　Microphotograph of the sympathetic ganglion

1. 无髓神经纤维 unmyelinated nerve fiber　　　　　　2. 交感神经节细胞 sympathetic ganglionic cell
3. 被膜 capsule

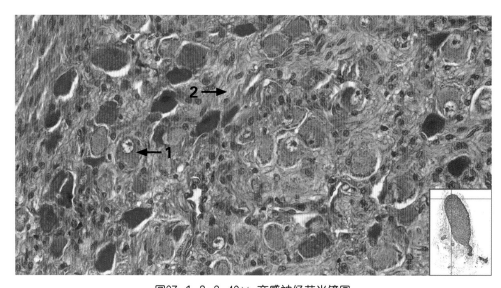

图07-1-8-3-40× 交感神经节光镜图

Fig. 07-1-8-3-40× Microphotograph of the sympathetic ganglion

1. 交感神经节细胞 sympathetic ganglionic cell

2. 无髓神经纤维 unmyelinated nerve fiber

切片9：交感神经节（H.E.染色）

Slide 9: Sympathetic ganglion. H.&E. stain

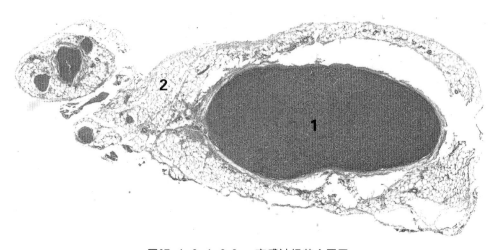

图07-1-9-1-2.8× 交感神经节全景图

Fig. 07-1-9-1-2.8× Gross view of the sympathetic ganglion

1. 交感神经节 sympathetic ganglion

2. 脂肪组织 adipose tissue

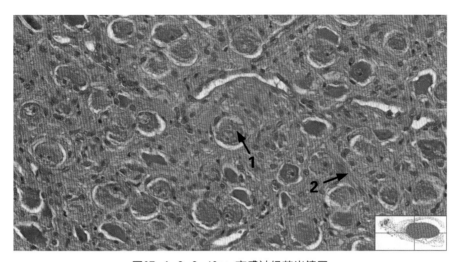

图07-1-9-2-40× 交感神经节光镜图

Fig. 07-1-9-2-40× Microphotograph of the sympathetic ganglion

1. 多极神经元 multipolar neuron
2. 无髓神经纤维 unmyelinated nerve fiber

切片10：神经干横切（人，H.E.染色）
Slide 10: Nerve trunk, cross section, human. H.&E. stain

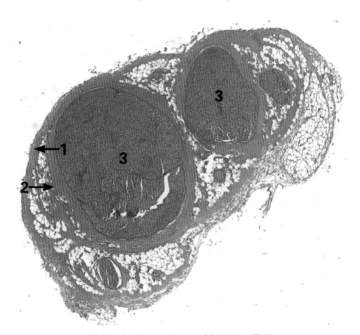

图07-1-10-1-2.3× 神经干全景图

Fig. 07-1-10-1-2.3× Gross view of the nerve trunk

1. 神经外膜 epineurium
2. 神经束膜 perineurium
3. 神经纤维束 bundle of nerve fiber

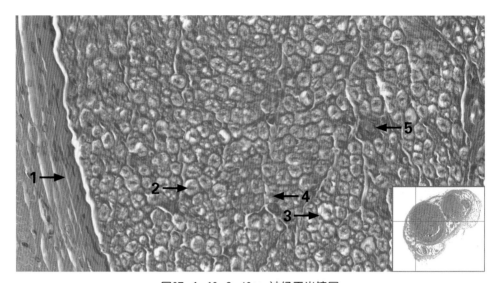

图07-1-10-2-40× 神经干光镜图

Fig. 07-1-10-2-40× Microphotograph of the nerve trunk

1. 神经束膜 perineurium   2. 轴突 axon
3. 髓鞘 myelin sheath   4. 神经内膜 endoneurium
5. 血管 vessel

切片11：神经干纵切（人，H.E.染色）

Slide 11: Nerve trunk, longitudinal section, human. H.&E. stain

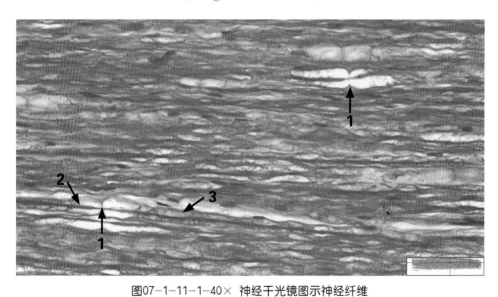

图07-1-11-1-40× 神经干光镜图示神经纤维

Fig. 07-1-11-1-40× Microphotograph of the nerve trunk showing nerve fibers

1. 郎飞结 Ranvier node   2. 轴突 axon
3. 髓鞘 myelin sheath

切片12：脊髓横切（狗，甲苯胺蓝染色）

Slide 12: Spinal cord, cross section, dog. Toluidine blue stain

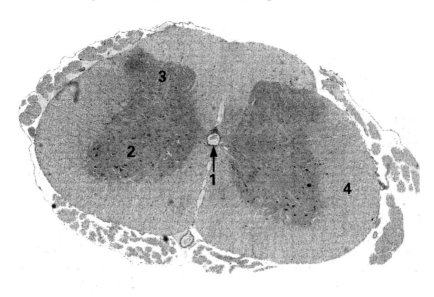

图07-1-12-1-1.6× 脊髓全景图

Fig. 07-1-12-1-1.6× Gross view of the spinal cord

1. 中央管 central canal
2. 前角 anterior horn
3. 后角 posterior horn
4. 白质 white matter

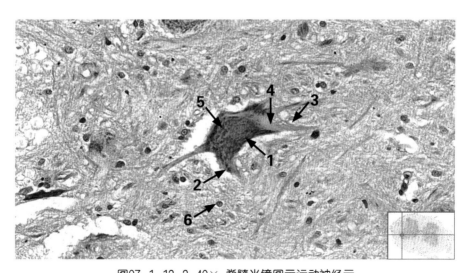

图07-1-12-2-40× 脊髓光镜图示运动神经元

Fig. 07-1-12-2-40× Microphotograph of the spinal cord showing the motor neuron

1. 胞体 cell body
2. 树突 dendrite
3. 轴突 axon
4. 轴丘 axon hillock
5. 尼氏体 Nissl body
6. 神经胶质细胞核 nucleus of neuroglial cell

第7章 神经组织

Nerve Tissue

切片13：脊髓横切（猫，硝酸银镀染）
Slide 13: Spinal cord, cross section, cat. Silver nitrate stain

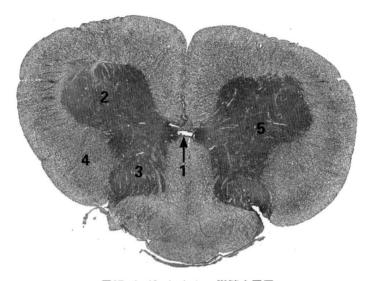

图07-1-13-1-1.4× 脊髓全景图
Fig. 07-1-13-1-1.4× Gross view of the spinal cord

1. 中央管 central canal
2. 前角 anterior horn
3. 后角 posterior horn
4. 白质 white matter
5. 灰质 gray matter

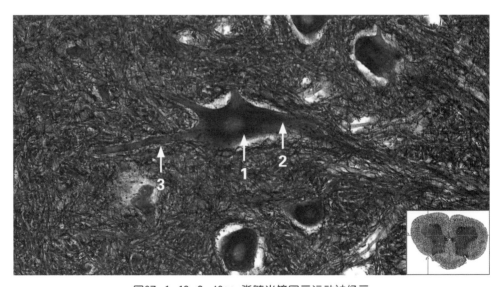

图07-1-13-2-40× 脊髓光镜图示运动神经元
Fig. 07-1-13-2-40× Microphotograph of the spinal cord showing motor neurons

1. 胞体 cell body
2. 神经原纤维 neurofibril
3. 树突 dendrite

切片14：脊髓横切（人，银染）
Slide 14: Spinal cord, cross section, human. Silver stain

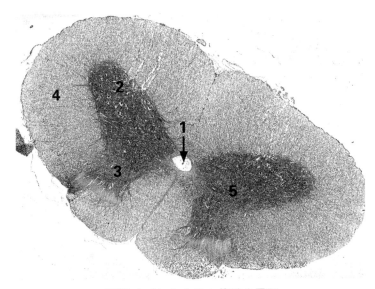

图07-1-14-1-1.9×　脊髓全景图
Fig. 07-1-14-1-1.9×　Gross view of the spinal cord

1. 中央管　central canal
3. 后角　posterior horn
5. 灰质　gray matter

2. 前角　anterior horn
4. 白质　white matter

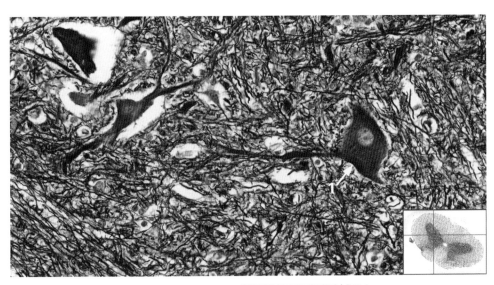

图07-1-14-2-40×　脊髓光镜图示运动神经元
Fig. 07-1-14-2-40×　Microphotograph of the spinal cord showing motor neurons

1. 运动神经元　motor neuron

切片15：脊髓横切（人，银染）

Slide 15: Spinal cord, cross section, human. Silver stain

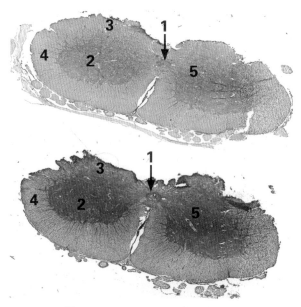

图07-1-15-1-1.1× 脊髓光镜图

Fig. 07-1-15-1-1.1× Microphotograph of the spinal cord

1. 中央管 central canal
2. 前角 anterior horn
3. 后角 posterior horn
4. 白质 white matter
5. 灰质 gray matter

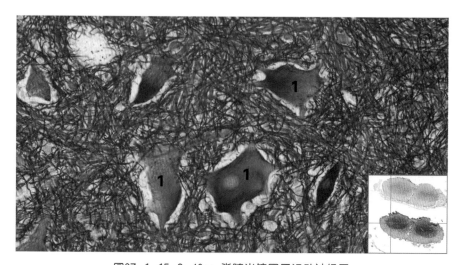

图07-1-15-2-40× 脊髓光镜图示运动神经元

Fig. 07-1-15-2-40× Microphotograph of the spinal cord showing motor neurons

1. 运动神经元 motor neuron

切片16：脊神经节（狗，H.E.染色）
Slide 16: Spinal ganglion, dog. H.&E. stain

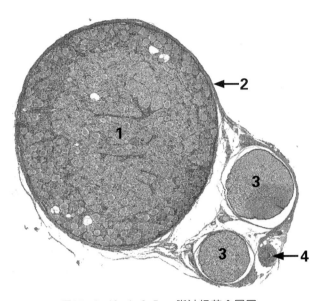

图07-1-16-1-2.5× 脊神经节全景图
Fig. 07-1-16-1-2.5× Gross view of the spinal ganglion

1. 脊神经节 spinal ganglion
2. 被膜 capsule
3. 神经纤维束 bundle of nerve fiber
4. 血管 vessel

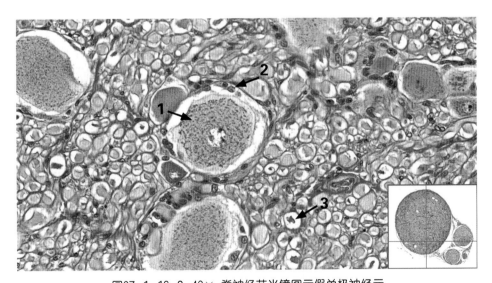

图07-1-16-2-40× 脊神经节光镜图示假单极神经元
Fig. 07-1-16-2-40× Microphotograph of the spinal ganglion showing pseudounipolar neurons

1. 假单极神经元 pseudounipolar neuron
2. 卫星细胞 satellite cell
3. 有髓神经纤维 myelinated nerve fiber

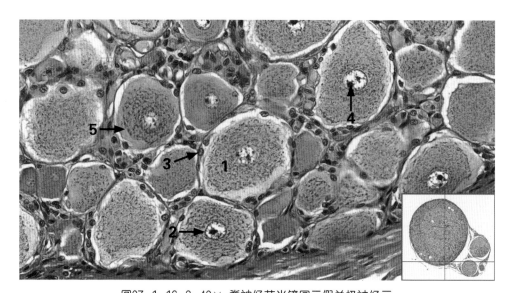

图07-1-16-3-40× 脊神经节光镜图示假单极神经元

Fig. 07-1-16-3-40× Microphotograph of the spinal ganglion showing pseudounipolar neurons

1. 假单极神经元 pseudounipolar neuron
2. 核膜 nuclear membrane
3. 卫星细胞 satellite cell
4. 核仁 nucleolus
5. 尼氏体 Nissl bodies

切片17：脊神经节（人，高尔基染色）
Slide 17: Spinal ganglion, human. Golgi stain

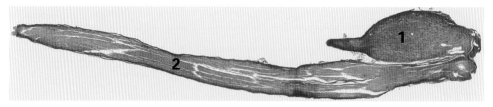

图07-1-17-1-1× 脊神经节全景图

Fig. 07-1-17-1-1× Gross view of the spinal ganglion

1. 脊神经节 spinal ganglion
2. 脊神经后根 posterior root of spinal nerve

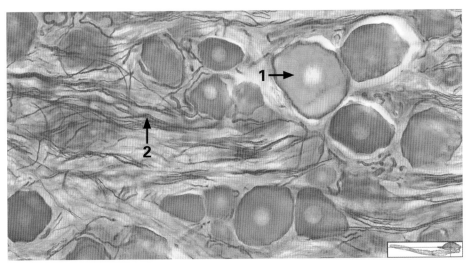

图07-1-17-2-40× 脊神经节光镜图
Fig. 07-1-17-2-40× Microphotograph of the spinal ganglion

1. 假单极神经元 pseudounipolar neuron   2. 神经纤维 nerve fiber

切片18：脊髓横切（猫，Cajai染色）
Slide 18: Spinal cord, cross section, cat. Cajai stain

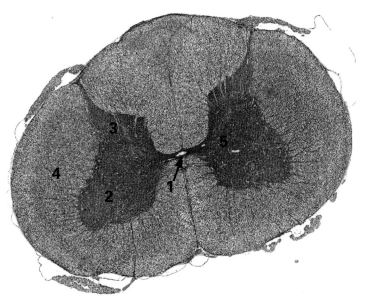

图07-1-18-1-1.3× 脊髓全景图
Fig. 07-1-18-1-1.3× Gross view of the spinal cord

1. 中央管 central canal   2. 前角 anterior horn
3. 后角 posterior horn   4. 白质 white matter
5. 灰质 gray matter

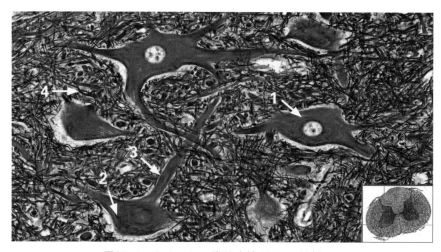

图07-1-18-2-40× 脊髓光镜图示运动神经元

Fig. 07-1-18-2-40× Microphotograph of the spinal cord showing motor neurons

1. 胞体 cell body
2. 神经原纤维 neurofibril
3. 树突 dendrite
4. 轴突 axon

7.2 神经胶质细胞（Neuroglia）

切片1：大脑（人，银染）
Slide 1: Cerebrum, human. Silver stain

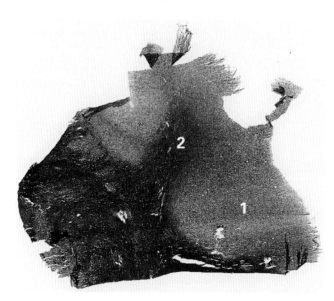

图07-2-1-1-0.6× 大脑光镜图

Fig. 07-2-1-1-0.6× Microphotograph of the cerebrum

1. 皮质 cortex
2. 髓质 medulla

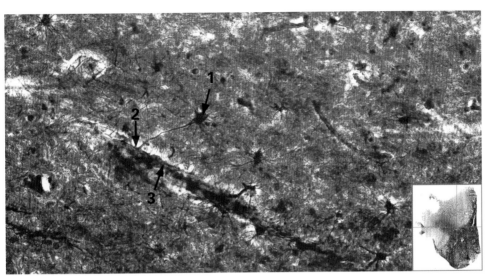

图07-2-1-2-40× 大脑光镜图示星形胶质细胞
Fig. 07-2-1-2-40× Microphotograph of the cerebrum showing astrocytes

1. 星形胶质细胞 astrocyte
2. 血管足 perivascular foot
3. 血管 vessel

7.3 神经与神经纤维 （Nerve and Nerve Fiber）

切片1：坐骨神经 （人，H.E.染色）
Slide 1: Sciatic nerve, human. H.&E. stain

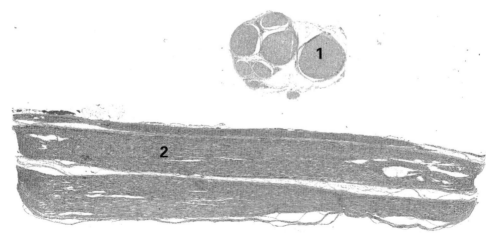

图07-3-1-1-1.4× 坐骨神经全景图
Fig. 07-3-1-1-1.4× Gross view of the sciatic nerve

1. 神经纤维束（横切）bundle of nerve fiber（cross section）
2. 神经纤维束（纵切）bundle of nerve fiber（longitudinal section）

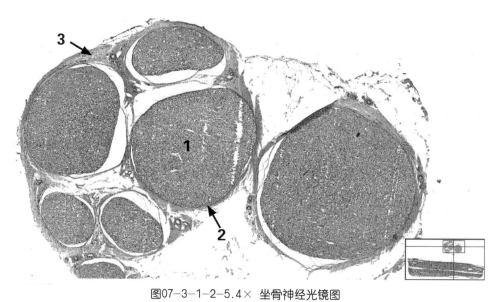

图07-3-1-2-5.4× 坐骨神经光镜图
Fig. 07-3-1-2-5.4× Microphotograph of the sciatic nerve

1. 神经纤维束 bundle of nerve fiber　　2. 神经束膜 perineurium
3. 神经外膜 epineurium

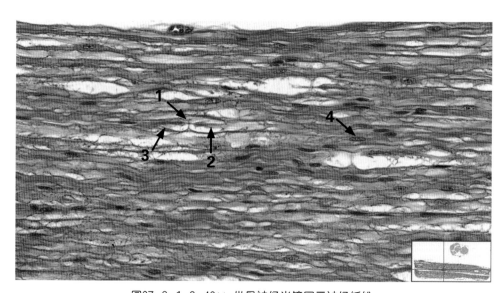

图07-3-1-3-40× 坐骨神经光镜图示神经纤维
Fig. 07-3-1-3-40× Microphotograph of the sciatic nerve showing nerve fibers

1. 郎飞结 Ranvier node　　2. 轴突 axon
3. 髓鞘 myelin sheath　　4. 施万细胞核 nucleus of Schwann cell

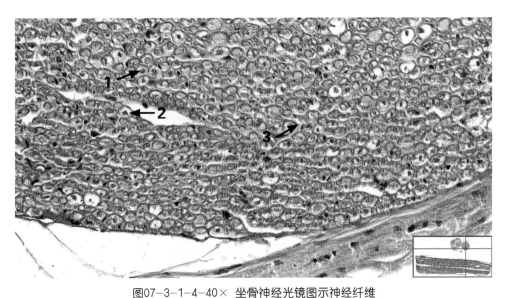

图07-3-1-4-40× 坐骨神经光镜图示神经纤维
Fig. 07-3-1-4-40× Microphotograph of the sciatic nerve showing the nerve fiber

1. 轴突 axon
3. 神经内膜 endoneurium
2. 髓鞘 myelin sheath

切片2：坐骨神经（人，H.E.染色）
Slide 2: Sciatic nerve, human. H.&E. stain

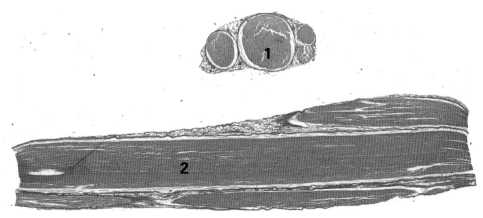

图07-3-2-1-1.1× 坐骨神经全景图
Fig. 07-3-2-1-1.1× Gross view of the sciatic nerve

1. 神经纤维束（横切）bundle of nerve fiber（cross section）
2. 神经纤维束（纵切）bundle of nerve fiber（longitudinal section）

第7章 神经组织 Nerve Tissue

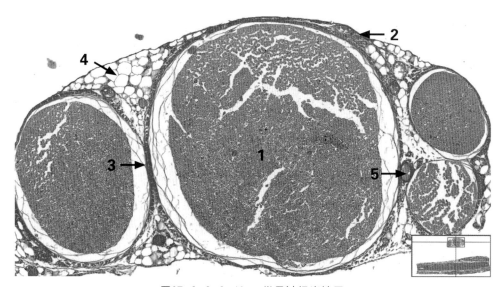

图07-3-2-2-10× 坐骨神经光镜图
Fig. 07-3-2-2-10× Microphotograph of the sciatic nerve

1. 神经纤维束 bundle of nerve fiber
2. 神经外膜 epineurium
3. 神经束膜 perineurium
4. 脂肪细胞 adipocyte
5. 血管 vessel

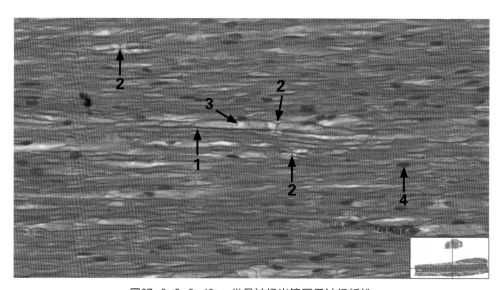

图07-3-2-3-40× 坐骨神经光镜图示神经纤维
Fig. 07-3-2-3-40× Microphotograph of the sciatic nerve showing the nerve fiber

1. 轴突 axon
2. 郎飞结 Ranvier node
3. 髓鞘 myelin sheath
4. 施万细胞核 nucleus of Schwann cell

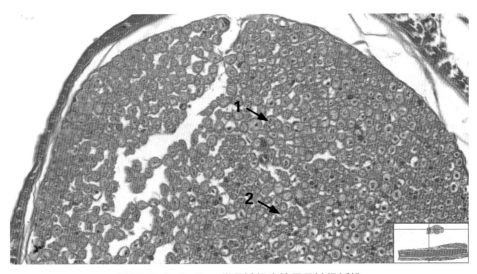

图07-3-2-4-40× 坐骨神经光镜图示神经纤维
Fig. 07-3-2-4-40× Microphotograph of the sciatic nerve showing nerve fibers

1. 有髓神经纤维 myelinated nerve fiber　　　　2. 神经内膜 endoneurium

7.4 神经末梢（Nerve Terminal）

切片1：运动终板（人，氯化金染色）
Slide 1: Motor end plate, human. Gold chloride stain

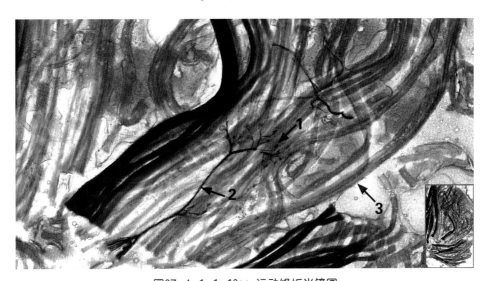

图07-4-1-1-10× 运动终板光镜图
Fig. 07-4-1-1-10× Microphotograph of the motor end plate

1. 运动终板 motor end plate　　　　2. 神经纤维 nerve fiber
3. 骨骼肌纤维 skeletal muscle fiber

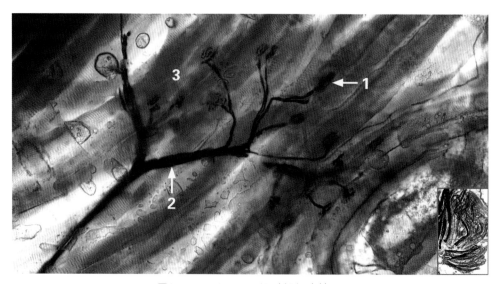

图07-4-1-2-40× 运动终板光镜图

Fig. 07-4-1-2-40× Microphotograph of the motor end plate

1. 运动终板 motor end plate   2. 神经纤维 nerve fiber
3. 骨骼肌纤维 skeletal muscle fiber

切片2：运动终板（人，氯化金染色）
Slide 2: Motor end plate, human. Gold chloride stain

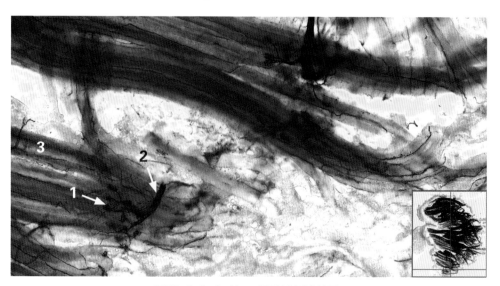

图07-4-2-1-10× 运动终板光镜图

Fig. 07-4-2-1-10× Microphotograph of the motor end plate

1. 运动终板 motor end plate   2. 神经纤维 nerve fiber
3. 骨骼肌纤维 skeletal muscle fiber

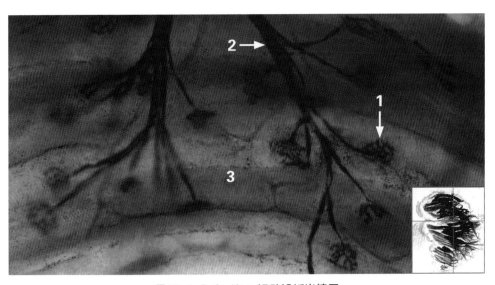

图07-4-2-2-40× 运动终板光镜图

Fig. 07-4-2-2-40× Microphotograph of the motor end plate

1. 运动终板 motor end plate
2. 神经纤维 nerve fiber
3. 骨骼肌纤维 skeletal muscle fiber

切片3：指皮（人，H.E.染色）

Slide 3: Palm skin, human. H.&E. stain

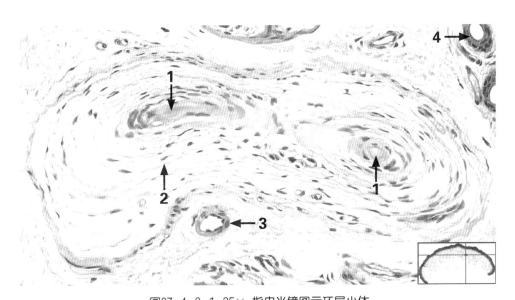

图07-4-3-1-35× 指皮光镜图示环层小体

Fig. 07-4-3-1-35× Microphotograph of the palm skin showing the lamellar corpuscle

1. 神经纤维 nerve fiber
2. 板层被囊 lamellar capsule
3. 血管 vessel
4. 汗腺导管 duct of sweat gland

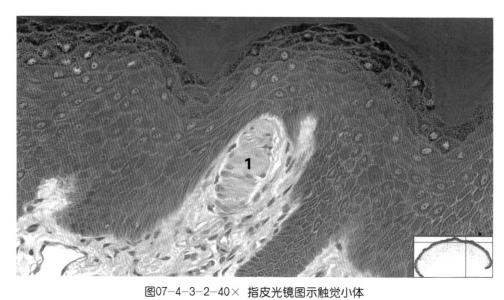

图07-4-3-2-40× 指皮光镜图示触觉小体
Fig. 07-4-3-2-40× Microphotograph of the palm skin showing the tactile corpuscle

1. 触觉小体　tactile corpuscle

（郭家松）

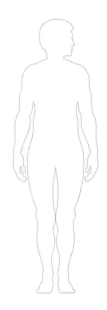

第8章
神经系统
Chapter 8 Nervous System

8.1 大脑皮层（Cerebral Cortex）

切片1：大脑（人，H.E.染色）
Slide 1: Cerebrum, human. H.&E. stain

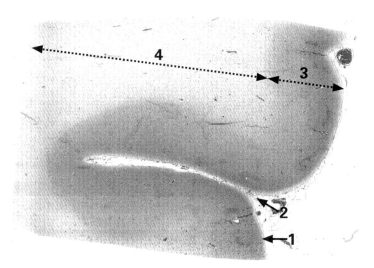

图08-1-1-1-0.7× 大脑全景图
Fig. 08-1-1-1-0.7× Gross view of the cerebrum

1. 脑回 gyrus
3. 灰质 gray matter

2. 脑沟 sulcus
4. 白质 white matter

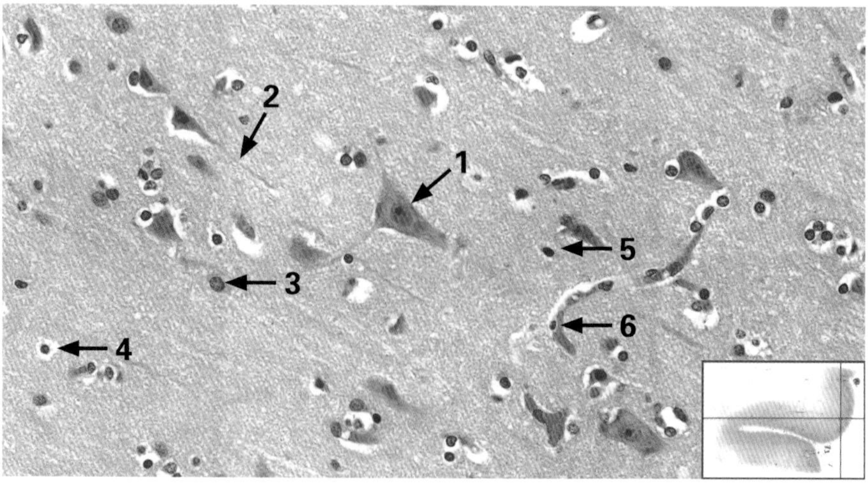

图08-1-1-2-40× 大脑皮质光镜图示锥体细胞和胶质细胞
Fig. 08-1-1-2-40× Microphotograph of the cerebral cortex showing pyramidal cells and neuroglial cells

1. 锥体细胞 pyramidal cell
3. 星形胶质细胞 astrocyte
5. 小胶质细胞 microglia

2. 顶树突 apical dendrite
4. 少突胶质细胞 oligodendrocyte
6. 毛细血管 capillary

切片2：大脑（人，银染）
Slide 2: Cerebrum, human. Silver stain

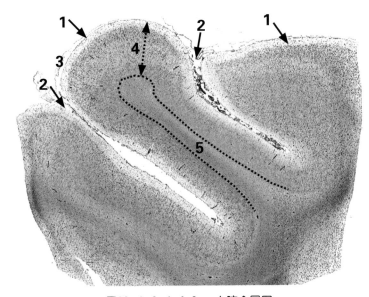

图08-1-2-1-0.9× 大脑全景图

Fig. 08-1-2-1-0.9× Gross view of the cerebrum

1. 脑回 gyrus
3. 软脑膜 pia mater
5. 白质 white matter

2. 脑沟 sulcus
4. 灰质 gray matter

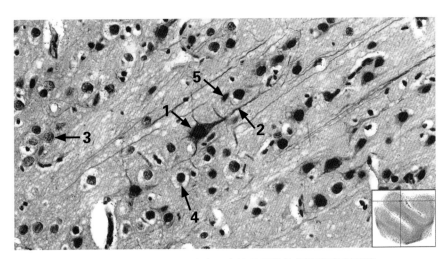

图08-1-2-2-40× 大脑皮质光镜图示锥体细胞和胶质细胞

Fig. 08-1-2-2-40× Microphotograph of the cerebral cortex showing pyramidal cells and neuroglial cells

1. 锥体细胞 pyramidal cell
3. 星形胶质细胞 astrocyte
5. 小胶质细胞 microglia

2. 顶树突 apical dendrite
4. 少突胶质细胞 oligodendrocyte

第8章 神经系统

Nervous System

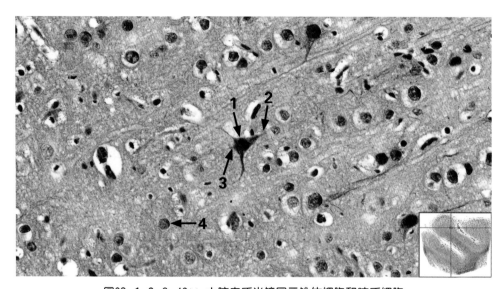

图08-1-2-3-40×　大脑皮质光镜图示锥体细胞和胶质细胞
Fig. 08-1-2-3-40×　Microphotograph of the cerebral cortex showing pyramidal cells and neuroglial cells

1. 锥体细胞　pyramidal cell
3. 轴突　axon

2. 顶树突　apical dendrite
4. 星形胶质细胞　astrocyte

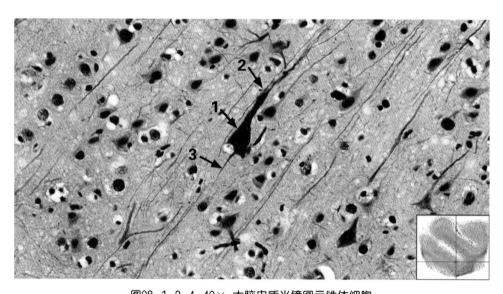

图08-1-2-4-40×　大脑皮质光镜图示锥体细胞
Fig. 08-1-2-4-40×　Microphotograph of the cerebral cortex showing pyramidal cells

1. 锥体细胞　pyramidal cell
3. 轴突　axon

2. 顶树突　apical dendrite

8.2 小脑皮层（Cerebellar Cortex）

切片1：小脑（人，H.E.染色）
Slide 1: Cerebellum, human. H.&E. stain

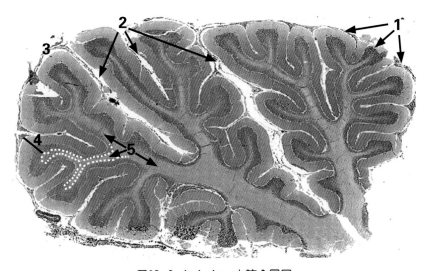

图08-2-1-1-1×　小脑全景图
Fig. 08-2-1-1-1×　Gross view of the cerebellum

1. 脑回　gyrus
2. 脑沟　sulcus
3. 软脑膜　pia mater
4. 灰质（皮质）gray matter（cortex）
5. 白质（髓质）white matter（medulla）

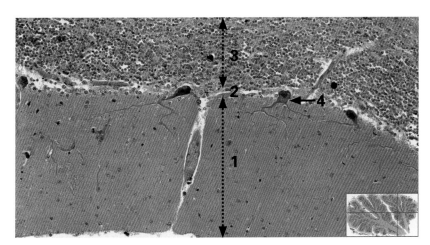

图08-2-1-2-40×　小脑皮质光镜图示浦肯野细胞
Fig. 08-2-1-2-40×　Microphotograph of the cerebellar cortex showing Purkinje cells

1. 分子层　molecular layer
2. 浦肯野细胞层　Purkinje layer
3. 颗粒层　granular layer
4. 小脑浦肯野细胞　cerebellar Purkinje cell

切片2：小脑（人，H.E.染色）
Slide 2: Cerebellum, human. H.&E. stain

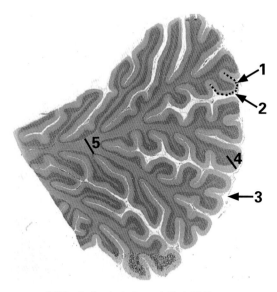

图08-2-2-1-0.5× 小脑全景图
Fig. 08-2-2-1-0.5× Gross view of the cerebellum

1. 脑回 gyrus
2. 脑沟 sulcus
3. 软脑膜 pia mater
4. 灰质（皮质）gray matter（cortex）
5. 白质（髓质）white matter（medulla）

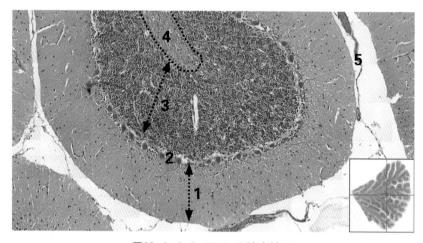

图08-2-2-2-10× 小脑光镜图
Fig. 08-2-2-2-10× Microphotograph of the cerebellum

1. 分子层 molecular layer
2. 浦肯野细胞层 Purkinje layer
3. 颗粒层 granular layer
4. 白质（髓质）white matter（medulla）
5. 软脑膜 pia mater

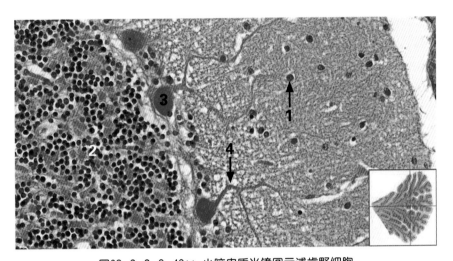

图08-2-2-3-40× 小脑皮质光镜图示浦肯野细胞
Fig. 08-2-2-3-40× Microphotograph of the cerebellar cortex showing Purkinje cells

1. 分子层细胞 a cell in molecular layer
2. 颗粒层细胞 cells in granular layer
3. 浦肯野细胞胞体 Purkinje cell body
4. 浦肯野细胞突起 process of Purkinje cell with branches

8.3 脊髓（Spinal Cord）

切片1：脊髓（人，H.E.染色）
Slide 1: Spinal cord, human. H.&E. stain

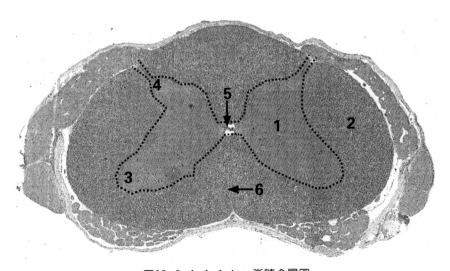

图08-3-1-1-1.4× 脊髓全景图
Fig. 08-3-1-1-1.4× Gross view of the spinal cord

1. 灰质 gray matter
2. 白质 white matter
3. 前角 anterior horn
4. 后角 posterior horn
5. 中央管 central canal
6. 前正中裂 anterior median fissure

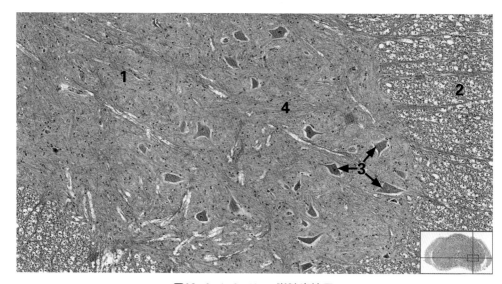

图08-3-1-2-10× 脊髓光镜图
Fig. 08-3-1-2-10× Microphotograph of the spinal cord

1. 灰质　gray matter
3. 运动神经元（多极神经元）motor neuron（multipolar neuron）
2. 白质　white matter
4. 神经毡　neuropil

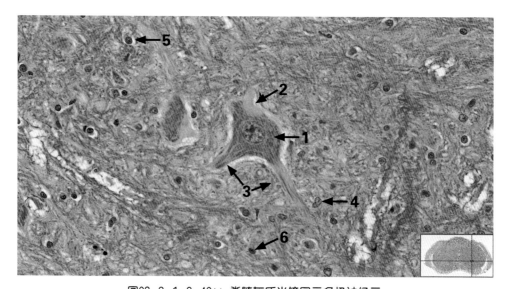

图08-3-1-3-40× 脊髓灰质光镜图示多极神经元
Fig. 08-3-1-3-40× Microphotograph of the gray matter of the spinal cord showing multipolar neurons

1. 尼氏体　Nissl body
3. 树突　dendrite
5. 少突胶质细胞　oligodendrocyte
2. 轴丘　axon hillock
4. 星形胶质细胞　astrocyte
6. 小胶质细胞　microglia

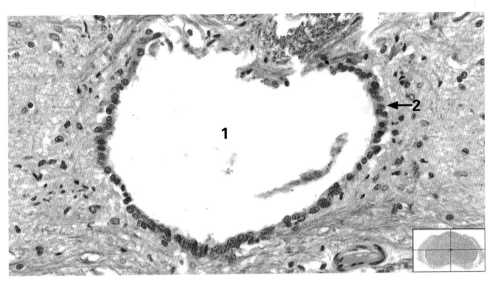

图08-3-1-4-40× 脊髓灰质光镜图示室管膜细胞

Fig. 08-3-1-4-40× Microphotograph of the gray matter of the spinal cord showing ependymal cells

1. 中央管 central canal

2. 室管膜细胞 ependymal cell

切片2：脊髓（人，涂片）

Slide 2: Spinal cord, human. Smear

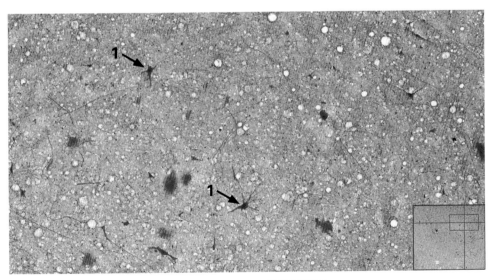

图08-3-2-1-4× 脊髓光镜图

Fig. 08-3-2-1-4× Microphotograph of the spinal cord

1. 神经元 neuron

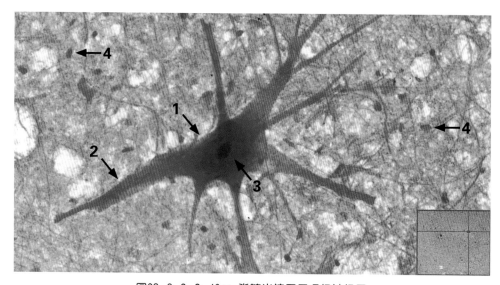

图08-3-2-2-40× 脊髓光镜图示多极神经元
Fig. 08-3-2-2-40× Microphotograph of the spinal cord showing multipolar neurons

1. 神经元胞体 neuron cell body
3. 细胞核 nucleus
2. 突起 cell process
4. 胶质细胞 neuroglia

（李和　刘向前）

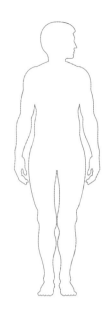

第9章
眼和耳

Chapter 9   The Eye and the Ear

9.1 眼 (Eye)

9.2 耳 (Ear)

9.1 眼（Eye）

切片1：眼球矢状切（人，H.E.染色）
Slide 1: Eyeball, sagittal section, human. H.&E. stain

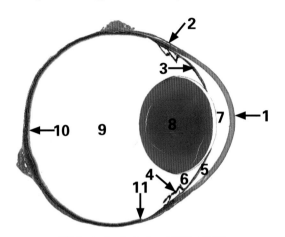

图09-1-1-1-0.6× 眼球全景图
Fig. 09-1-1-1-0.6× Gross view of the eyeball

1. 角膜 cornea	2. 巩膜 sclera
3. 虹膜 iris	4. 睫状体 ciliary body
5. 前房 anterior chamber	6. 后房 posterior chamber
7. 瞳孔 pupil	8. 晶状体 lens
9. 玻璃体 vitreous body	10. 视网膜 retina
11. 锯齿缘 ora serrata	

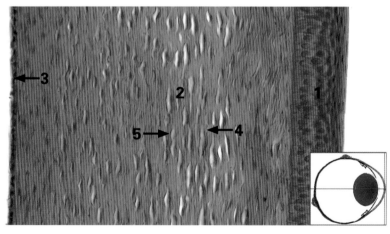

图09-1-1-2-40× 角膜光镜图
Fig. 09-1-1-2-40× Microphotograph of the cornea

1. 角膜上皮（复层扁平上皮）corneal epithelium（stratified squamous）	2. 角膜基质 stroma
3. 角膜内皮 corneal endothelium	4. 成纤维细胞 fibroblast
5. 胶原板层 collagen fibril lamella	

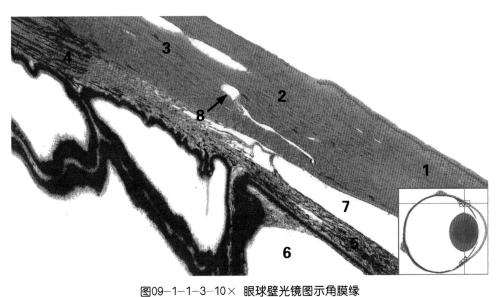

图09-1-1-3-10× 眼球壁光镜图示角膜缘

Fig. 09-1-1-3-10× Microphotograph of the eyeball showing the corneal limbus

1. 角膜 cornea
2. 角膜缘 corneal limbus
3. 巩膜 sclera
4. 睫状体 ciliary body
5. 虹膜 iris
6. 后房 posterior chamber
7. 前房 anterior chamber
8. 巩膜静脉窦 Schlemm's canal

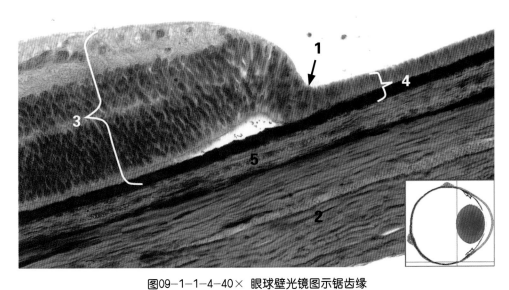

图09-1-1-4-40× 眼球壁光镜图示锯齿缘

Fig. 09-1-1-4-40× Microphotograph of the eyeball showing the ora serrata

1. 锯齿缘 ora serrata
2. 巩膜 sclera
3. 视网膜视部 retina optica
4. 视网膜盲部 retina caeca
5. 脉络膜 choroid

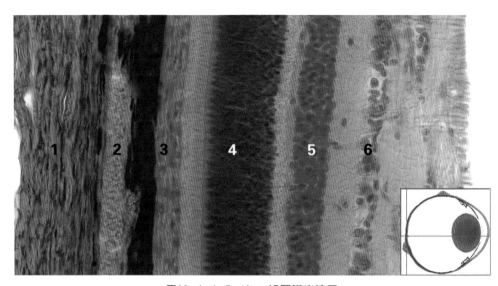

图09-1-1-5-40× 视网膜光镜图

Fig. 09-1-1-5-40× Microphotograph of the retina

1. 巩膜 sclera
2. 脉络膜 choroid
3. 色素上皮层 pigment epithelium
4. 视细胞层 external nuclear layer（visual cell layer）
5. 双极细胞层 inner nuclear layer（bipolar cell layer）
6. 节细胞层 ganglion cell layer

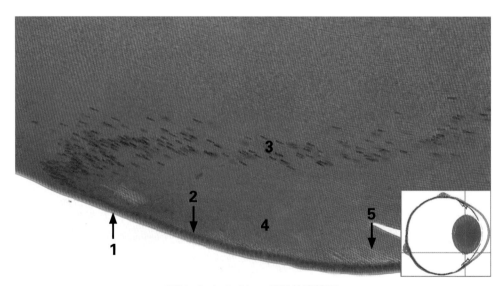

图09-1-1-6-20× 晶状体光镜图

Fig. 09-1-1-6-20× Microphotograph of the lens

1. 晶状体囊 lens capsule
2. 晶状体上皮 subcapsular epithelium
3. 晶状体赤道部 lens equator
4. 晶状体皮质 lens cortex
5. 晶状体纤维 lens fiber

切片2：眼球矢状切（人，H.E.染色）
Slide 2: Eyeball, sagittal section, human. H.&E. stain

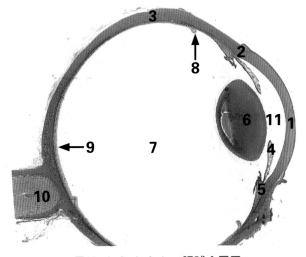

图09-1-2-1-0.4× 眼球全景图
Fig. 09-1-2-1-0.4× Gross view of the eyeball

1. 角膜 cornea
2. 角膜缘 corneal limbus
3. 巩膜 sclera
4. 虹膜 iris
5. 睫状体 ciliary body
6. 晶状体 lens
7. 玻璃体 vitreous body
8. 锯齿缘 ora serrata
9. 视网膜 retina
10. 视神经 optic nerve
11. 瞳孔 pupil

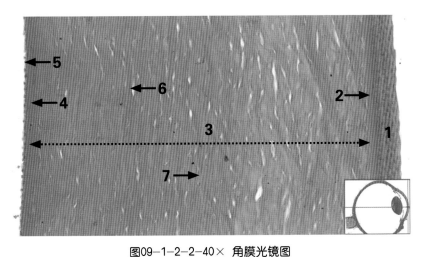

图09-1-2-2-40× 角膜光镜图
Fig. 09-1-2-2-40× Microphotograph of the cornea

1. 角膜上皮（复层扁平上皮）corneal epithelium（stratified squamous）
2. 前界层 anterior limiting lamina
3. 角膜基质 corneal stroma
4. 后界层 posterior limiting lamina
5. 角膜内皮 corneal endothelium
6. 胶原板层 collagen fibril lamella
7. 成纤维细胞 fibroblast

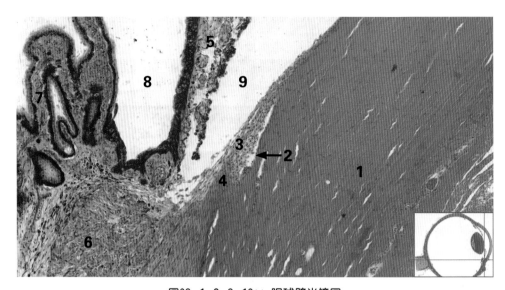

图09-1-2-3-10× 眼球壁光镜图
Fig. 09-1-2-3-10× Microphotograph of the eyeball

1. 角膜缘基质 stroma of the corneal limbus
2. 巩膜静脉窦 Schlemm's canal
3. 小梁网 trabecular meshwork
4. 巩膜距 scleral spur
5. 虹膜 iris
6. 睫状体基质和睫状肌 ciliary stroma containing muscle fibers
7. 睫状突 ciliary process
8. 后房 posterior chamber
9. 前房 anterior chamber

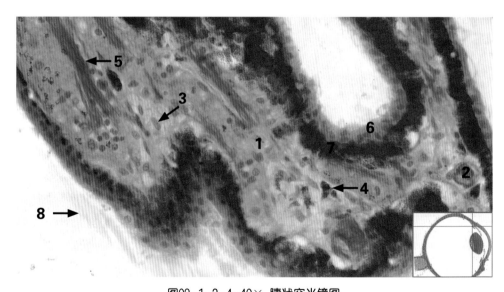

图09-1-2-4-40× 睫状突光镜图
Fig. 09-1-2-4-40× Microphotograph of the ciliary process

1. 基质 stroma
2. 血管 vessel
3. 成纤维细胞 fibroblast
4. 色素细胞 pigment cell
5. 平滑肌细胞 smooth muscle
6. 非色素上皮细胞 nonpigmented epithelial cell
7. 色素上皮细胞 pigmented epithelial cell
8. 睫状小带 ciliary zonule

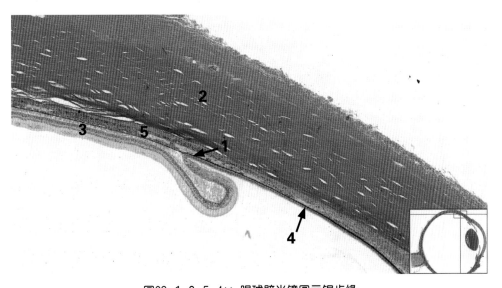

图09-1-2-5-4×　眼球壁光镜图示锯齿缘

Fig. 09-1-2-5-4× Microphotograph of the eyeball showing the ora serrata

1. 锯齿缘　ora serrata
3. 视网膜视部　retina optica
5. 脉络膜　choroid

2. 巩膜　sclera
4. 视网膜盲部　retina caeca

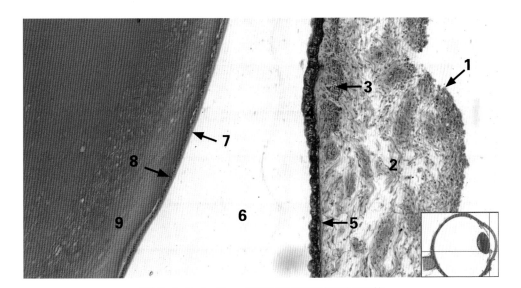

图09-1-2-6-10×　眼球光镜图示虹膜和晶状体

Fig. 09-1-2-6-10× Microphotograph of the eyeball showing the iris and the lens

1. 虹膜前缘层　anterior border layer
3. 瞳孔括约肌　sphincter pupillae
5. 瞳孔开大肌　dilator pupillae
7. 晶状体囊　lens capsule
9. 晶状体皮质　lens cortex

2. 虹膜基质　iris stroma
4. 虹膜上皮　iris epithelium
6. 后房　posterior chamber
8. 晶状体上皮　subcapsular epithelium

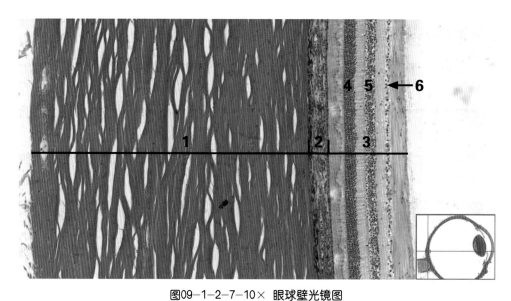

图09-1-2-7-10× 眼球壁光镜图

Fig. 09-1-2-7-10× Microphotograph of the wall of the eyeball

1. 巩膜 sclera
2. 脉络膜 choroid
3. 视网膜 retina
4. 视细胞层 external nuclear layer（visual cell layer）
5. 双极细胞层 inner nuclear layer（bipolar cell layer）
6. 节细胞层 ganglion cell layer

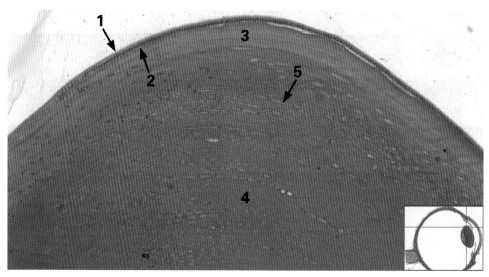

图09-1-2-8-10× 晶状体光镜图

Fig. 09-1-2-8-10× Microphotograph of the lens

1. 晶状体囊 lens capsule
2. 晶状体上皮 subcapsular epithelium
3. 晶状体皮质 lens cortex
4. 晶状体核 lens nucleus
5. 晶状体纤维 lens fiber

151

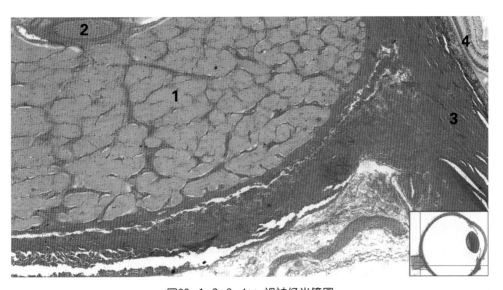

图09-1-2-9-4× 视神经光镜图
Fig. 09-1-2-9-4× Microphotograph of the optic nerve

1. 视神经 optic nerve
3. 巩膜 sclera
2. 血管 vessel
4. 视网膜 retina

切片3：眼底（人，H.E.染色）
Slide 3: Ocular fundus, human. H.&E. stain

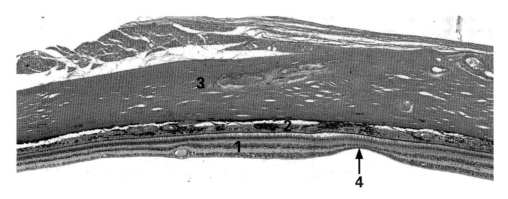

图09-1-3-1-2.9× 眼底光镜图示中央凹
Fig. 09-1-3-1-2.9× Microphotograph of the ocular fundus showing the central fovea

1. 视网膜 retina
3. 巩膜 sclera
2. 脉络膜 choroid
4. 黄斑的中央凹 central fovea of the macula lutea

第9章 眼和耳 The Eye and the Ear

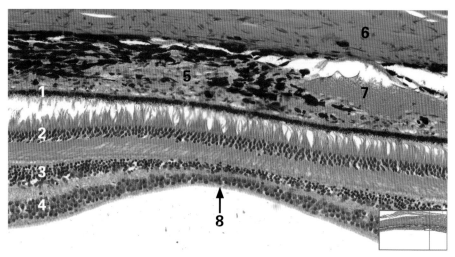

图09-1-3-2-20× 眼底光镜图示中央凹

Fig. 09-1-3-2-20× Microphotograph of the ocular fundus showing the central fovea

1. 视网膜色素上皮层 pigment epithelial layer of the retina
2. 视细胞层 external nuclear layer
3. 双极细胞层 inner nuclear layer
4. 节细胞层 ganglion cell layer
5. 脉络膜 choroid
6. 巩膜 sclera
7. 血管 vessel
8. 黄斑的中央凹 central fovea of the macula lutea

切片4：眼底（人，H.E.染色）

Slide 4: Ocular fundus, human. H.&E. stain

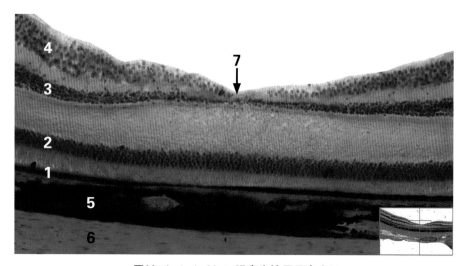

图09-1-4-1-20× 眼底光镜图示中央凹

Fig. 09-1-4-1-20× Microphotograph of the ocular fundus showing the central fovea

1. 视网膜色素上皮层 pigment epithelial layer of the retina
2. 视细胞层 external nuclear layer
3. 双极细胞层 inner nuclear layer
4. 节细胞层 ganglion cell layer
5. 脉络膜 choroid
6. 巩膜 sclera
7. 黄斑的中央凹 central fovea of the macula lutea

切片5：眼球矢状切（人，H.E.染色）

Slide 5: Eyeball, sagittal section, human. H.&E. stain

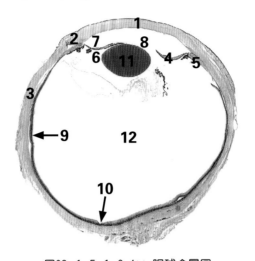

图09-1-5-1-0.4× 眼球全景图

Fig. 09-1-5-1-0.4× Gross view of the eyeball

1. 角膜 cornea
2. 角膜缘 corneal limbus
3. 巩膜 sclera
4. 虹膜 iris
5. 睫状体 ciliary body
6. 后房 posterior chamber
7. 前房 anterior chamber
8. 瞳孔 pupil
9. 视网膜 retina
10. 中央凹 central fovea
11. 晶状体 lens
12. 玻璃体 vitreous body

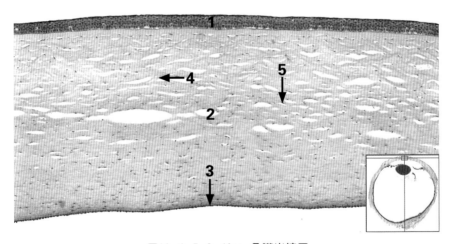

图09-1-5-2-10× 角膜光镜图

Fig. 09-1-5-2-10× Microphotograph of the cornea

1. 角膜上皮 corneal epithelium
2. 角膜基质 corneal stroma
3. 角膜内皮 corneal endothelium
4. 胶原板层 collagen fibril lamella
5. 成纤维细胞 fibroblast

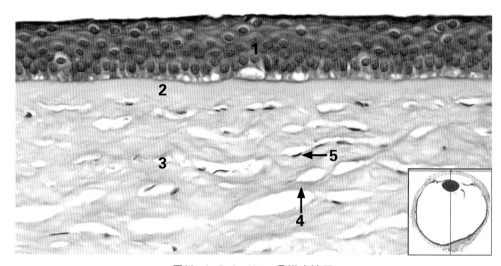

图09-1-5-3-40× 角膜光镜图

Fig. 09-1-5-3-40× Microphotograph of the cornea

1. 角膜上皮（复层扁平上皮）corneal epithelium（stratified squamous）
2. 前界层 anterior limiting lamina
3. 角膜基质 corneal stroma
4. 胶原板层 collagen fibril lamella
5. 成纤维细胞 fibroblast

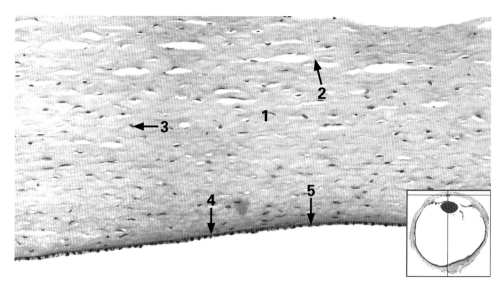

图09-1-5-4-20× 角膜光镜图

Fig. 09-1-5-4-20× Microphotograph of the cornea

1. 角膜基质 corneal stroma
2. 胶原板层 collagen fibril lamella
3. 成纤维细胞 fibroblast
4. 后界层 posterior limiting lamina
5. 角膜内皮 corneal endothelium

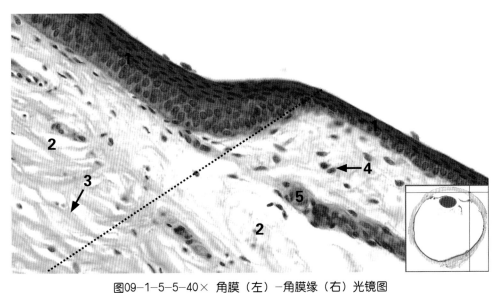

图09-1-5-5-40× 角膜（左）-角膜缘（右）光镜图

Fig. 09-1-5-5-40× Microphotograph of the cornea（left）and the limbus（right）

1. 角膜上皮（复层扁平上皮）corneal epithelium（stratified squamous）
2. 角膜基质 corneal stroma
3. 胶原板层 collagen fibril lamella
4. 成纤维细胞 fibroblast
5. 血管 vessel

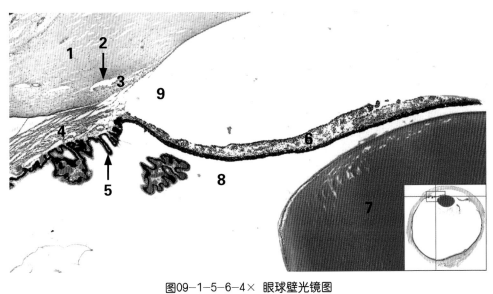

图09-1-5-6-4× 眼球壁光镜图

Fig. 09-1-5-6-4× Microphotograph of the wall of the eyeball

1. 角膜缘基质 stroma of the corneal limbus
2. 巩膜静脉窦 Schlemm's canal
3. 小梁网 trabecular meshwork
4. 睫状体基质（含睫状肌）ciliary stroma containing muscle
5. 睫状突 ciliary process
6. 虹膜 iris
7. 晶状体 lens
8. 后房 posterior chamber
9. 前房 anterior chamber

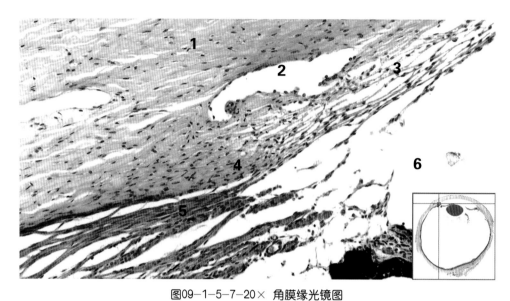

图09-1-5-7-20× 角膜缘光镜图
Fig. 09-1-5-7-20× Microphotograph of the corneal limbus

1. 角膜缘基质 stroma of the corneal limbus
2. 巩膜静脉窦 Schlemm's canal
3. 小梁网 trabecular meshwork
4. 巩膜距 scleral spur
5. 睫状肌 ciliary muscle
6. 前房 anterior chamber

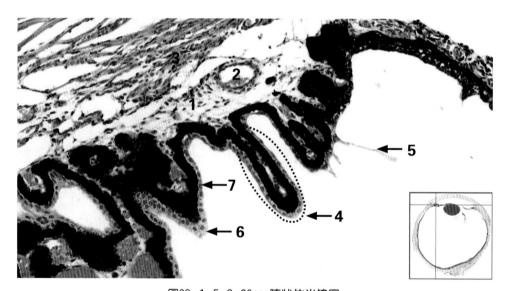

图09-1-5-8-20× 睫状体光镜图
Fig. 09-1-5-8-20× Microphotograph of the ciliary body

1. 睫状体基质 ciliary stroma
2. 血管 vessel
3. 睫状肌 ciliary muscle
4. 睫状突 ciliary process
5. 睫状小带 ciliary zonule
6. 非色素上皮细胞 non-pigmented epithelial cell
7. 色素上皮细胞 pigmented epithelial cell
8. 虹膜 iris

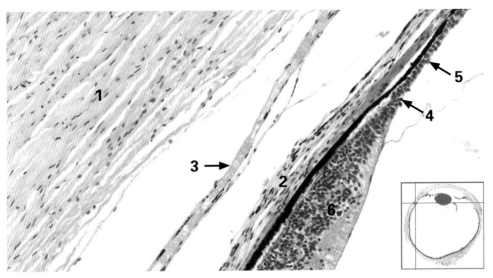

图09-1-5-9-20× 眼球壁光镜图示锯齿缘

Fig. 09-1-5-9-20× Microphotograph of the wall of the eyeball showing the ora serrata

1. 巩膜 sclera
2. 脉络膜 choroid
3. 血管 vessel
4. 锯齿缘 ora serrata
5. 视网膜盲部 retina caeca
6. 视网膜视部 retina optica

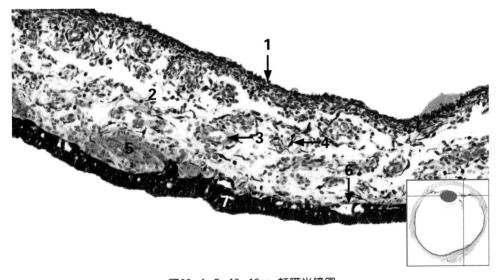

图09-1-5-10-10× 虹膜光镜图

Fig. 09-1-5-10-10× Microphotograph of the iris

1. 前缘层 anterior border layer
2. 虹膜基质 iridal stroma
3. 血管 vessel
4. 色素细胞 pigment cell
5. 瞳孔括约肌 sphincter pupillae
6. 瞳孔开大肌 dilator pupillae
7. 色素上皮 pigmented epithelium

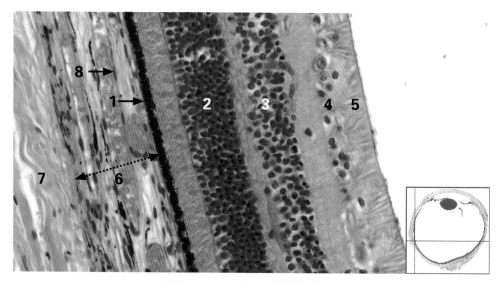

图09-1-5-11-40× 视网膜光镜图

Fig. 09-1-5-11-40× Microphotograph of the retina

1. 色素上皮层 pigment epithelium
2. 视细胞层 external nuclear layer（visual cell layer）
3. 双极细胞层 inner nuclear layer（bipolar cell layer）
4. 节细胞层 ganglion cell layer
5. 视神经纤维层 layer of optic fiber
6. 脉络膜 choroid
7. 巩膜 sclera
8. 血管内皮细胞 vascular endothelial cell

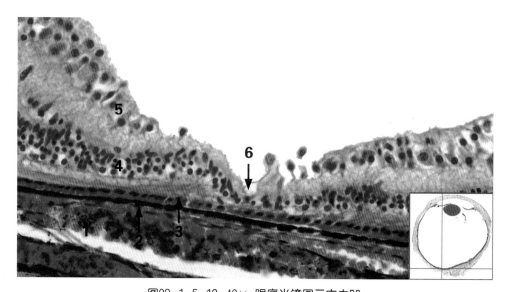

图09-1-5-12-40× 眼底光镜图示中央凹

Fig. 09-1-5-12-40× Microphotograph of the ocular fundus showing the central fovea

1. 脉络膜 choroid
2. 色素上皮层 pigment epithelial layer
3. 视细胞层 visual cell layer
4. 双极细胞层 bipolar cell layer
5. 节细胞层 ganglion cell layer
6. 中央凹 central fovea

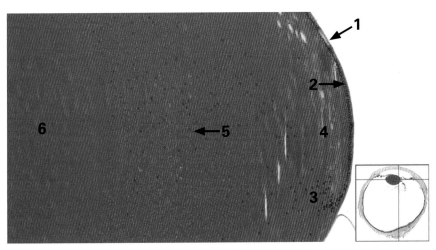

图09-1-5-13-10× 晶状体光镜图
Fig. 09-1-5-13-10× Microphotograph of the lens

1. 晶状体囊 lens capsule
2. 晶状体上皮 subcapsular epithelium
3. 赤道部 lens equator
4. 晶状体皮质 lens cortex
5. 晶状体纤维 lens fiber
6. 晶状体核 lens nucleus

切片6：眼球矢状切（人，H.E.染色）
Slide 6: Eyeball, sagittal section, human. H.&E. stain

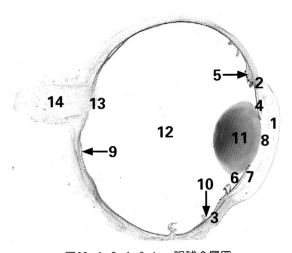

图09-1-6-1-0.4× 眼球全景图
Fig. 09-1-6-1-0.4× Gross view of the eyeball

1. 角膜 cornea
2. 角膜缘 corneal limbus
3. 巩膜 sclera
4. 虹膜 iris
5. 睫状体 ciliary body
6. 后房 posterior chamber
7. 前房 anterior chamber
8. 瞳孔 pupil
9. 视网膜 retina
10. 锯齿缘 ora serrata
11. 晶状体 lens
12. 玻璃体 vitreous body
13. 视盘 optic disc
14. 视神经 optic nerve

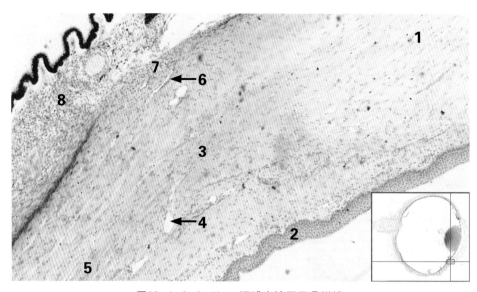

图09-1-6-2-10× 眼球光镜图示角膜缘

Fig. 09-1-6-2-10× Microphotograph of the eyeball showing the corneal limbus

1. 角膜基质（染色浅）corneal stroma（pale）
2. 角膜缘上皮（厚，基底不平坦）limbal epithelium（thicker with a wavy base）
3. 角膜缘基质（染色深）limbal stroma（darker）   4. 血管 vessel
5. 巩膜（染色深）sclera（darker）   6. 巩膜静脉窦 schlemm canal
7. 小梁网 trabecular meshwork   8. 睫状体 ciliary body

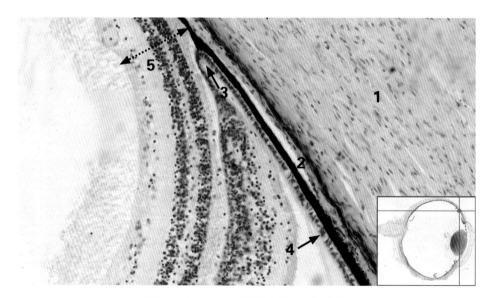

图09-1-6-3-20× 眼球光镜图示锯齿缘

Fig. 09-1-6-3-20× Microphotograph of the eyeball showing the corneal limbus

1. 巩膜 sclera   2. 脉络膜 choroid
3. 锯齿缘 ora serrata   4. 视网膜盲部 retina caeca
5. 视网膜视部 retina optica

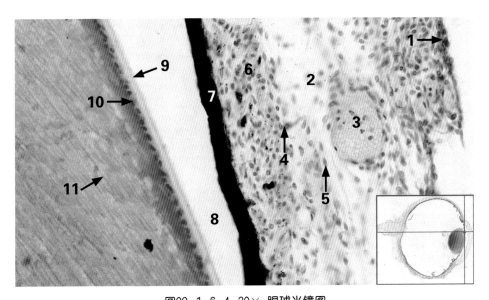

图09-1-6-4-30× 眼球光镜图

Fig. 09-1-6-4-30× Microphotograph of the eyeball

1. 前缘层 anterior border layer
2. 虹膜基质 iridal stroma
3. 血管 vessel
4. 色素细胞 pigment cell
5. 成纤维细胞 fibroblast
6. 瞳孔括约肌 sphincter pupillae
7. 虹膜上皮 iridal epithelium
8. 后房 posterior chamber
9. 晶状体囊 lens capsule
10. 晶状体上皮 lens epithelium
11. 晶状体纤维 lens fiber

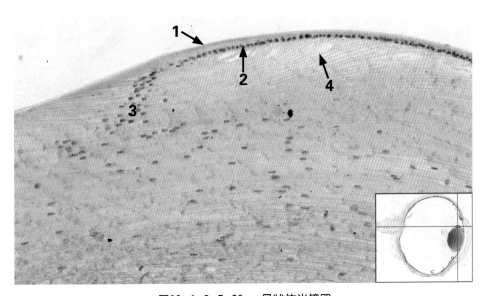

图09-1-6-5-20× 晶状体光镜图

Fig. 09-1-6-5-20× Microphotograph of the lens

1. 晶状体囊 lens capsule
2. 晶状体上皮 lens epithelium
3. 赤道部 equator
4. 晶状体纤维 lens fiber

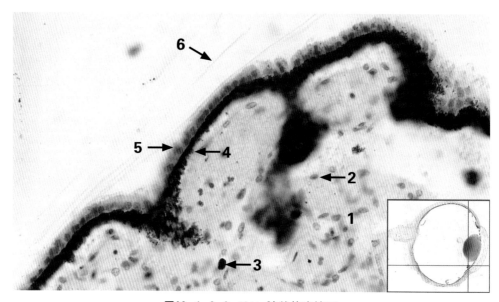

图09-1-6-6-40× 睫状体光镜图
Fig. 09-1-6-6-40× Microphotograph of the ciliary body

1. 睫状体基质 ciliary stroma
3. 色素细胞 pigment cell
5. 非色素上皮细胞 non-pigmented epithelial cell

2. 成纤维细胞 fibroblast
4. 色素上皮细胞 pigmented epithelial cell
6. 睫状小带 ciliary zonule

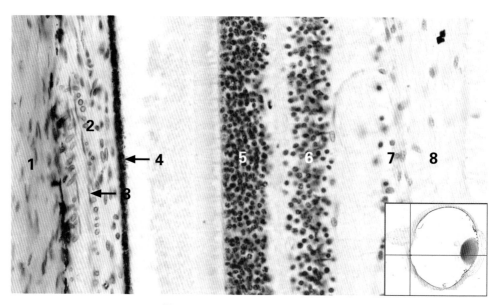

图09-1-6-7-40× 视网膜光镜图
Fig. 09-1-6-7-40× Microphotograph of the retina

1. 巩膜 sclera
3. 血管内皮细胞 vascular endothelial cell
5. 视细胞层 external nuclear layer（visual cell layer）
7. 节细胞层 ganglion cell layer

2. 脉络膜 choroid
4. 视网膜色素上皮细胞 pigment epithelium of the retina
6. 双极细胞层 inner nuclear layer（bipolar cell layer）
8. 视神经纤维层 layer of optic fibers

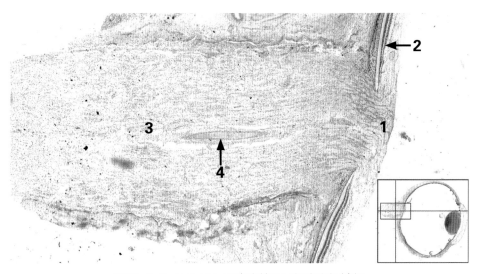

图09-1-6-8-2.5×　眼底光镜图示视盘和视神经

Fig. 09-1-6-8-2.5×　Microphotograph of the ocular fundus showing the optic disc and the optic nerve

1. 视盘　optic disc
2. 视网膜　retina
3. 视神经　optic nerve
4. 血管　vessel

切片7：眼睑冠状切（人，H.E.染色）
Slide 7: Eyelid, coronal section, human. H.&E. stain

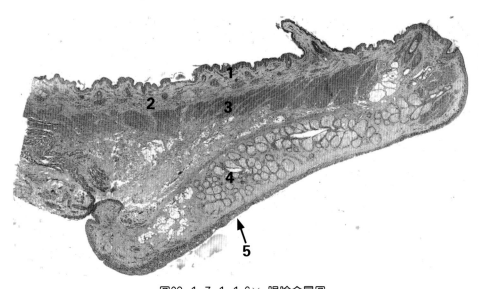

图09-1-7-1-1.6×　眼睑全景图

Fig. 09-1-7-1-1.6×　Gross view of the eyelid

1. 皮肤　skin
2. 皮下组织　hypodermis
3. 眼轮匝肌　orbicularis muscle
4. 睑板　tarsal plate
5. 睑结膜　palpebral conjunctiva

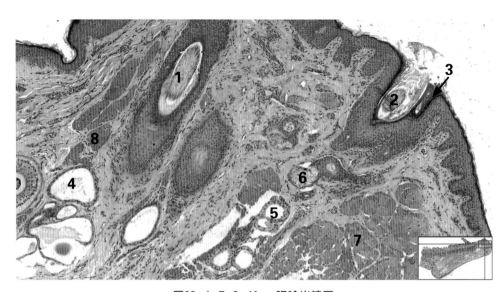

图09-1-7-2-10× 眼睑光镜图
Fig. 09-1-7-2-10× Microphotograph of the eyelid

1. 毛根和毛囊 hair root with follicle
2. 睫毛 ciliary hair
3. 睑缘 palpebral margin
4-5. 睫腺（Moll腺）ciliary/Moll gland
6. 睑缘腺/Zeis腺 Zeis gland
7-8. 骨骼肌 skeletal muscle

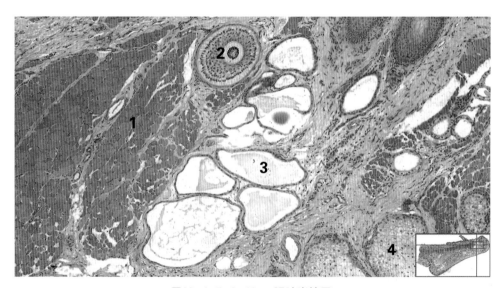

图09-1-7-3-10× 眼睑光镜图
Fig. 09-1-7-3-10× Microphotograph of the eyelid

1. 眼轮匝肌 orbicularis muscle
2. 毛根和毛囊 hair root with follicle
3. 睫腺 ciliary/Moll gland
4. 睑板腺 tarsal gland

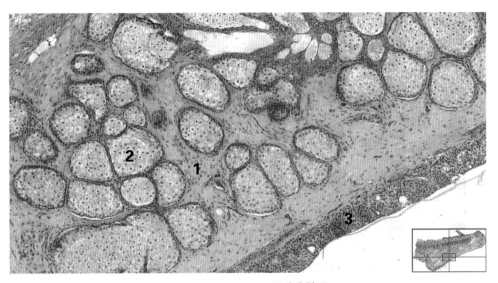

图09-1-7-4-10× 眼睑光镜图

Fig. 09-1-7-4-10× Microphotograph of the eyelid

1. 睑板 tarsal plate
2. 睑板腺 tarsal gland
3. 睑结膜 palpebral conjunctiva

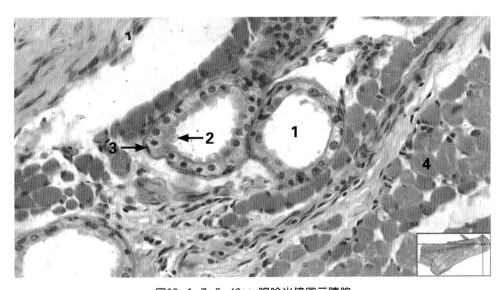

图09-1-7-5-40× 眼睑光镜图示睫腺

Fig. 09-1-7-5-40× Microphotograph of the eyelid showing the ciliary/Moll gland

1. 睫腺/Moll腺（单层立方上皮）ciliary gland/Moll gland（simple cuboidal epithelium）
2. 顶浆分泌 apocrine secretion
3. 肌上皮细胞 myoepithelial cell
4. 骨骼肌 skeletal muscle

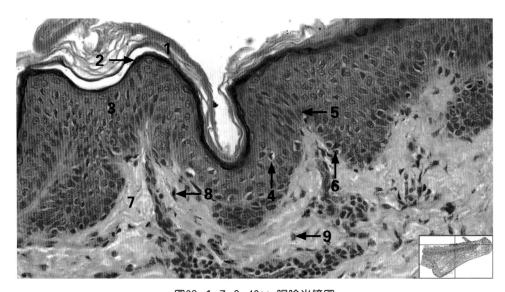

图09-1-7-6-40× 眼睑光镜图
Fig. 09-1-7-6-40× Microphotograph of the eyelid

1. 角质层 stratum corneum
2. 颗粒层 stratum granulosum
3. 棘层 stratum spinosum
4. 朗格汉斯细胞 Langerhans cell
5. 基底层（细胞）stratum basale（cell）
6. 黑素细胞 melanocyte
7. 真皮 dermis
8. 黑素细胞 melanocyte
9. 成纤维细胞 fibroblast

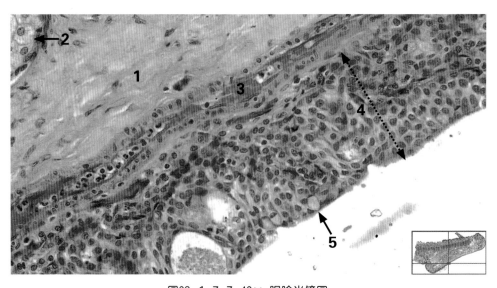

图09-1-7-7-40× 眼睑光镜图
Fig. 09-1-7-7-40× Microphotograph of the eyelid

1. 睑板 tarsal plate
2. 睑板腺 tarsal gland
3. 血管 vessel
4. 睑结膜（复层柱状上皮）palpebral conjunctiva（stratified columnar epithelium）
5. 杯状细胞 goblet cell

切片8：泪腺（人，H.E.染色）
Slide 8: Lacrimal gland, human. H.&E. stain

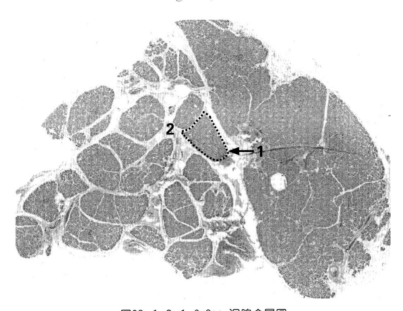

图09-1-8-1-0.9× 泪腺全景图
Fig. 09-1-8-1-0.9× Gross view of the lacrimal gland

1. 腺小叶 glandular lobule 2. 小叶间隔 interlobular septum

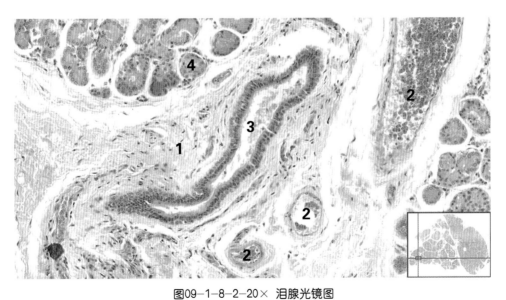

图09-1-8-2-20× 泪腺光镜图
Fig. 09-1-8-2-20× Microphotograph of the lacrimal gland

1. 小叶间隔 interlobular septum
3. 小叶间导管（复层柱状上皮）interlobular duct（stratified columnar epithelium）
2. 血管 vessel
4. 腺泡 glandular acini

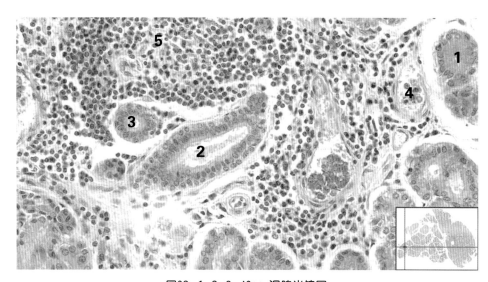

图09-1-8-3-40× 泪腺光镜图

Fig. 09-1-8-3-40× Microphotograph of the lacrimal gland

1. 腺泡（浆液性）serous acinus
2. 小叶内导管（复层柱状上皮）intralobular duct lined with stratified columnar epithelium
3. 小叶内导管（单层立方或柱状上皮）intralobular duct lined with simple cuboidal or columnar epithelium
4. 血管 vessel
5. 淋巴组织 lymphatic tissue

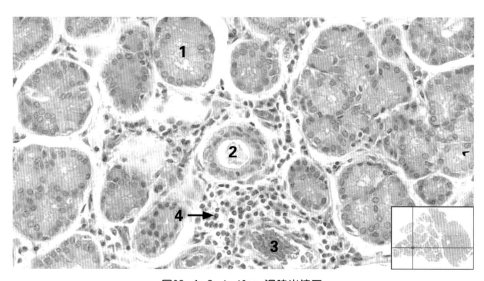

图09-1-8-4-40× 泪腺光镜图

Fig. 09-1-8-4-40× Microphotograph of the lacrimal gland

1. 腺泡（浆液性）serous acinus   2. 小叶内导管（单层立方上皮）intralobular duct lined with simple cuboidal epithelium
3. 血管 vessel   4. 淋巴细胞 lymphocyte

（董为人）

9.2 耳（Ear）

切片1：耳廓（人，H.E.染色）
Slide 1: Auricle, human. H.&E. stain

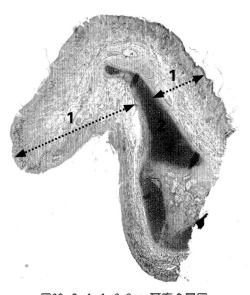

图09-2-1-1-0.9×　耳廓全景图
Fig. 09-2-1-1-0.9×　Gross view of the auricle

1. 皮肤（含皮下组织）skin（along with hypodermis）　　　　2. 弹性软骨 elastic cartilage

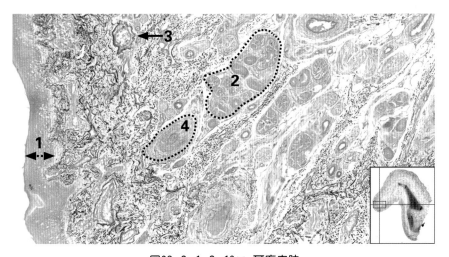

图09-2-1-2-10×　耳廓皮肤
Fig. 09-2-1-2-10×　Microphotograph of the auricle showing the skin

1. 表皮 epidermis　　　　　　　　　　　2. 汗腺 sweat gland
3. 血管 vessel　　　　　　　　　　　　　4. 毛囊及毛根横切 section of the hair follicle & hair root

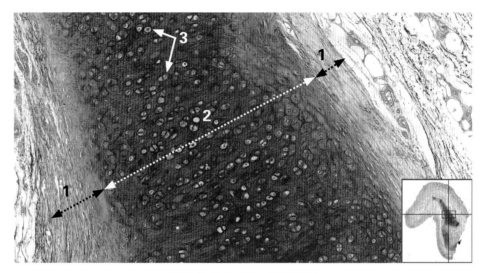

图09-2-1-3-10× 耳廓软骨

Fig. 09-2-1-3-10× Microphotograph of the auricle showing the elastic cartilage

1. 软骨膜 perichondrium
2. 弹性软骨 elastic cartilage
3. 软骨细胞及软骨陷窝 chondrocytes & cartilage lacuna

切片2：内耳耳蜗（豚鼠，H.E.染色）
Slide 2: Inner ear, cochlea, guinea pig. H.&E. stain

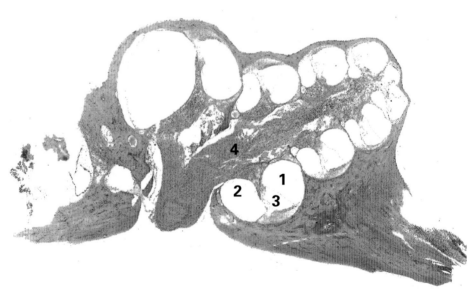

图09-2-2-1-1.9× 内耳全景图

Fig. 09-2-2-1-1.9× Gross view of the internal ear

1. 前庭阶 scala vestibulus
2. 鼓室阶 scala tympani
3. 膜蜗管 scala media
4. 蜗轴 modiolus

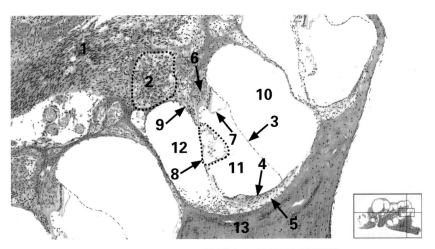

图09-2-2-2-10×　耳蜗横切面光镜图示膜蜗管

Fig. 09-2-2-2-10×　Microphotograph of the cochlea showing the membranous cochlear duct

1. 蜗轴　modiolus
2. 蜗神经节　cochlear ganglion
3. 前庭膜　vestibular membrane
4. 血管纹　stria vascularis
5. 螺旋韧带　spiral ligament
6. 螺旋缘　spiral limbus
7. 盖膜　tectorial membrane
8. 柯蒂器　organ of Corti
9. 骨螺旋板　osseous spiral lamina
10. 前庭阶　scala vestibulus
11. 膜蜗管　membranous cochlear duct
12. 鼓室阶　scala tympani
13. 骨组织　bone

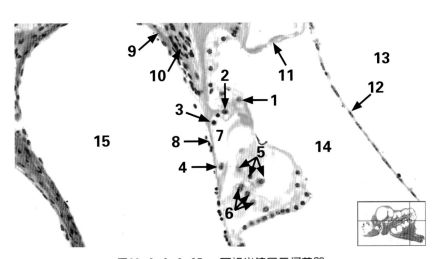

图09-2-2-3-35×　耳蜗光镜图示柯蒂器

Fig. 09-2-2-3-35×　Microphotograph of the cochlea showing organ of Corti

1. 内毛细胞　inner hair cell
2. 内指细胞　inner phalangeal cell
3. 内柱细胞　inner pillar cell
4. 外柱细胞　outer pillar cell
5. 外毛细胞　outer hair cell
6. 外指细胞　outer phalangeal cell
7. 内隧道　internal spiral tunnel
8. 基底膜　basilar membrane
9. 骨螺旋板　osseous spiral lamina
10. 神经纤维　nerve fiber
11. 盖膜　tectorial membrane
12. 前庭膜　vestibular membrane
13. 前庭阶　scala vestibulus
14. 膜蜗管　membranous cochlear duct
15. 鼓室阶　scala tympani

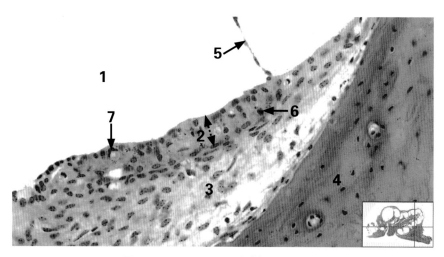

图09-2-2-4-40× 耳蜗横切面光镜图
Fig. 09-2-2-4-40× Microphotograph of the cochlea

1. 膜蜗管 membranous cochlear duct
2. 血管纹 stria vascularis
3. 螺旋韧带 spiral ligament
4. 骨组织 bone tissue
5. 前庭膜 vestibular membrane
6. 色素颗粒 pigment
7. 毛细血管 capillary

切片3：内耳壶腹嵴（豚鼠，H.E.染色）
Slide 3: Crista ampullaris, inner ear, guinea pig, H.&E. stain

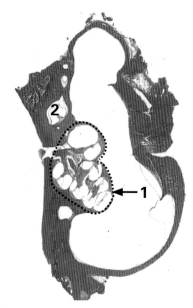

图09-2-3-1-0.5× 内耳全景图（豚鼠）
Fig. 09-2-3-1-0.5× Gross view of the internal ear （guinea pig）

1. 耳蜗 cochlea
2. 半规管 semicircular canal

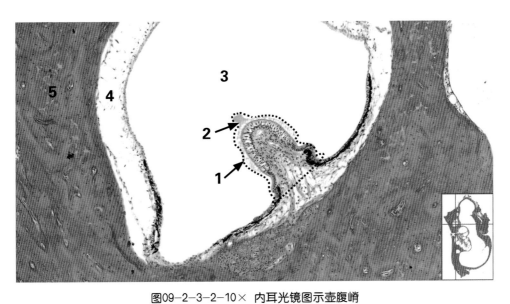

图09-2-3-2-10×　内耳光镜图示壶腹嵴

Fig. 09-2-3-2-10× Microphotograph of the internal ear showing crista ampullaris

1. 壶腹嵴　crista ampullaris
2. 壶腹帽　cupula
3. 膜半规管壶腹部　ampullar region of the membranous semicircular canal
4. 骨半规管　osseous semicircular canal
5. 骨组织　bone tissue

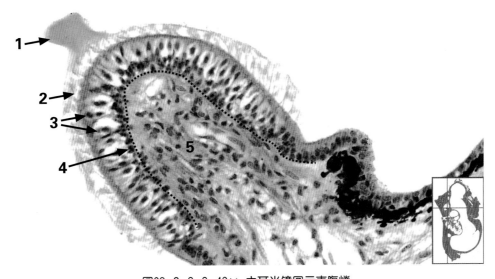

图09-2-3-3-40×　内耳光镜图示壶腹嵴

Fig. 09-2-3-3-40× Microphotograph of the inner ear showing crista ampullaris

1. 壶腹帽　cupula
2. 纤毛　cilia
3. 毛细胞　hair cell
4. 支持细胞　supporting cell
5. 结缔组织（含神经纤维）connective tissue containing nerve fiber

切片4：内耳位觉斑（豚鼠，H.E.染色）
Slide 4: Maculae acustica, inner ear, guinea pig, H.&E. stain

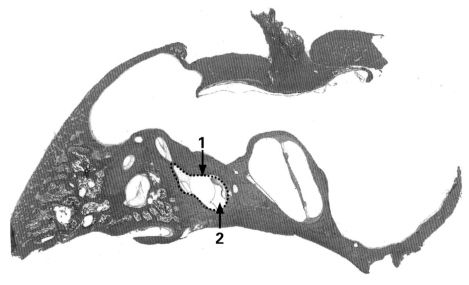

图09-2-4-1-0.9× 内耳全景图

Fig. 09-2-4-1-0.9× Gross view of the inner ear

1. 前庭 vestibule

2. 球囊 saccule

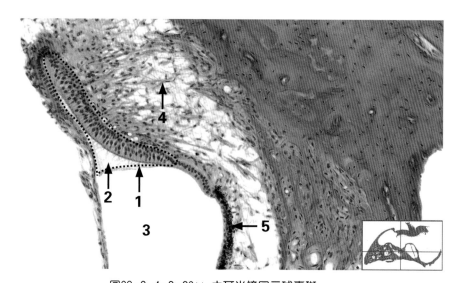

图09-2-4-2-20× 内耳光镜图示球囊斑

Fig. 09-2-4-2-20× Microphotograph of the inner ear showing macula sacculi

1. 球囊斑 macula sacculi
3. 球囊 saccule
5. 色素细胞 melanocyte

2. 位砂膜, 位砂与纤毛 otolithic membrane, otolith and cilia
4. 神经纤维 nerve fiber

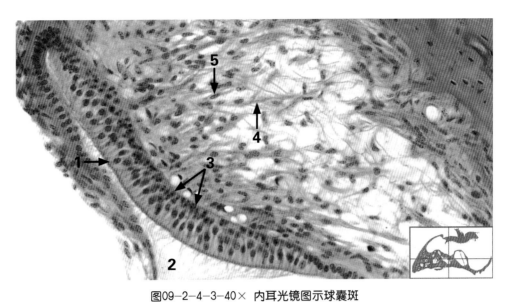

图09-2-4-3-40× 内耳光镜图示球囊斑

Fig. 09-2-4-3-40× Microphotograph of the inner ear showing macula sacculi

1. 毛细胞 hair cell
3. 支持细胞 supporting cell
5. 神经胶质细胞 glial cell

2. 位砂膜, 位砂与纤毛 otolithic membrane, otolith and cilia
4. 神经纤维 nerve fiber

（李振林　董为人）

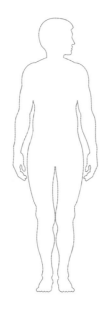

第10章
循环系统

Chapter 10　Circulatory System

10.1 心脏（Heart）

切片1：心脏（人心壁，H.E.染色）
Slide 1: Heart wall, human. H.&E. stain

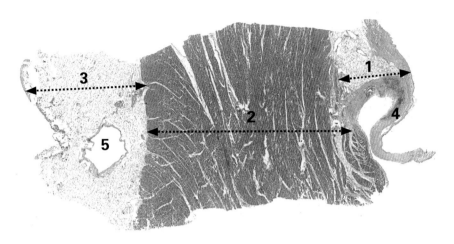

图10-1-1-1-0.9× 心脏壁全景图
Fig. 10-1-1-1-0.9× Gross view of the heart wall

1. 心内膜 endocardium
2. 心肌膜 myocardium
3. 心外膜 epicardium
4. 心瓣膜 cardiac valve
5. 小静脉 small vein

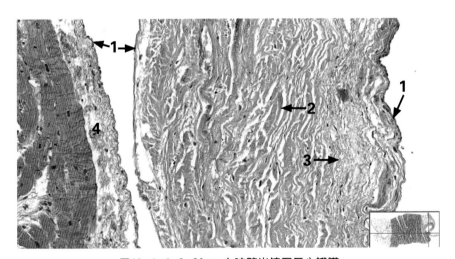

图10-1-1-2-20× 心脏壁光镜图示心瓣膜
Fig. 10-1-1-2-20× Microphotograph of the heart wall showing cardiac valve

1. 内皮 endothelium
2. 胶原纤维束 collagen bundle
3. 弹性纤维 elastic fiber
4. 心内膜 endocardium

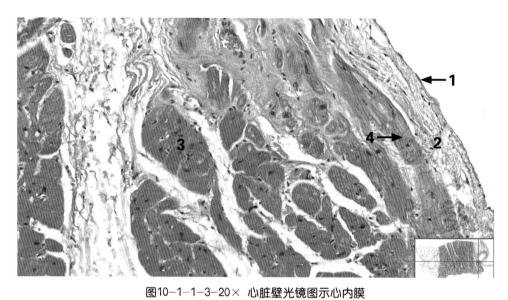

图10-1-1-3-20× 心脏壁光镜图示心内膜
Fig. 10-1-1-3-20× Microphotograph of the heart wall showing endocardium

1. 内皮 endothelium
3. 心肌细胞 cardiac muscle fiber
2. 内皮下层 subendocardial layer
4. 浦肯野纤维 Purkinje fiber

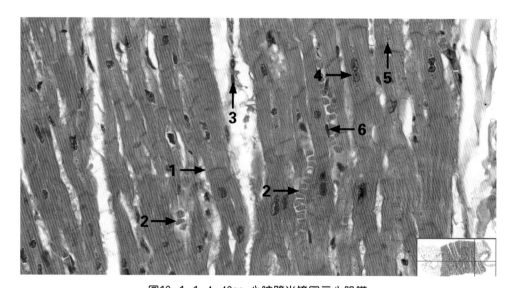

图10-1-1-4-40× 心脏壁光镜图示心肌膜
Fig. 10-1-1-4-40× Microphotograph of the heart wall showing myocardium

1. 闰盘 intercalated disc
3. 成纤维细胞 fibroblast
5. 脂褐素 lipofuscin
2. 毛细血管 capillary
4. 心肌细胞核 nuclei of cardiac muscle fiber
6. 内皮细胞 endothelial cell

切片2：心脏（人心壁，H.E.染色）
Slide 2: Heart wall, human. H.&E. stain

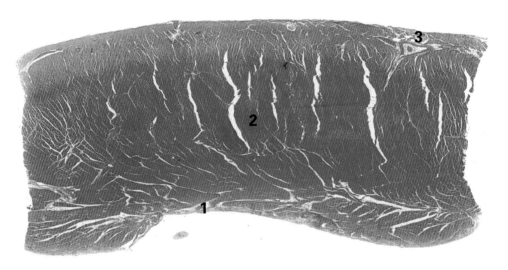

图10-1-2-1-1.1× 心脏壁全景图
Fig. 10-1-2-1-1.1× Gross view of the heart wall

1. 心内膜 endocardium
3. 心外膜 epicardium
2. 心肌膜 myocardium

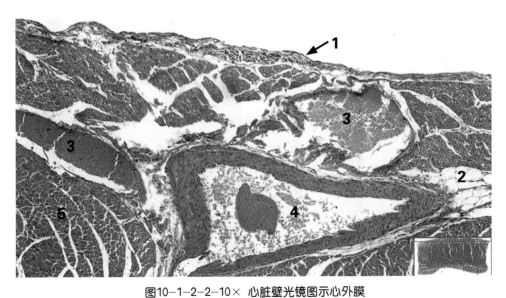

图10-1-2-2-10× 心脏壁光镜图示心外膜
Fig. 10-1-2-2-10× Microphotograph of the heart wall showing epicardium

1. 间皮 mesothelium
3. 静脉 vein
5. 心肌膜 myocardium
2. 脂肪组织 adipose tissue
4. 动脉 artery

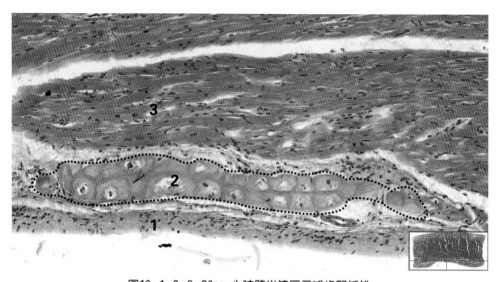

图10-1-2-3-20× 心脏壁光镜图示浦肯野纤维
Fig. 10-1-2-3-20× Microphotograph of the heart wall showing Purkinje fibers

1. 心内膜 endocardium   2. 浦肯野纤维 Purkinje fiber
3. 心肌膜 myocardium

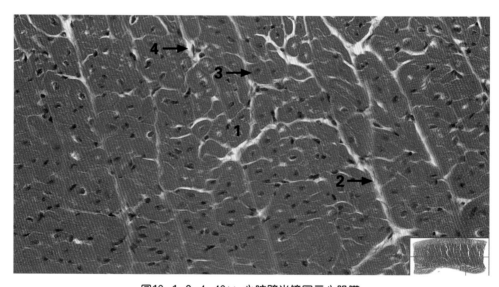

图10-1-2-4-40× 心脏壁光镜图示心肌膜
Fig. 10-1-2-4-40× Microphotograph of the heart wall showing myocardium

1. 心肌 cardiac muscle   2. 结缔组织 connective tissue
3. 心肌细胞核 nucleus of cardiac muscle fiber   4. 成纤维细胞 fibroblast

切片3：心脏（人心壁，H.E.染色）
Slide 3: Heart wall, human. H.&E. stain

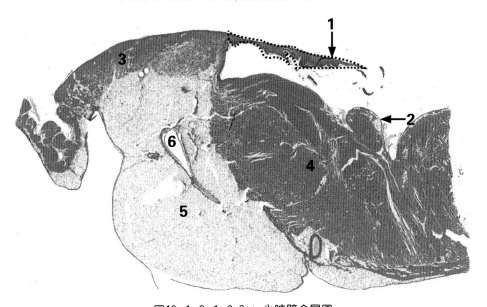

图10-1-3-1-0.6×　心脏壁全景图
Fig. 10-1-3-1-0.6×　Gross view of the heart wall

1. 心瓣膜 cardiac valve
2. 心内膜（心室）endocardium of the ventricle
3. 心肌膜（心房）myocardium of the atrium
4. 心肌膜（心室）myocardium of the ventricle
5. 心外膜 epicardium
6. 血管 vessel

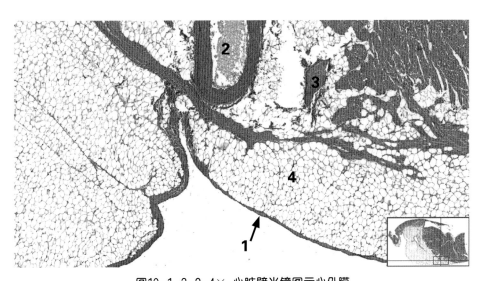

图10-1-3-2-4×　心脏壁光镜图示心外膜
Fig. 10-1-3-2-4×　Microphotograph of the heart wall showing the epicardium

1. 间皮 mesothelium
2. 动脉 artery
3. 静脉 vein
4. 脂肪组织 adipose tissue

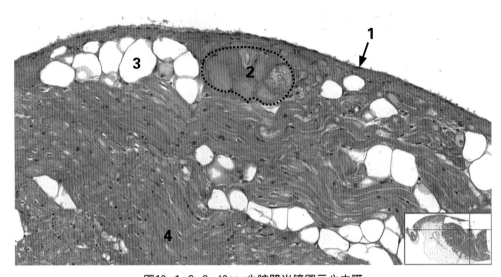

图10-1-3-3-40× 心脏壁光镜图示心内膜

Fig. 10-1-3-3-40× Microphotograph of the heart wall showing the endocardium

1. 内皮 endothelium
2. 浦肯野纤维 Purkinje fiber
3. 脂肪细胞 adipocyte
4. 心肌纤维 cardiac muscle fiber

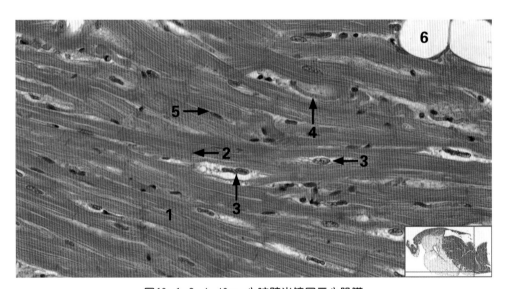

图10-1-3-4-40× 心脏壁光镜图示心肌膜

Fig. 10-1-3-4-40× Microphotograph of the heart wall showing the myocardium

1. 心肌纤维 cardiac muscle
2. 闰盘 intercalated disk
3. 心肌细胞核 nuclei of cardiac muscle fiber
4. 毛细血管 capillary
5. 成纤维细胞 fibroblast
6. 脂肪细胞 adipocyte

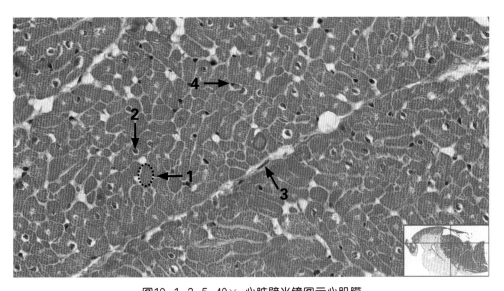

图10-1-3-5-40× 心脏壁光镜图示心肌膜

Fig. 10-1-3-5-40× Microphotograph of the heart wall showing the myocardium

1. 心肌纤维 cardiac muscle fiber
2. 心肌细胞核 nucleus of cardiac muscle fiber
3. 成纤维细胞核 nucleus of fibroblast
4. 内皮细胞核 nucleus of endothelial cell

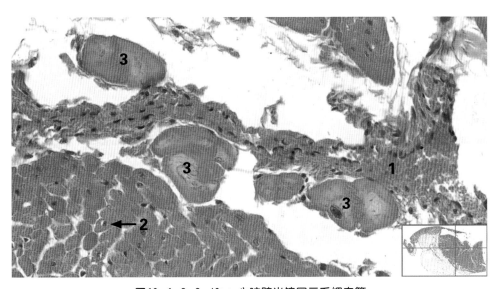

图10-1-3-6-40× 心脏壁光镜图示毛细血管

Fig. 10-1-3-6-40× Microphotograph of the heart wall showing capillary

1. 血管 vessel
2. 心肌纤维 cardiac muscle fiber
3. 浦肯野纤维 Purkinje fiber

第10章 循环系统

Circulatory System

切片4：心脏（人心壁，H.E.染色）
Slide 4: Heart wall, human. H.&E. stain

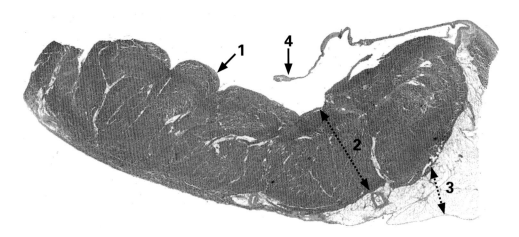

图10-1-4-1-0.7× 心脏（心室）壁全景图
Fig. 10-1-4-1-0.7× Gross view of the ventricle wall

1. 心内膜 endocardium
3. 心外膜 epicardium
2. 心肌膜 myocardium
4. 心瓣膜 cardiac valve

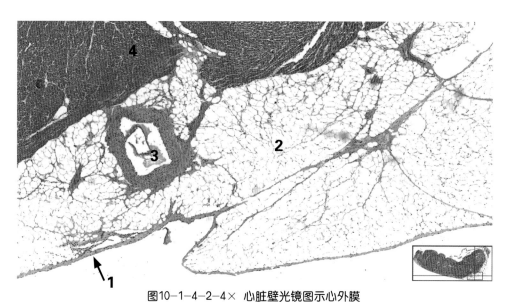

图10-1-4-2-4× 心脏壁光镜图示心外膜
Fig. 10-1-4-2-4× Microphotograph of the heart wall showing the epicardium

1. 间皮 mesothelium
3. 动脉 artery
2. 脂肪组织 adipose tissue
4. 心肌膜 myocardium

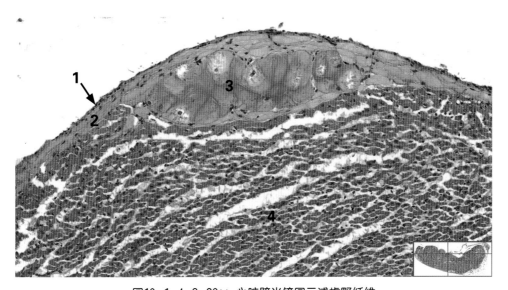

图10-1-4-3-20× 心脏壁光镜图示浦肯野纤维

Fig. 10-1-4-3-20× Microphotograph of the heart wall showing Purkinje fibers

1. 心内皮 endothelium
2. 内皮下层 subendothelial layer
3. 浦肯野纤维 Purkinje fiber
4. 心肌膜 myocardium

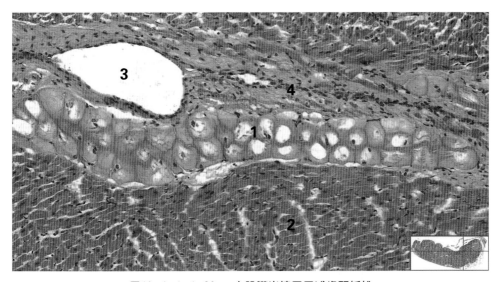

图10-1-4-4-20× 心肌膜光镜图示浦肯野纤维

Fig. 10-1-4-4-20× Microphotograph of the heart wall showing Purkinje fibers

1. 浦肯野纤维 Purkinje fiber
2. 心肌纤维 cardiac muscle fiber
3. 血管 vessel
4. 结缔组织 connective tissue

10.2 大动脉（Large Artery）

切片1：大动脉（人，H.E.染色）
Slide 1: Large artery, human. H.&E. stain

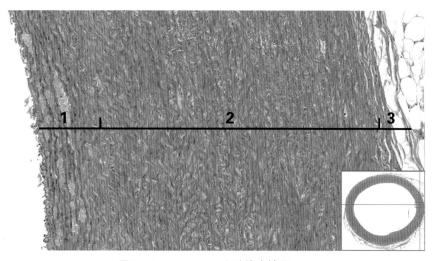

图10-2-1-1-15× 大动脉光镜图

Fig. 10-2-1-1-15× Microphotograph of the large artery

1. 内膜 tunica intima
2. 中膜 tunica media
3. 外膜 tunica adventitia

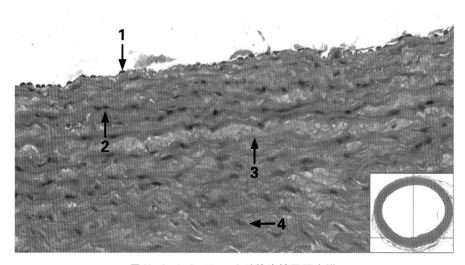

图10-2-1-2-40× 大动脉光镜图示内膜

Fig. 10-2-1-2-40× Microphotograph of the large artery showing tunica intima

1. 内皮细胞 endothelial cell
2. 成纤维细胞 fibroblast
3. 弹性膜 elastic membrane
4. 平滑肌细胞 smooth muscle fiber

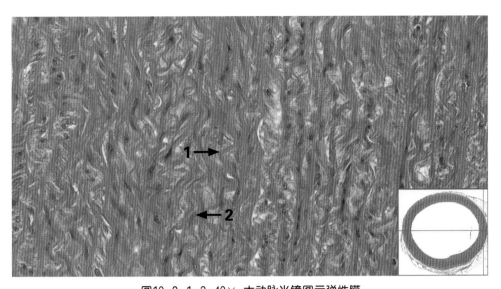

图10-2-1-3-40× 大动脉光镜图示弹性膜

Fig. 10-2-1-3-40× Microphotograph of the large artery showing elastic membrane

1. 弹性膜 elastic membrane 　　　　　　　　　　　2. 平滑肌细胞 smooth muscle fiber

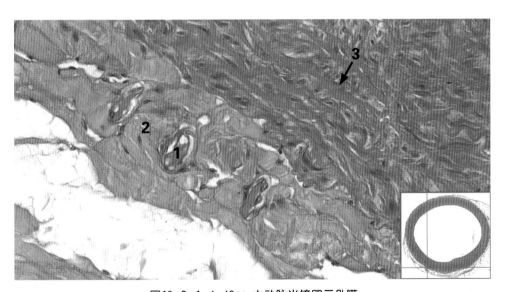

图10-2-1-4-40× 大动脉光镜图示外膜

Fig. 10-2-1-4-40× Microphotograph of the large artery showing tunica adventitia

1. 营养血管 vasa vasorum 　　　　　　　　　　　2. 外膜 tunica adventitia
3. 弹性膜 elastic membrane

切片2：大动脉（人，H.E.染色）

Slide 2: Large artery, human. H.&E. stain

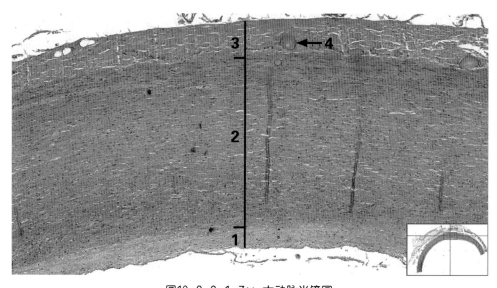

图10-2-2-1-7× 大动脉光镜图

Fig. 10-2-2-1-7× Microphotograph of the large artery

1. 内膜 tunica intima
3. 外膜 tunica adventitia
2. 中膜 tunica media
4. 营养血管 vasa vasorum

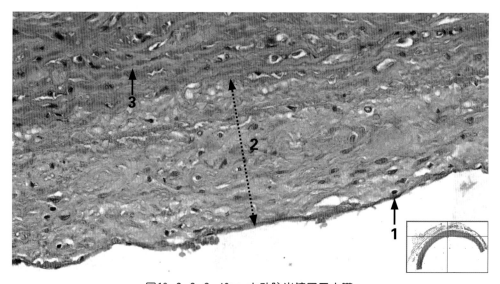

图10-2-2-2-40× 大动脉光镜图示内膜

Fig. 10-2-2-2-40× Microphotograph of the large artery showing tunica intima

1. 内皮细胞 endothelial cell
3. 弹性膜 elastic lamina
2. 内膜 tunica intima

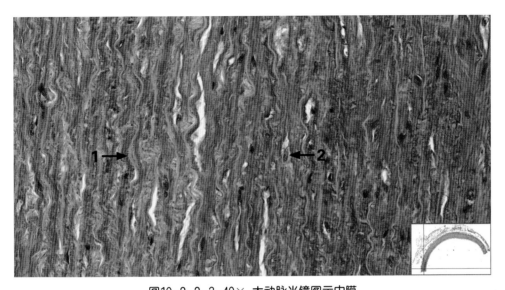

图10-2-2-3-40× 大动脉光镜图示中膜
Fig. 10-2-2-3-40× Microphotograph of the large artery showing tunica media

1. 弹性膜 elastic lamina　　　　2. 平滑肌细胞 smooth muscle fiber

切片3：大动脉（弹性染色）
Slide 3: Large artery. Elastic stain

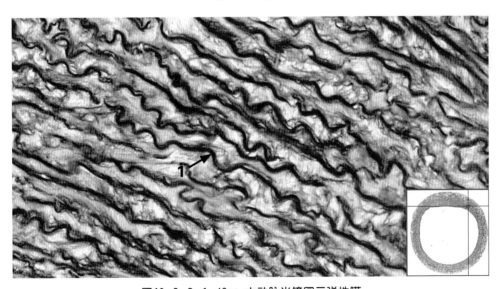

图10-2-3-1-40× 大动脉光镜图示弹性膜
Fig. 10-2-3-1-40× Microphotograph of the large artery showing elastic lamina

1. 弹性膜 elastic lamina

切片4：大动脉（弹性染色）

Slide 4: Large artery. Elastic stain

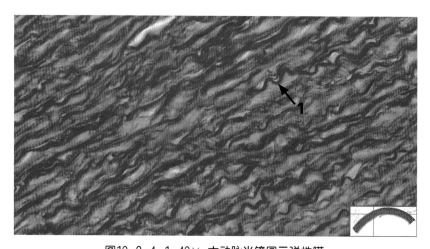

图10-2-4-1-40× 大动脉光镜图示弹性膜

Fig. 10-2-4-1-40× Microphotograph of the large artery showing elastic lamina

1. 弹性膜 elastic lamina

10.3 中动脉与中静脉（Medium-sized Artery and Medium-sized Vein）

切片1：中动脉与中静脉（人，H.E.染色）

Slide 1: Medium-sized artery and medium-sized vein, human. H.&E. stain

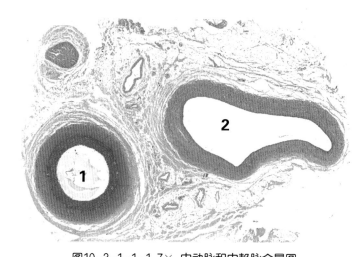

图10-3-1-1-1.7× 中动脉和中静脉全景图

Fig. 10-3-1-1-1.7× Gross view of the medium-sized artery and medium-sized vein

1. 中动脉 medium-sized artery　　　2. 中静脉 medium-sized vein

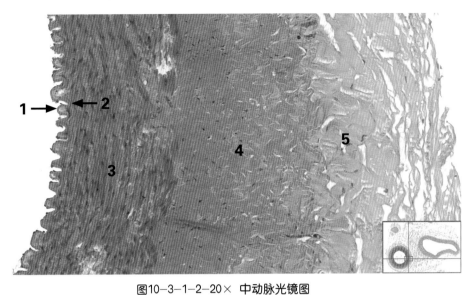

图10-3-1-2-20× 中动脉光镜图

Fig. 10-3-1-2-20× Microphotograph of the medium-sized artery

1. 内膜 tunica intima
2. 内弹性膜 internal elastic lamina
3. 中膜 tunica media
4. 外弹性膜 external elastic lamina
5. 外膜 tunica adventitia

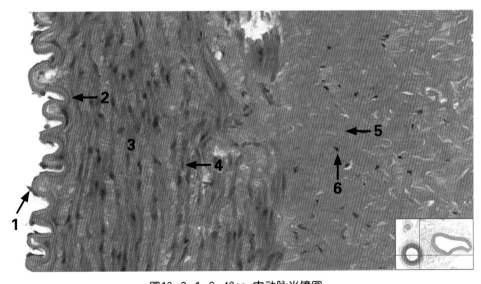

图10-3-1-3-40× 中动脉光镜图

Fig. 10-3-1-3-40× Microphotograph of the medium-sized artery

1. 内皮细胞 endothelial cell
2. 内弹性膜 internal elastic lamina
3. 中膜 tunica media
4. 平滑肌细胞 smooth muscle cell
5. 外弹性膜 external elastic lamina
6. 成纤维细胞 fibroblast

第10章 循环系统

Circulatory System

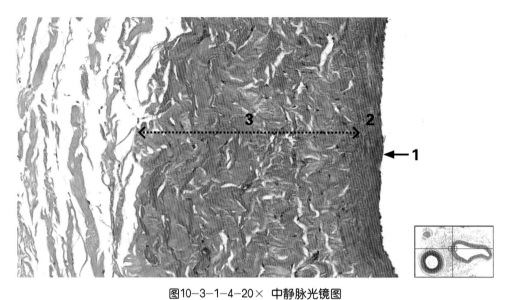

图10-3-1-4-20× 中静脉光镜图
Fig. 10-3-1-4-20× Microphotograph of the medium-sized vein

1. 内膜 tunica intima
2. 中膜 tunica media
3. 外膜 tunica adventitia

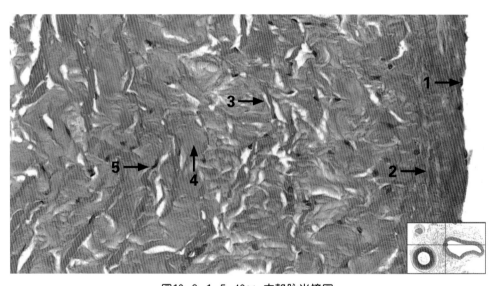

图10-3-1-5-40× 中静脉光镜图
Fig. 10-3-1-5-40× Microphotograph of the medium-sized vein

1. 内皮细胞 endothelial cell
2. 平滑肌细胞 smooth muscle cell
3. 弹性膜 elastic membrane
4. 胶原纤维 collagen fiber
5. 成纤维细胞 fibroblast

切片2：中动脉与中静脉（人，H.E.染色）

Slide 2: Medium-sized artery and medium-sized vein, human. H.&E. stain

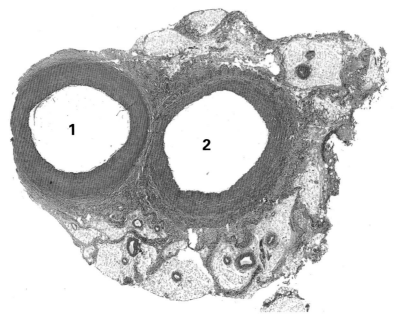

图10-3-2-1-1.1× 中动脉和中静脉全景图

Fig. 10-3-2-1-1.1× Gross view of the medium-sized artery and the medium-sized vein

1. 中动脉 medium-sized artery   2. 中静脉 medium-sized vein

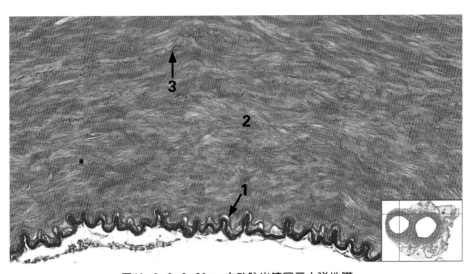

图10-3-2-2-20× 中动脉光镜图示内弹性膜

Fig. 10-3-2-2-20× Microphotograph of the medium-sized artery showing internal elastic lamina

1. 内弹性膜 internal elastic membrane   2. 中膜 tunica media
3. 弹性纤维 elastic fiber

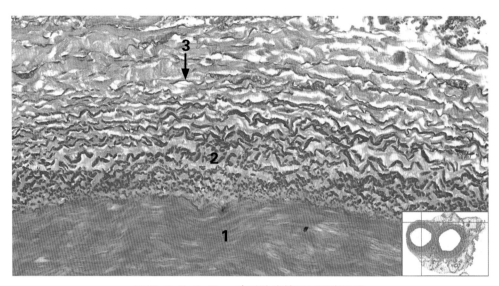

图10-3-2-3-20× 中动脉光镜图示外弹性膜

Fig. 10-3-2-3-20× Microphotograph of the medium-sized artery showing external elastic lamina

1. 中膜 tunica media
3. 弹性纤维 elastic fiber

2. 外弹性膜 external elastic lamina

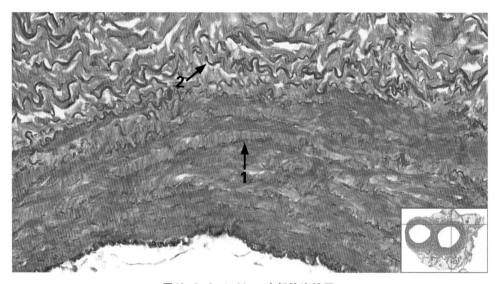

图10-3-2-4-20× 中静脉光镜图

Fig. 10-3-2-4-20× Microphotograph of the medium-sized vein

1. 弹性纤维 elastic fiber

2. 外弹性膜 external elastic lamina

切片3：中动脉（人，H.E.染色）

Slide 3: Medium-sized artery, human. H.&E. stain

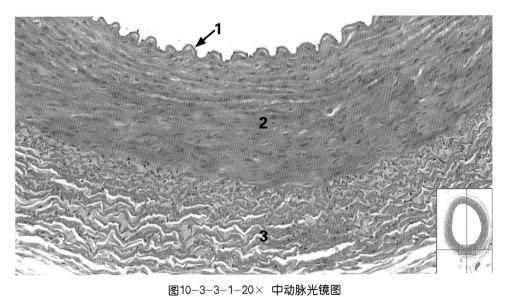

图10-3-3-1-20× 中动脉光镜图

Fig. 10-3-3-1-20× Microphotograph of the medium-sized artery

1. 内膜 tunica intima
2. 中膜 tunica media
3. 外膜 tunica adventitia

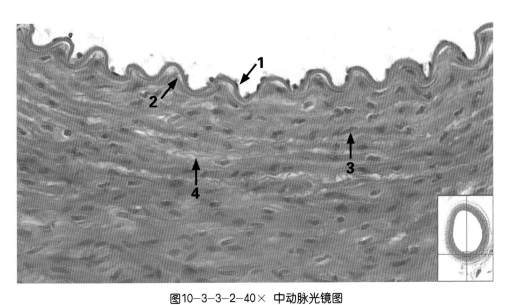

图10-3-3-2-40× 中动脉光镜图

Fig. 10-3-3-2-40× Microphotograph of the medium-sized artery

1. 内皮细胞 endothelial cell
2. 内弹性膜 internal elastic lamina
3. 平滑肌细胞 smooth muscle cell
4. 弹性纤维 elastic fiber

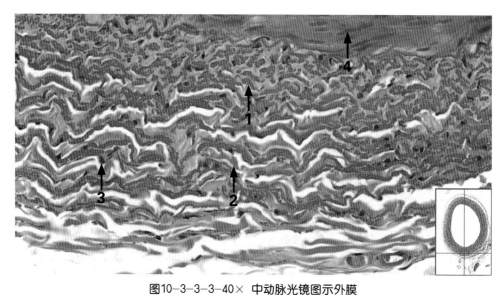

图10-3-3-3-40× 中动脉光镜图示外膜

Fig. 10-3-3-3-40× Microphotograph of the medium-sized artery showing adventitia

1. 外弹性膜 external elastic lamina
2. 胶原纤维 collagen fiber
3. 成纤维细胞 fibroblast
4. 平滑肌细胞 smooth muscle cell

切片4：中动脉（人，H.E.染色）

Slide 4: Medium-sized artery, human. H.&E. stain

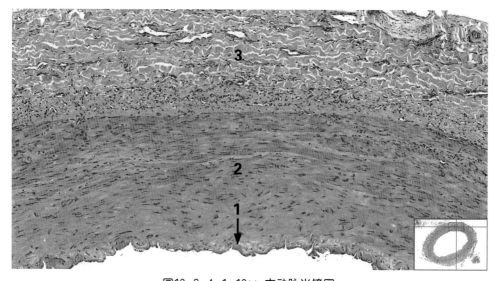

图10-3-4-1-10× 中动脉光镜图

Fig. 10-3-4-1-10× Microphotograph of the medium-sized artery

1. 内膜 tunica intima
2. 中膜 tunica media
3. 外膜 tunica adventitia

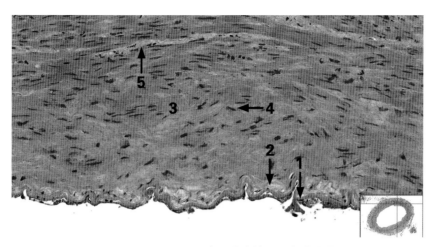

图10-3-4-2-20× 中动脉光镜图示内弹性膜

Fig. 10-3-4-2-20× Microphotograph of the medium-sized artery showing internal elastic lamina

1. 内皮 endothelium
2. 内弹性膜 internal elastic lamina
3. 中膜 tunica media
4. 平滑肌细胞 smooth muscle cell
5. 基质 matrix

10.4 小动脉、小静脉和微动脉（Small Artery, Small Vein and Arteriole）

切片1：精索（人，H.E.染色）
Slide 1: Spermatic cord, human. H.&E. stain

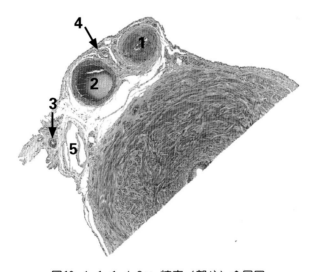

图10-4-1-1-4.3× 精索（部分）全景图

Fig. 10-4-1-1-4.3× Gross view of the spermatic cord（partial）

1. 小动脉 small artery
2. 小静脉 small vein
3. 微动脉 arteriole
4. 微静脉 venule
5. 淋巴管 lymphatic duct

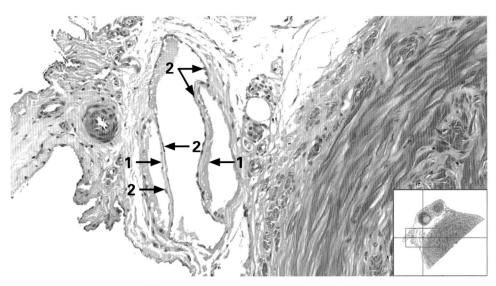

图10-4-1-2-20× 精索光镜图示小淋巴管

Fig.10-4-1-2-20× Microphotograph of the spermatic cord showing small lymphatic vessel

1. 瓣膜 valve   2. 内皮细胞 endothelial cell

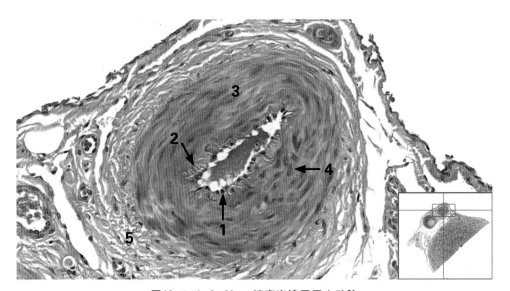

图10-4-1-3-30× 精索光镜图示小动脉

Fig. 10-4-1-3-30× Microphotograph of the spermatic cord showing small artery

1. 内皮细胞 endothelial cell   2. 内弹性膜 internal elastic lamina
3. 中膜 tunica media   4. 平滑肌细胞 smooth muscle cell
5. 外膜 tunica adventitia

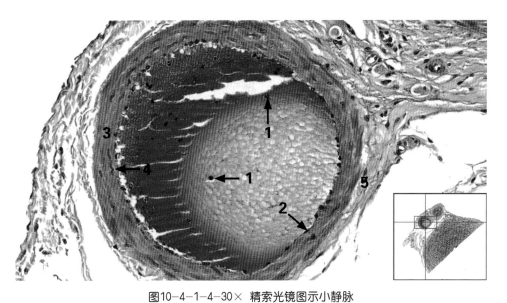

图10-4-1-4-30× 精索光镜图示小静脉

Fig. 10-4-1-4-30× Microphotograph of the spermatic cord showing small vein

1. 白细胞 white blood cell
3. 中膜 tunica media
5. 外膜 tunica adventitia
2. 内皮细胞 endothelial cell
4. 平滑肌细胞 smooth muscle cell

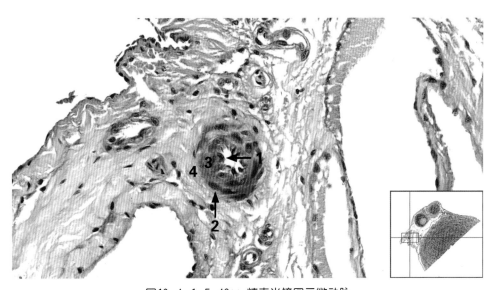

图10-4-1-5-40× 精索光镜图示微动脉

Fig. 10-4-1-5-40× Microphotograph of the spermatic cord showing the arteriole

1. 内皮细胞 endothelial cell
3. 中膜 tunica media
2. 平滑肌细胞 smooth muscle cell
4. 外膜 tunica adventitia

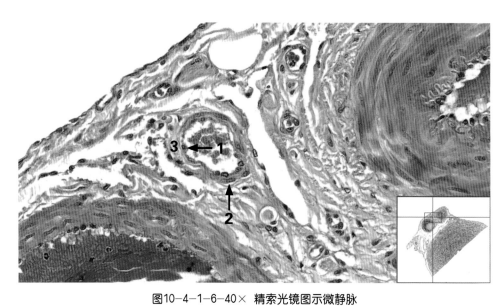

图10-4-1-6-40× 精索光镜图示微静脉
Fig. 10-4-1-6-40× Microphotograph of the spermatic cord showing the venule

1. 内皮细胞 endothelial cell
2. 平滑肌细胞 smooth muscle cell
3. 外膜 tunica adventitia

切片2：微动脉（人手指皮，H.E.染色）
Slide 2: Arteriole, fingers skin, human. H.&E. stain

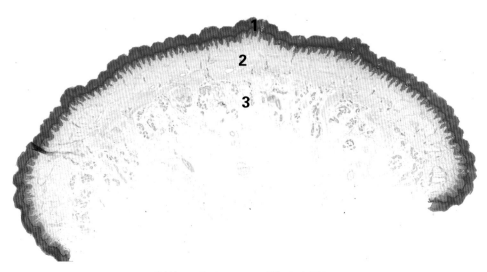

图10-4-2-1-1.2× 手指皮全景图
Fig. 10-4-2-1-1.2× Gross view of the fingers skin

1. 表皮 epidermis
2. 真皮 dermis
3. 皮下组织 hypodermis

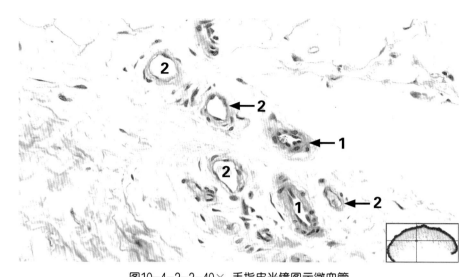

图10-4-2-2-40× 手指皮光镜图示微血管
Fig. 10-4-2-2-40× Microphotograph of the fingers skin showing micro-vessels

1. 微动脉 arteriole   2. 微静脉 venule

10.5 毛细血管和微循环（Capillary and Microcirculation）

切片1：微循环整装片（人，特染）

Slide 1: Microcirculation mounting, human. Special stain

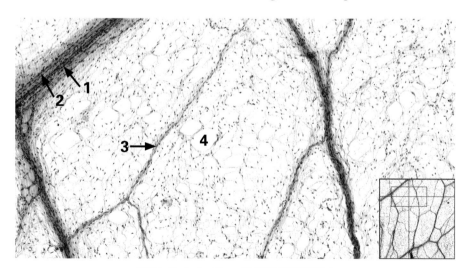

图10-5-1-1-10× 毛细血管网光镜图
Fig. 10-5-1-1-10× Microphotograph of the capillary network

1. 微动脉 arteriole   2. 微静脉 venule
3. 毛细血管 capillary   4. 脂肪细胞 adipocyte

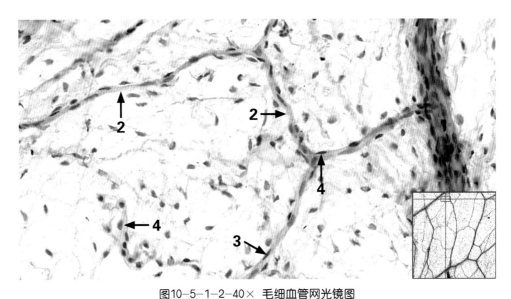

图10-5-1-2-40× 毛细血管网光镜图

Fig. 10-5-1-2-40× Microphotograph of the capillary network

1. 微血管 micro-vessel
2. 毛细血管 capillary
3. 内皮细胞 endothelial cell
4. 成纤维细胞 fibroblast

切片2：人心脏（H.E.染色）

Slide 2: Heart, human. H.&E. stain

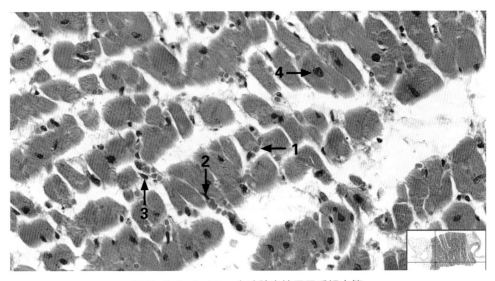

图10-5-2-1-40× 心脏壁光镜图示毛细血管

Fig. 10-5-2-1-40× Microphotograph of the heart wall showing blood capillaries

1. 毛细血管 capillary
2. 内皮细胞 endothelial cell
3. 成纤维细胞 fibroblast
4. 心肌细胞核 nucleus of cardiac muscle cell

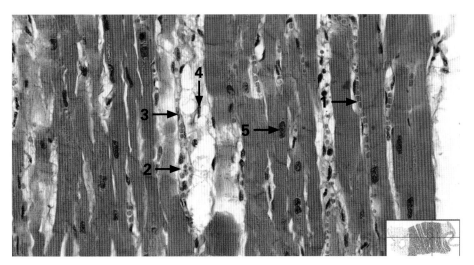

图10-5-2-2-40× 心脏壁光镜图示毛细血管

Fig. 10-5-2-2-40× Microphotograph of the heart wall showing capillaries

1. 毛细血管 capillary
2. 微静脉 venule
3. 内皮细胞 endothelial cell
4. 成纤维细胞 fibroblast
5. 心肌细胞核 nucleus of cardiac muscle cell

切片3：微循环（人，H.E.染色）

Slide 3: Microcirculation, human. H.&E. stain

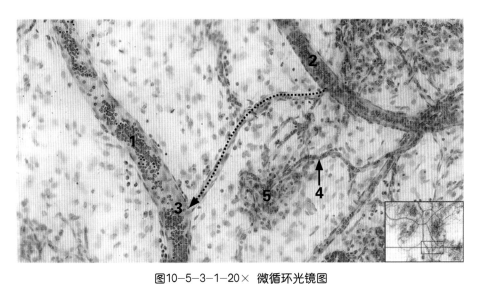

图10-5-3-1-20× 微循环光镜图

Fig. 10-5-3-1-20× Microphotograph of the microcirculation

1. 微静脉 venule
2. 微动脉 arteriole
3. 动静脉吻合 arteriovenous anastomosis
4. 毛细血管 blood capillary
5. 毛细血管网 capillary network

切片4：脾（人，H.E.染色）

Slide 4: Spleen, human. H.&E. stain

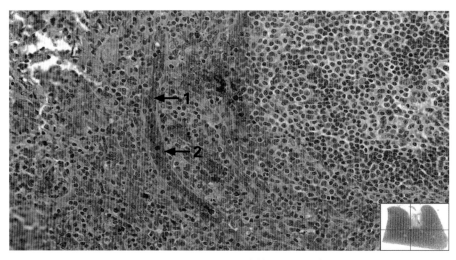

图10-5-4-1-40× 脾光镜图示脾血窦

Fig. 10-5-4-1-40× Microphotograph of the spleen showing splenic sinusoids

1. 脾血窦 sinusoid

2. 内皮细胞 endothelial cell

切片5：垂体（人，H.E.染色）

Slide 5: Hypophysis, human, H.&E. stain

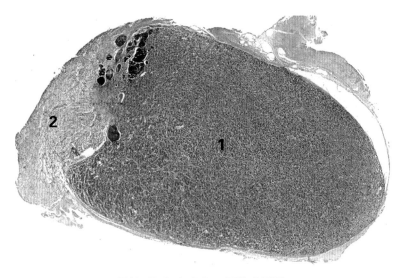

图10-5-5-1-1.5× 垂体全景图

Fig. 10-5-5-1-1.5× Gross view of the hypophysis

1. 远侧部 pars distalis

2. 神经部 pars nervosa

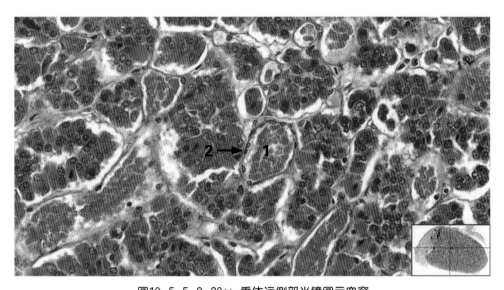

图10-5-5-2-20× 垂体远侧部光镜图示血窦
Fig. 10-5-5-2-20× Microphotograph of the pars distalis of the hypophysis showing sinusoids

1. 血窦 sinusoid   2. 内皮细胞 endothelial cell

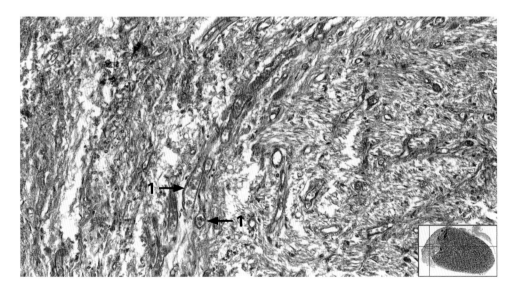

图10-5-5-3-20× 垂体神经部光镜图示血窦
Fig. 10-5-5-3-20× Microphotograph of pars nervosa of the hypophysis showing sinusoids

1. 血窦 sinusoid

10.6 大静脉（Large Vein）

切片1：大静脉（人，H.E.染色）
Slide 1: Large vein, human. H.&E. stain

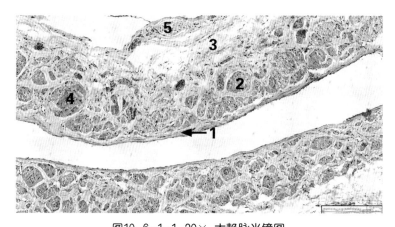

图10-6-1-1-20× 大静脉光镜图
Fig. 10-6-1-1-20× Microphotograph of the large vein

1. 内膜 intima
2. 中膜 media
3. 外膜 adventitia
4. 血管平滑肌纤维束 vascular smooth muscle
5. 小神经 small nerve

10.7 淋巴管（Lymphatic Vessel）

切片1：小淋巴管（人，H.E.染色）
Slide 1: Small lymphatic vessel, human. H.&E. stain

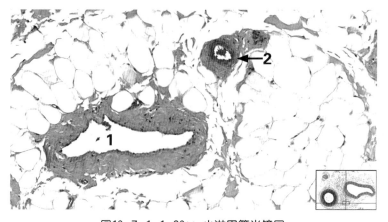

图10-7-1-1-20× 小淋巴管光镜图
Fig. 10-7-1-1-20× Microphotograph of small lymphatic vessel

1. 小淋巴管 small lymphatic vessel
2. 微动脉 arteriole

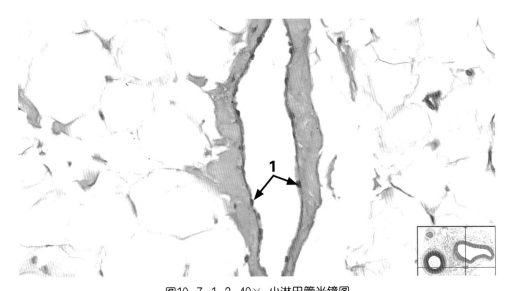

图10-7-1-2-40× 小淋巴管光镜图

Fig. 10-7-1-2-40× Microphotograph of small lymphatic vessel

1. 内皮细胞 endothelial cells

切片2：回肠毛细淋巴管（H.E.染色）
Slide 2: Lymphatic capillary in the ileum. H.&E. stain

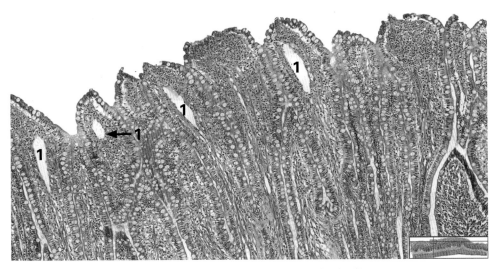

图10-7-2-1-10× 回肠光镜图示毛细淋巴管

Fig. 10-7-2-1-10× Microphotograph of the ileum showing lymphatic capillaries

1. 毛细淋巴管 lymphatic capillary

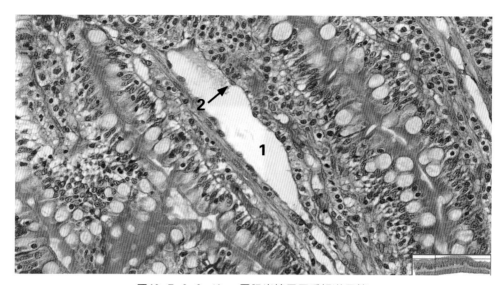

图10-7-2-2-40× 回肠光镜图示毛细淋巴管

Fig. 10-7-2-2-40× Microphotograph of the ileum showing lymphatic capillaries

1. 管腔 lumen
2. 内皮细胞 endothelial cell

切片3：淋巴结内淋巴窦（人，H.E.染色）

Slide 3: Lymphatic sinusoids within the lymph node, human. H.&E. stain

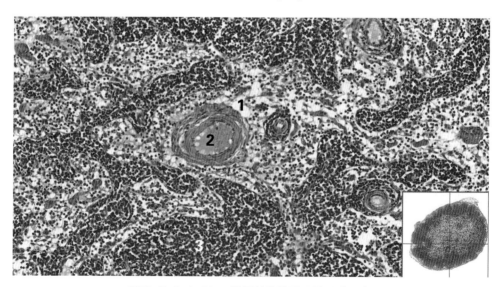

图10-7-3-1-20× 淋巴结光镜图示髓质淋巴窦

Fig. 10-7-3-1-20× Microphotograph of the lymph node showing medullary sinuses

1. 髓窦 medullary sinus
2. 小梁内的微动脉 arteriole in trabecula
3. 髓索 medullary cord

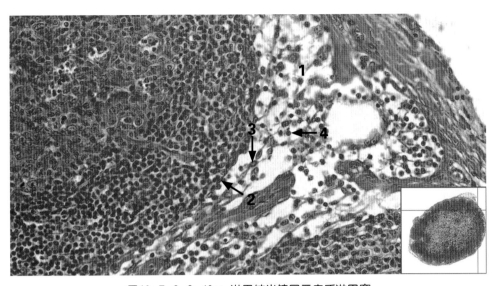

图10-7-3-2-40× 淋巴结光镜图示皮质淋巴窦

Fig. 10-7-3-2-40× Microphotograph of the lymph node showing cortical sinuses

1. 管腔 lumen
2. 内皮细胞 endothelial cell
3. 网状细胞 reticular cell
4. 淋巴细胞 lymphocyte

（张丽华 董为人）

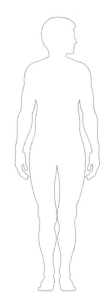

第11章
皮肤

Chapter 11　The Skin

11.1 指皮（Finger Skin）

切片1：手指皮（人，H.E.染色）
Side 1: Finger skin, human. H.&E. stain

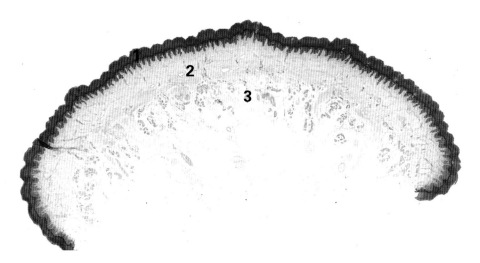

图11-1-1-1-1.2×　手指皮光镜全景图
Fig. 11-1-1-1-1.2×　Gross view of finger skin

1. 表皮 epidermis 　　　　　　　　　　　　2. 真皮 dermis
3. 皮下组织 hypodermis

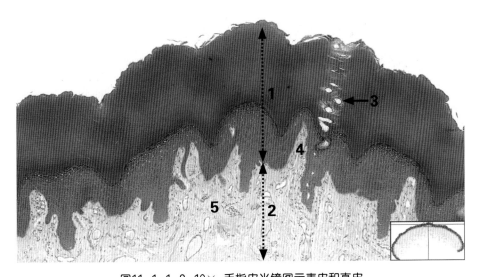

图11-1-1-2-10×　手指皮光镜图示表皮和真皮
Fig. 11-1-1-2-10×　Microphotograph of human finger skin showing epidermis and dermis

1. 表皮 epidermis 　　　　　　　　　　　　2. 真皮 dermis
3. 汗孔 hair pore 　　　　　　　　　　　　　4. 真皮乳头层 dermal papilla
5. 真皮网织层 reticular layer of dermis

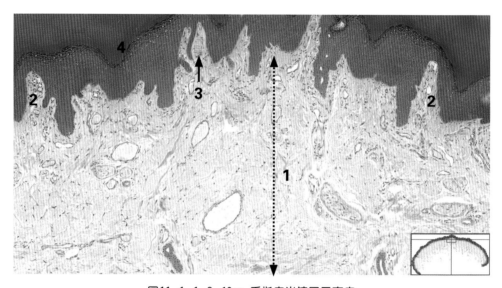

图11-1-1-3-10× 手指皮光镜图示真皮

Fig. 11-1-1-3-10× Microphotograph of human finger skin showing dermis

1. 真皮 dermis
2. 乳头层 papillary layer of dermis
3. 触觉小体 tactile（Meissner）corpuscle
4. 表皮 epidermis

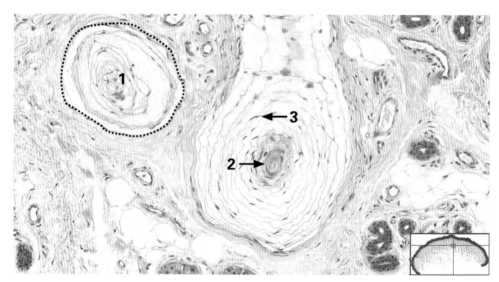

图11-1-1-4-20× 手指皮光镜图示环层小体

Fig. 11-1-1-4-20× Microphotograph of human finger skin showing lamellar corpuscle

1. 环层小体 lamellar corpuscle
2. 圆柱体 cylinder
3. 扁平细胞 flat cell

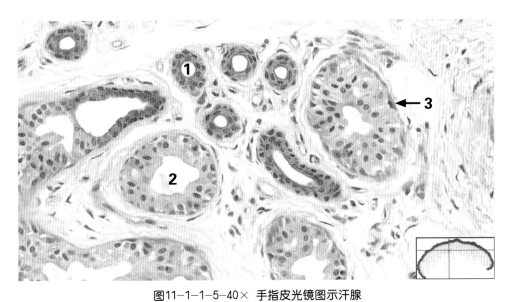

图11-1-1-5-40×　手指皮光镜图示汗腺

Fig. 11-1-1-5-40× Microphotograph of human finger skin showing sweat glands

1. 汗腺导管 duct of sweat gland
2. 汗腺分泌部 secretory portion of sweat gland
3. 肌上皮细胞 myoepithelial cell

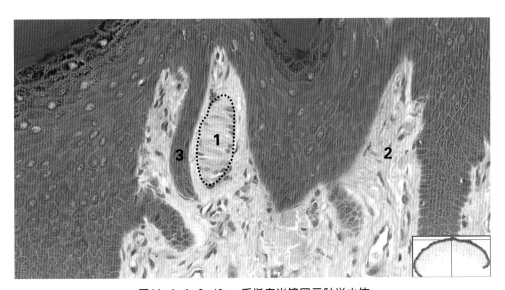

图11-1-1-6-40×　手指皮光镜图示触觉小体

Fig. 11-1-1-6-40× Microphotograph of human finger skin showing tactile（Meissner）corpuscle

1. 触觉小体 tactile（Meissner）corpuscle
2. 真皮乳头层 dermal papilla
3. 表皮棘 epidermal ridge

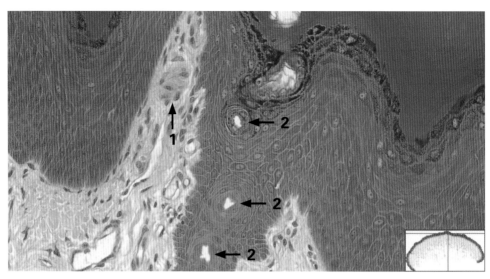

图11-1-1-7-40× 手指皮光镜图示触觉小体
Fig. 11-1-1-7-40× Microphotograph of human finger skin showing tactile（Meissner）corpuscle

1. 触觉小体 tactile（Meissner）corpuscle
2. 汗腺导管 duct of sweat gland

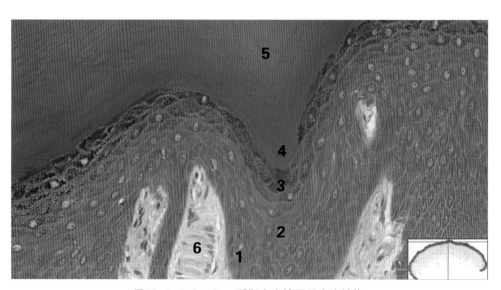

图11-1-1-8-40× 手指皮光镜图示表皮结构
Fig. 11-1-1-8-40× Microphotograph of human finger skin showing epidermis

1. 基底层 stratum basale
2. 棘层 stratum spinosum
3. 颗粒层 stratum granulosum
4. 透明层 stratum lucidum
5. 角质层 stratum corneum
6. 触觉小体 Meissner corpuscle

11.2 头皮（Scalp）

切片1：头皮（人，H.E.染色）
Slide 1: Scalp, human. H.&E. stain

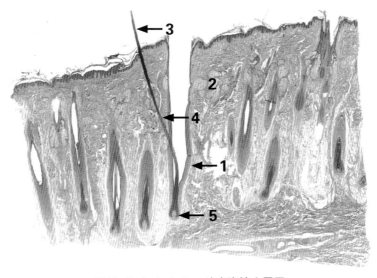

图11-2-1-1-1.1× 头皮光镜全景图
Fig. 11-2-1-1-1.1× Gross view of the scalp

1. 毛囊 hair follicle
2. 皮脂腺 sebaceous gland
3. 毛干 hair shaft
4. 毛根 hair root
5. 毛球 hair bulb

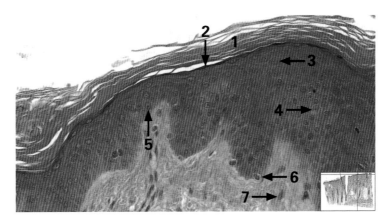

图11-2-1-2-40× 头皮光镜图示表皮
Fig. 11-2-1-2-40× Microphotograph of the scalp showing epidermis

1. 角质层 stratum corneum
2. 颗粒层细胞 cells in stratum granulosum
3. 棘层细胞 spiny cell
4. 朗格汉斯细胞 Langerhans cell
5. 基底细胞 basal cell
6. 黑素细胞 melanocyte
7. 成纤维细胞 fibroblast

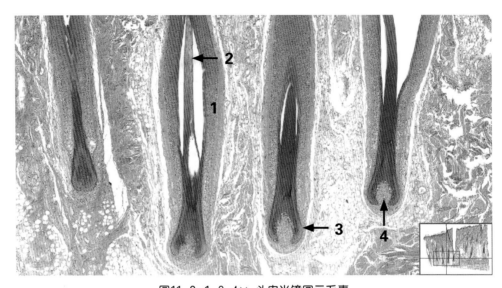

图11-2-1-3-4×　头皮光镜图示毛囊

Fig. 11-2-1-3-4×　Microphotograph of the scalp showing hair follicle

1. 毛囊　hair follicle
3. 毛球　hair bulb
2. 毛根　hair root
4. 毛乳头　hair papilla

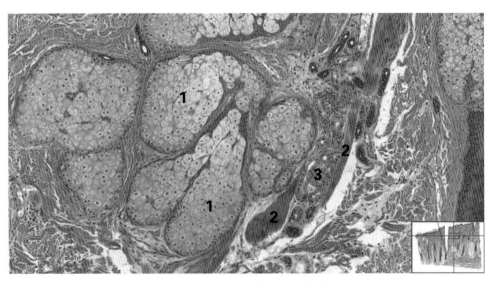

图11-2-1-4-10×　头皮光镜图示皮脂腺和立毛肌

Fig. 11-2-1-4-10×　Microphotograph of the scalp showing sebaceous gland and arrector pili muscle

1. 皮脂腺　sebaceous gland
3. 汗腺　sweat gland
2. 立毛肌　arrector pili muscle

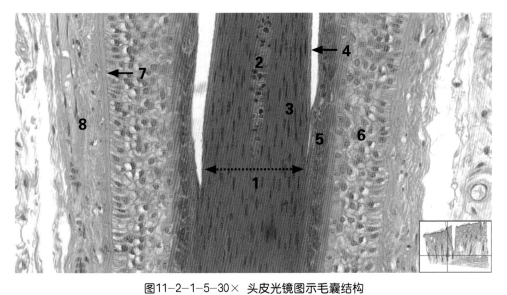

图11-2-1-5-30× 头皮光镜图示毛囊结构

Fig. 11-2-1-5-30× Microphotograph of the scalp showing hair follicle

1. 毛根 hair root
2. 毛髓质 hair medulla
3. 毛皮质 hair cortex
4. 毛小皮 hair cuticle
5. 内根鞘 inner root sheath
6. 外根鞘 outer root sheath
7. 玻璃膜 outer root sheath
8. 结缔组织性鞘 connective tissue sheath

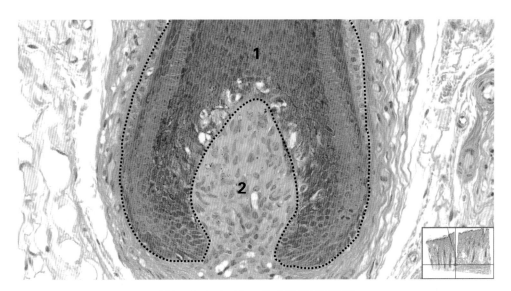

图11-2-1-6-30× 头皮光镜图示毛球

Fig. 11-2-1-6-30× Microphotograph of the scalp showing hair bulb

1. 毛球 hair bulb
2. 毛乳头 hair papilla

11.3 眼睑皮（Elid Skin）

切片1：眼睑（人，H.E.染色）
Slide 1: Eyelid, human. H.&E. stain

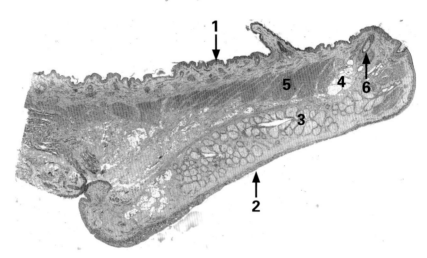

图11-3-1-1-1.6× 眼睑皮光镜全景图
Fig. 11-3-1-1-1.6× Gross view of human eyelid

1. 表皮 epidermis
2. 睑结膜 palpebral conjunctiva
3. 睑板腺 tarsal gland
4. 睫腺 moll gland
5. 眼轮匝肌 orbicularis oculi muscle
6. 毛囊 hair follicle

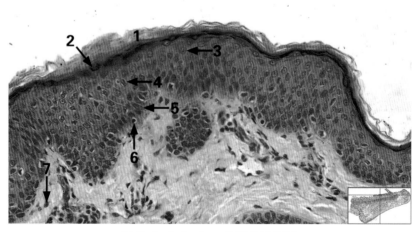

图11-3-1-2-40× 眼睑皮光镜图
Fig. 11-3-1-2-40× Microphotograph of human eyelid

1. 角质层 stratum corneum
2. 颗粒层细胞 cells in stratum granulosum
3. 棘层细胞 spiny cell
4. 朗格汉斯细胞 Langerhans cell
5. 基底细胞 basal cell
6. 黑素细胞 melanocyte
7. 成纤维细胞 fibroblast

11.4 薄皮（Thin Skin）

切片1：腹壁皮（人，H.E.染色）

Slide 1: Abdominal skin, human. H.&E. stain

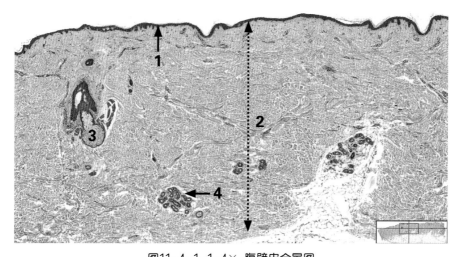

图11-4-1-1-4× 腹壁皮全景图

Fig. 11-4-1-1-4× Gross view of human abdominal skin showing the dermis

1. 表皮 epidermis
2. 真皮 dermis
3. 皮脂腺 sebaceous gland
4. 汗腺 sweat gland

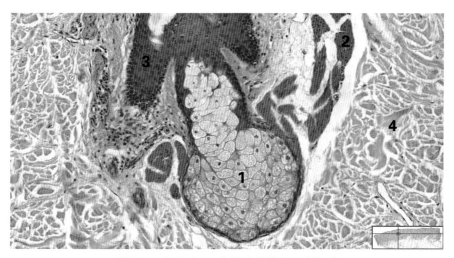

图11-4-1-2-20× 腹壁皮光镜图示皮脂腺

Fig. 11-4-1-2-20× Microphotograph of human abdominal skin showing sebaceous gland

1. 皮脂腺 sebaceous gland
2. 立毛肌 arrector pili muscle
3. 毛囊 hair follicle
4. 真皮结缔组织 dermis

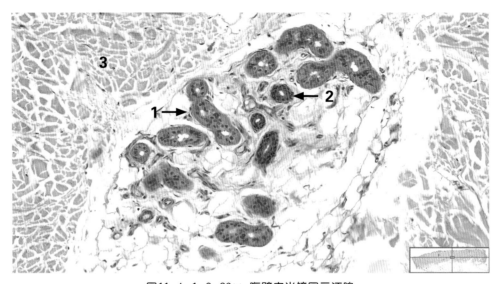

图11-4-1-3-20× 腹壁皮光镜图示汗腺

Fig. 11-4-1-3-20× Microphotograph of human abdominal skin showing sweat glands

1. 汗腺分泌部 secretory portion of sweat gland　　　　　2. 汗腺导管部 duct of sweat gland
3. 真皮结缔组织 dermis

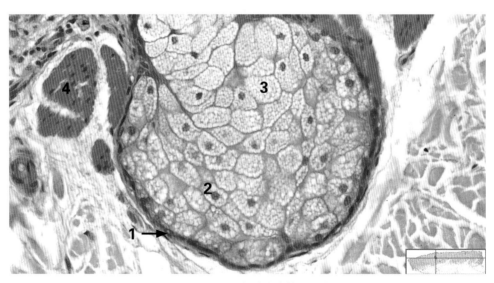

图11-4-1-4-40× 腹壁皮光镜图示皮脂腺

Fig. 11-4-1-4-40× Microphotograph of human abdominal skin showing sebaceous gland

1. 皮脂腺基底细胞（干细胞）basal stem cell of sebaceous gland
2. 变性的皮脂腺细胞 degenerating sebaceous cell
3. 无核皮脂腺细胞 anucleated sebaceous cell
4. 立毛肌 arrector pili muscle

（张琳　董为人）

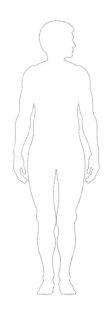

第12章
免疫系统
Chapter 12　Immune System

12.1 胸腺（Thymus）

切片1：胸腺（人，H.E.染色）
Slide 1: Thymus, human. H.&E. stain

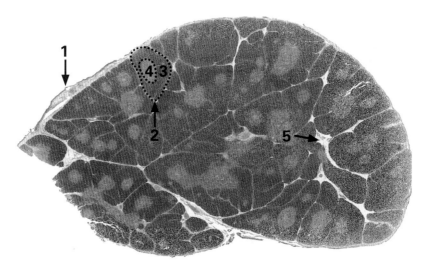

图12-1-1-1-1.1× 人胸腺全景图
Fig. 12-1-1-1-1.1× Gross view of human thymus

1. 被膜 capsule
3. 皮质 cortex
5. 小叶间隔 interlobular septum
2. 胸腺小叶 thymic lobule
4. 髓质 medulla

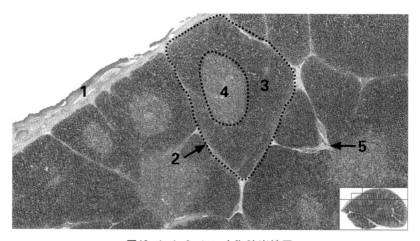

图12-1-1-2-4× 人胸腺光镜图
Fig. 12-1-1-2-4× Microphotograph of human thymus

1. 被膜 capsule
3. 皮质 cortex
5. 小叶间隔 interlobular septum
2. 胸腺小叶 thymic lobule
4. 髓质 medulla

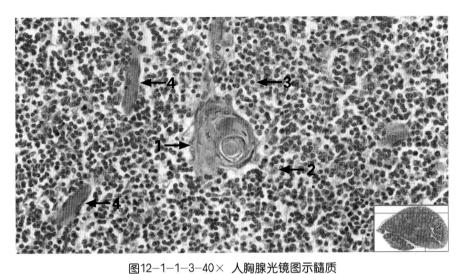

图12-1-1-3-40× 人胸腺光镜图示髓质

Fig. 12-1-1-3-40× Microphotograph of human thymus showing the medulla

1. 胸腺小体 thymic corpuscle
2. 胸腺上皮细胞 thymic epithelial cell
3. 胸腺细胞 thymocyte
4. 血管 vessel

切片2：胸腺（人，H.E.染色）

Slide2: Thymus, human. H.&E. stain

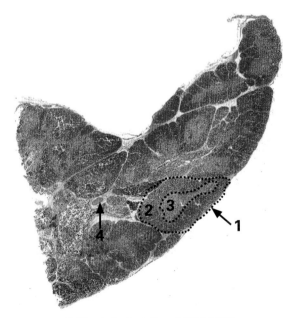

图12-1-2-1-0.8× 胸腺全景图

Fig. 12-1-2-1-0.8× Gross view of the thymus

1. 胸腺小叶 thymic lobule
2. 皮质 cortex
3. 髓质 medulla
4. 小叶间隔 interlobular septum

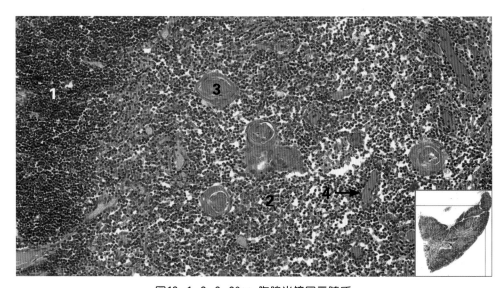

图12-1-2-2-20× 胸腺光镜图示髓质

Fig. 12-1-2-2-20× Microphotograph of the thymus showing the medulla

1. 皮质 cortex
2. 髓质 medulla
3. 胸腺小体 thymic corpuscle
4. 血管 vessel

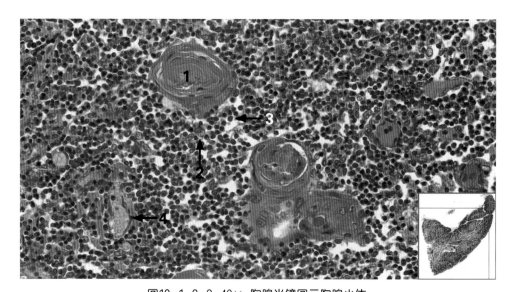

图12-1-2-3-40× 胸腺光镜图示胸腺小体

Fig. 12-1-2-3-40× Microphotograph of the thymus showing thymic corpuscles

1. 胸腺小体 thymic corpuscle
2. 胸腺上皮细胞 thymic epithelial cell
3. 胸腺细胞 thymocyte
4. 血管 vessel

12.2 淋巴结（Lymph Node）

切片1：淋巴结（人，H.E.染色）

Slide 1: Lymph node, human. H.&E. stain

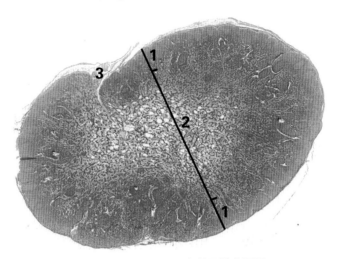

图12-2-1-1-0.9× 人淋巴结全景图

Fig. 12-2-1-1-0.9× Gross view of human lymph node

1. 皮质 cortex　　　　　　　　　　2. 髓质 medulla
3. 淋巴结门 hilum

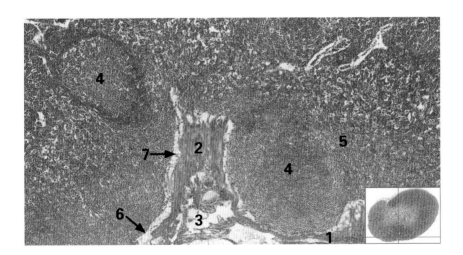

图12-2-1-2-10× 人淋巴结光镜图示皮质

Fig. 12-2-1-2-10× Microphotograph of human lymph node showing the cortex

1. 被膜 capsule　　　　　　　　　　2. 小梁 trabecula
3. 输入淋巴管 afferent lymphatic vessel　　4. 淋巴小结 lymph nodule
5. 副皮质区 paracortex　　　　　　　6. 被膜下淋巴窦 subcapsular sinus
7. 小梁周窦 peritrabecular sinus

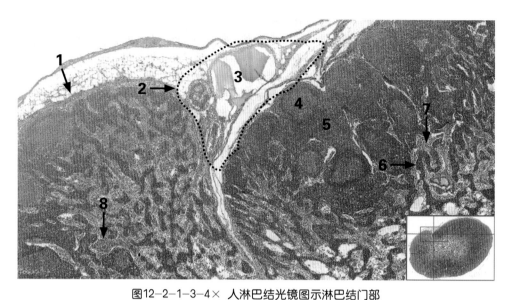

图12-2-1-3-4× 人淋巴结光镜图示淋巴结门部

Fig. 12-2-1-3-4× Microphotograph of human lymph node showing the hilum

1. 被膜 capsule
2. 淋巴结门部 hilum of lymph node
3. 输出淋巴管 efferent lymphatic vessel
4. 淋巴小结 lymph nodule
5. 副皮质区 paracortex
6. 髓索 medullary cord
7. 髓窦 medullary sinus
8. 小梁 trabecula

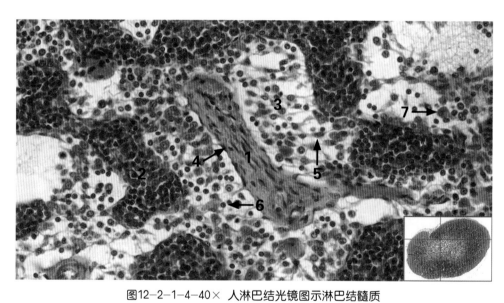

图12-2-1-4-40× 人淋巴结光镜图示淋巴结髓质

Fig. 12-2-1-4-40× Microphotograph of human lymph node showing the medulla

1. 小梁 trabecula
2. 髓索 medullary cord
3. 髓窦 medullary sinus
4. 内皮细胞 endothelial cell
5. 星状内皮细胞 stellate endothelial cell
6. 淋巴细胞 lymphocyte
7. 巨噬细胞 macrophage

切片2：淋巴结（人，H.E.染色）
Slide 2: Lymph node, human. H.&E. stain

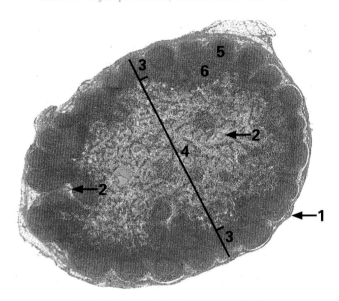

图12-2-2-1-1.6× 人淋巴结全景图
Fig. 12-2-2-1-1.6× Gross view of human lymph node

1. 被膜 capsule
2. 小梁 trabeculae
3. 皮质 cortex
4. 髓质 medulla
5. 淋巴小结 lymphatic nodule
6. 副皮质区 paracortex

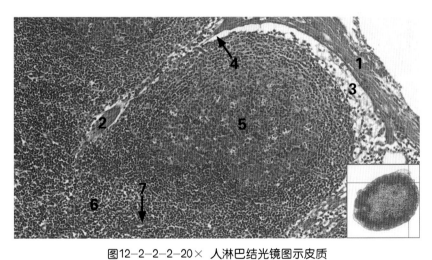

图12-2-2-2-20× 人淋巴结光镜图示皮质
Fig. 12-2-2-2-20× Microphotograph of human lymph node showing the cortex

1. 被膜 capsule
2. 小梁 trabecula
3. 被膜下淋巴窦 subcapsular sinus
4. 小梁周窦 peritrabecular sinus
5. 淋巴小结 lymphatic nodule
6. 副皮质区 paracortex
7. 高内皮微静脉 high endothelial venule

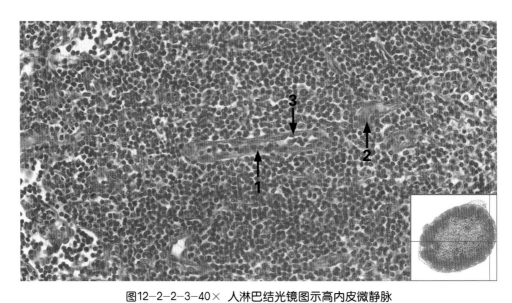

图12-2-2-3-40× 人淋巴结光镜图示高内皮微静脉

Fig. 12-2-2-3-40× Microphotograph of human lymph node showing high endothelial venule

1. 高内皮微静脉 high endothelial venule
2. 内皮细胞 endothelial cell
3. 淋巴细胞 lymphocyte

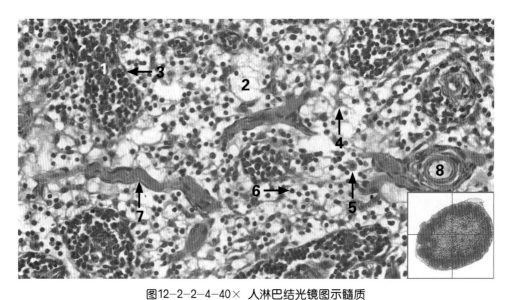

图12-2-2-4-40× 人淋巴结光镜图示髓质

Fig. 12-2-2-4-40× Microphotograph of human lymph node showing the medulla

1. 髓索 medullary cord
2. 髓窦 medullary sinus
3. 内皮细胞 endothelial cell
4. 星状内皮细胞 stellate endothelial cell
5. 巨噬细胞 macrophage
6. 淋巴细胞 lymphocyte
7. 小梁 trabecula
8. 小梁血管 vessel

切片3：网状纤维（人淋巴结，银染）
Slide 3: Reticular fiber, lymph node, human. Silver stain

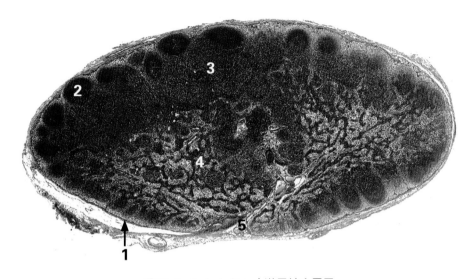

图12-2-3-1-1.9× 人淋巴结全景图
Fig. 12-2-3-1-1.9× Gross view of human lymph node

1. 被膜 capsule
2. 淋巴小结 lymphatic nodule
3. 副皮质区 paracortex
4. 髓质 medulla
5. 淋巴结门 hilum

第12章 免疫系统 Immune System

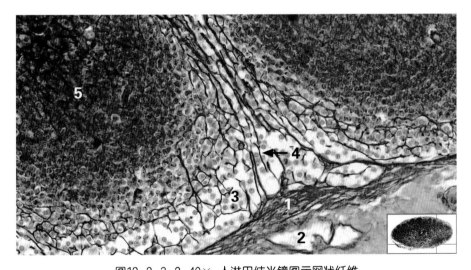

图12-2-3-2-40× 人淋巴结光镜图示网状纤维
Fig. 12-2-3-2-40× Microphotograph of human lymph node showing reticular fibers

1. 被膜 capsule
2. 输入淋巴管 afferent lymphatic vessel
3. 被膜下淋巴窦 subcapsular sinus
4. 网状纤维 reticular fiber
5. 淋巴小结 lymphatic nodule

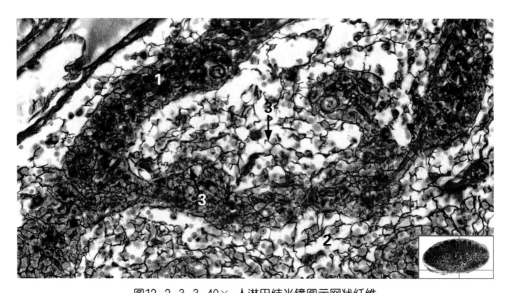

图12-2-3-3-40× 人淋巴结光镜图示网状纤维
Fig. 12-2-3-3-40× Microphotograph of human lymph node showing reticular fibers

1. 髓索 medullary cord
3. 网状纤维 reticular fiber

2. 髓窦 medullary sinus

切片4：淋巴结（人，H.E.染色）
Slide 4: Lymph node, human. H.&E. stain

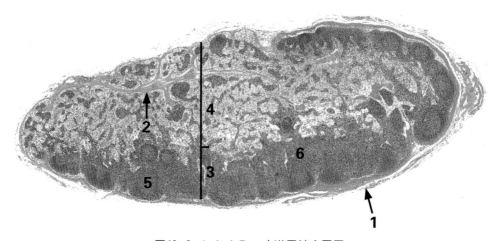

图12-2-4-1-1.7× 人淋巴结全景图
Fig. 12-2-4-1-1.7× Gross view of human lymph node

1. 被膜 capsule
3. 皮质 cortex
5. 淋巴小结 lymphatic nodule

2. 小梁 trabecula
4. 髓质 medulla
6. 副皮质区 paracortex

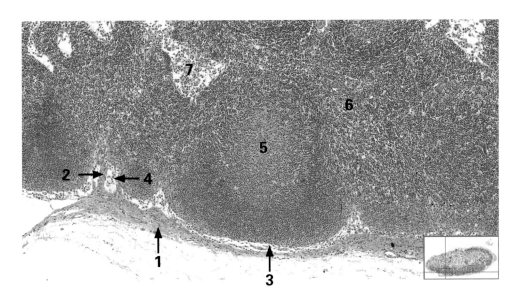

图12-2-4-2-10× 人淋巴结光镜图示皮质

Fig. 12-2-4-2-10× Microphotograph of human lymph node showing the cortex

1. 被膜 capsule
2. 小梁 trabecula
3. 被膜下淋巴窦 subcapsular sinus
4. 小梁周窦 peritrabecular sinus
5. 淋巴小结 lymphatic nodule
6. 副皮质区 paracortex
7. 髓窦 medullary sinus

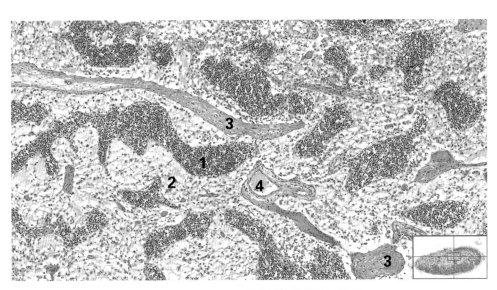

图12-2-4-3-10× 人淋巴结光镜图示髓质

Fig. 12-2-4-3-10× Microphotograph of human lymph node showing the medulla

1. 髓索 medullary cord
2. 髓窦 medullary sinus
3. 小梁 trabecula
4. 小梁静脉 trabecular vein

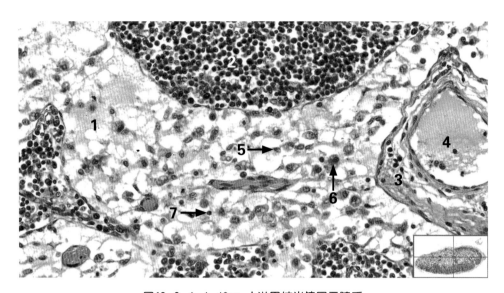

图12-2-4-4-40× 人淋巴结光镜图示髓质

Fig. 12-2-4-4-40× Microphotograph of human lymph node showing the medulla

1. 髓窦 medullary sinus		2. 髓索 trabecula	
3. 小梁 venule		4. 小梁静脉 medullary cord	
5. 星状内皮细胞 stellate endothelial cell		6. 巨噬细胞 macrophage	
7. 淋巴细胞 lymphocyte			

切片5：淋巴结（人，H.E.染色）

Slide 5: Lymph node, human. H.&E. stain

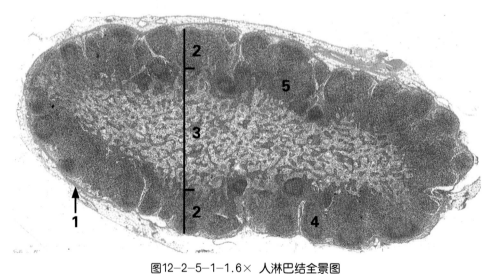

图12-2-5-1-1.6× 人淋巴结全景图

Fig. 12-2-5-1-1.6× Gross view of human lymph node

1. 被膜 capsule		2. 皮质 cortex	
3. 髓质 medulla		4. 淋巴小结 lymph nodule	
5. 副皮质区 paracortex			

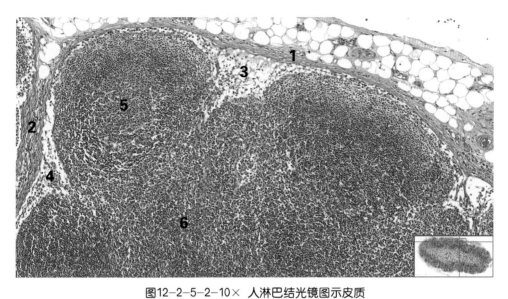

图12-2-5-2-10× 人淋巴结光镜图示皮质

Fig. 12-2-5-2-10× Microphotograph of human lymph node showing the cortex

1. 被膜 capsule
2. 小梁 trabecula
3. 被膜下窦 subcapsular sinus
4. 小梁周窦 peritrabecular sinus
5. 淋巴小结 lymphatic nodule
6. 副皮质区 paracortex

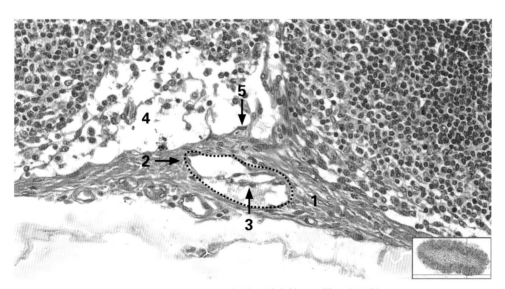

图12-2-5-3-40× 人淋巴结光镜图示输入淋巴管

Fig. 12-2-5-3-40× Microphotograph of human lymph node showing afferent lymphatic duct

1. 被膜 capsule
2. 输入淋巴管 afferent lymphatic duct
3. 瓣膜 medulla
4. 淋巴窦 subcapsular sinus
5. 内皮细胞 endothelial cell

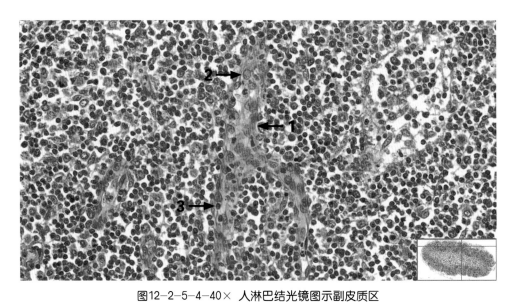

图12-2-5-4-40× 人淋巴结光镜图示副皮质区

Fig. 12-2-5-4-40× Microphotograph of human lymph node showing the paracortex

1. 高内皮微静脉 high endothelial venule　　　　　　2. 内皮细胞 endothelial cell
3. 淋巴细胞 lymphocyte

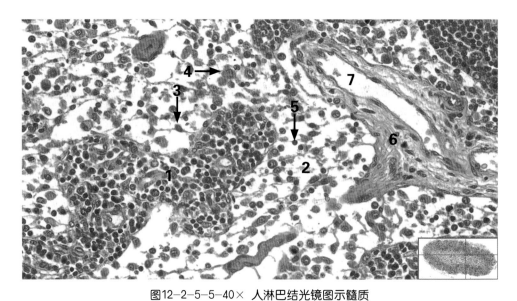

图12-2-5-5-40× 人淋巴结光镜图示髓质

Fig. 12-2-5-5-40× Microphotograph of human lymph node showing the medulla

1. 髓索 medullary cord　　　　　　　　　　　　　　2. 髓窦 medullary sinus
3. 星状内皮细胞 stellate endothelial cell　　　　　　4. 巨噬细胞 macrophage
5. 淋巴细胞 lymphocyte　　　　　　　　　　　　　　6. 小梁 trabecula
7. 小梁静脉 trabecular venule

切片6：淋巴结（人，H.E.染色）
Slide 6: Lymph node, human. H.&E. stain

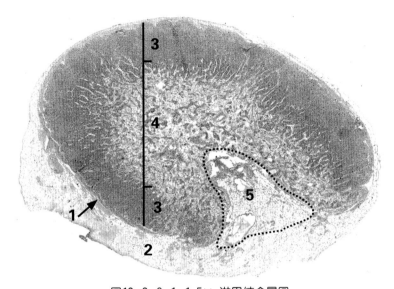

图12-2-6-1-1.5× 淋巴结全景图
Fig. 12-2-6-1-1.5× Gross view of lymph node

1. 被膜 capsule
2. 脂肪囊 fatty capsule
3. 皮质 cortex
4. 髓质 medulla
5. 结门 hilum

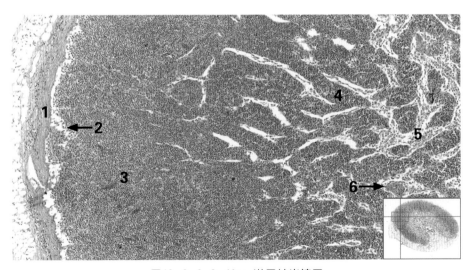

图12-2-6-2-10× 淋巴结光镜图
Fig. 12-2-6-2-10× Microphotograph of lymph node

1. 被膜 capsule
2. 被膜下淋巴窦 subcapsular sinus
3. 皮质 cortex
4. 髓索 medullary cord
5. 髓窦 medullary sinus
6. 小梁 trabecula

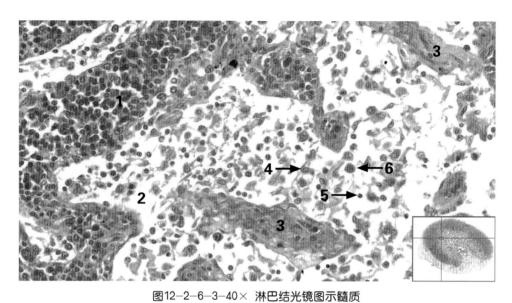

图12-2-6-3-40× 淋巴结光镜图示髓质
Fig. 12-2-6-3-40× Microphotograph of lymph node showing the medulla

1. 髓索 medullary cord
2. 髓窦 medullary sinus
3. 小梁 trabecula
4. 星状内皮细胞 stellate endothelial cell
5. 淋巴细胞 lymphocyte
6. 巨噬细胞 macrophage

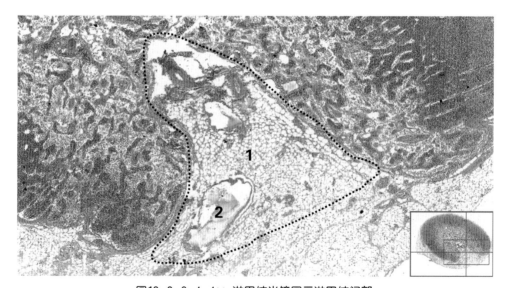

图12-2-6-4-4× 淋巴结光镜图示淋巴结门部
Fig. 12-2-6-4-4× Microphotograph of lymph node showing the hilum

1. 淋巴结门部 hilum
2. 输出淋巴管 efferent lymphatic duct

12.3 脾（Spleen）

切片1：脾（人，H.E.染色）

Slide 1: Spleen, human. H.&E. stain

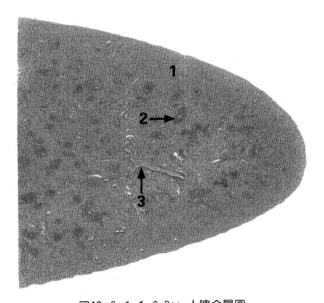

图12-3-1-1-0.6×　人脾全景图

Fig. 12-3-1-1-0.6×　Gross view of human spleen

1. 红髓 red pulp
3. 小梁 trabecula

2. 白髓 white pulp

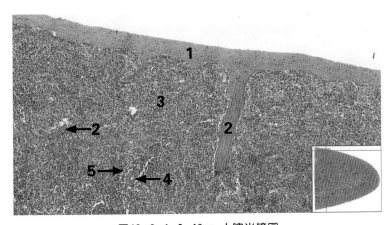

图12-3-1-2-10×　人脾光镜图

Fig. 12-3-1-2-10×　Microphotograph of human spleen

1. 被膜 capsule
3. 红髓 red pulp
5. 动脉周围淋巴鞘 periarterial lymphatic sheath

2. 小梁 trabecula
4. 中央动脉 central artery

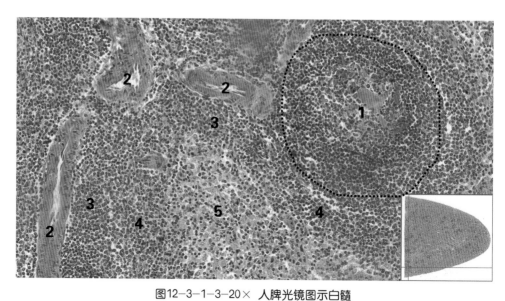

图12-3-1-3-20× 人脾光镜图示白髓
Fig. 12-3-1-3-20× Microphotograph of human spleen showing white pulp

1. 淋巴小结 lymphatic nodule
3. 动脉周围淋巴鞘 periarterial lymphatic sheath
5. 红髓 red pulp

2. 中央动脉 central artery
4. 边缘区 marginal zone

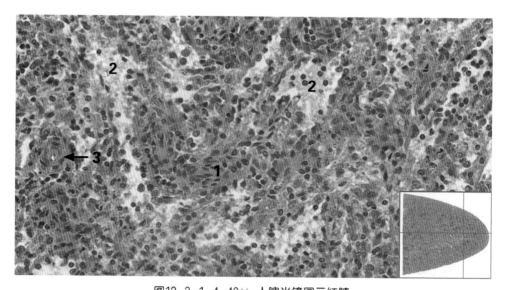

图12-3-1-4-40× 人脾光镜图示红髓
Fig. 12-3-1-4-40× Microphotograph of human spleen showing red pulp

1. 脾髓索 splenic cord
3. 笔毛微动脉 penicillary arteriole

2. 脾血窦 splenic sinus

切片3：脾（人，H.E.染色）
Slide 3: Spleen, human. H.&E. stain

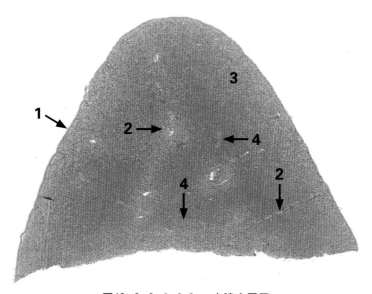

图12-3-3-1-0.6× 人脾全景图
Fig. 12-3-3-1-0.6× Gross view of human spleen

1. 被膜 capsule
3. 红髓 red pulp

2. 小梁 trabecula
4. 白髓 white pulp

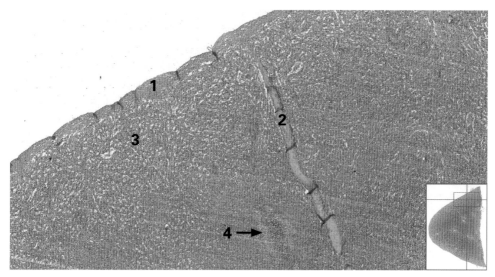

图12-3-3-2-4× 人脾光镜图
Fig.12-3-3-2-4× Microphotograph of human spleen

1. 被膜 capsule
3. 红髓 red pulp

2. 小梁 trabecula
4. 白髓 white pulp

第12章 免疫系统

Immune System

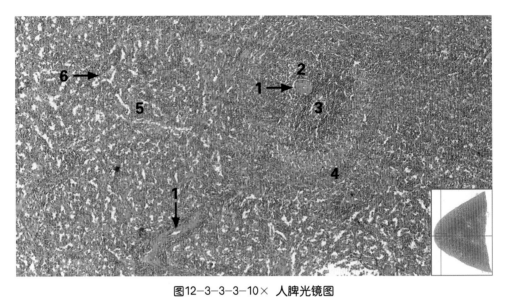

图12-3-3-3-10× 人脾光镜图

Fig. 12-3-3-3-10× Microphotograph of human spleen

1. 中央动脉 central artery
2. 动脉周围淋巴鞘 periarterial lymphatic sheath
3. 淋巴小结 lymphatic nodule
4. 边缘区 marginal zone
5. 脾索 splenic cord
6. 脾血窦 splenic sinus

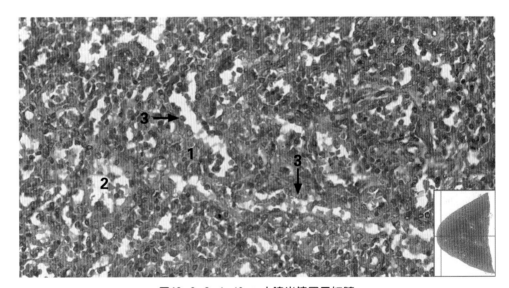

图12-3-3-4-40× 人脾光镜图示红髓

Fig. 12-3-3-4-40× Microphotograph of human spleen showing red pulp

1. 脾索 splenic cord
2. 脾血窦 splenic sinus
3. 内皮细胞 endothelial cell

切片4：脾（人，H.E.染色）
Slide4: Spleen, human. H.&E. stain

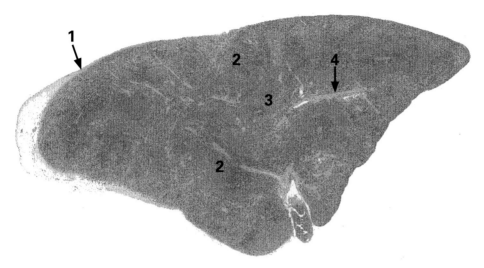

图12-3-4-1-2.7× 脾全景图
Fig. 12-3-4-1-2.7× Gross view of the spleen

1. 被膜 capsule
2. 白髓 white pulp
3. 红髓 red pulp
4. 小梁 trabecula

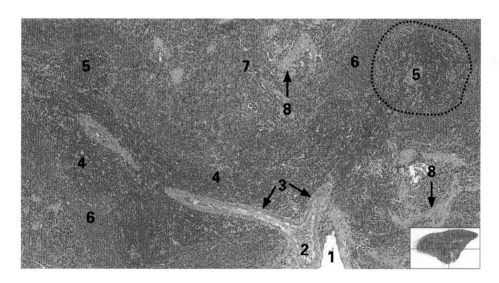

图12-3-4-2-10× 脾光镜图示白髓
Fig. 12-3-4-2-10× Microphotograph of the spleen showing white pulp

1. 小梁静脉 trabecular vein
2. 小梁动脉 trabecular artery
3. 中央动脉 central artery
4. 动脉周围淋巴鞘 periarterial lymphatic sheath
5. 脾小体 lymphatic nodule
6. 边缘区 marginal zone
7. 红髓 marginal zone
8. 小梁 trabeculae

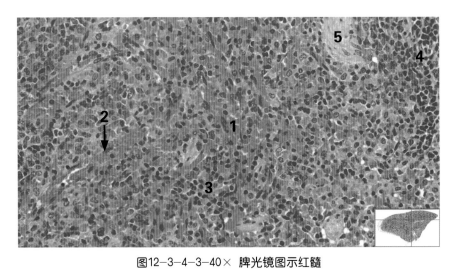

图12-3-4-3-40× 脾光镜图示红髓
Fig. 12-3-4-3-40× Microphotograph of human spleen showing red pulp

1. 脾血窦 splenic sinus
3. 脾索 splenic cord
5. 小梁 trabecula

2. 内皮细胞 endothelial cell
4. 白髓 white pulp

12.4 腭扁桃体（Palatine Tonsil）

切片1：腭扁桃体（人，H.E.染色）
Slide 1: Palatine tonsil, human. H.&E. stain

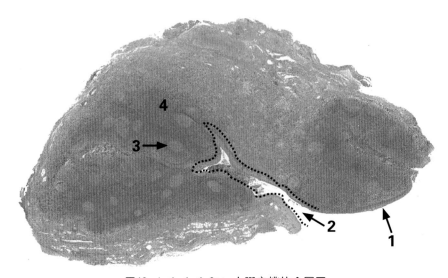

图12-4-1-1-1.3× 人腭扁桃体全景图
Fig. 12-4-1-1-1.3× Gross view of human palatine tonsil

1. 上皮 epithelium
3. 淋巴小结 lymphoid nodule

2. 隐窝 crypt
4. 弥散淋巴组织 diffuse lymphoid tissue

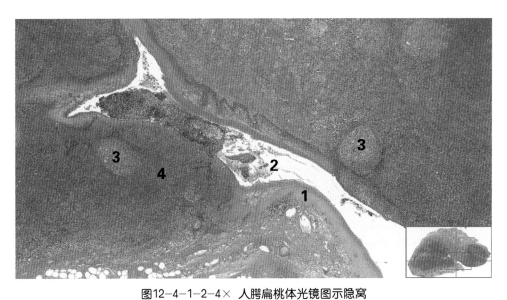

图12-4-1-2-4× 人腭扁桃体光镜图示隐窝

Fig. 12-4-1-2-4× Microphotograph of human palatine tonsil showing the crypt

1. 上皮 epithelium
2. 隐窝 crypt
3. 淋巴小结 lymphoid nodule
4. 弥散淋巴组织 diffuse lymphoid tissue

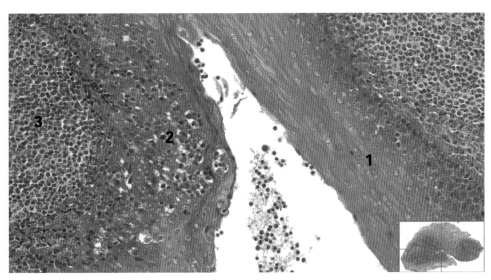

图12-4-1-3-30× 人腭扁桃体光镜图示隐窝

Fig. 12-4-1-3-30× Microphotograph of human palatine tonsil showing the crypt

1. 复层扁平上皮 stratified squamous epithelium
2. 淋巴上皮组织 lymphoepithelial tissue
3. 淋巴小结 lymphoid nodule

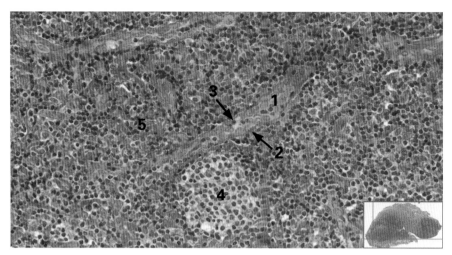

图12-4-1-4-40× 人腭扁桃体光镜图示高内皮微静脉

Fig. 12-4-1-4-40× Microphotograph of human palatine tonsil showing high endothelial venule

1. 高内皮微静脉 high endothelial venule
2. 内皮细胞 endothelial cell
3. 淋巴细胞 lymphocyte
4. 淋巴小结 lymphoid nodule
5. 弥散淋巴组织 diffuse lymphoid tissue

切片2：扁桃体（人，H.E.染色）

Slide 2: Tonsil, human. H.&E. stain

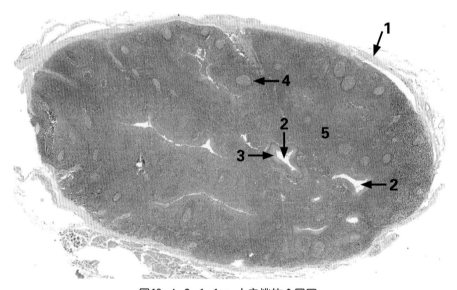

图12-4-2-1-1× 人扁桃体全景图

Fig. 12-4-2-1-1× Gross view of human tonsil

1. 被膜 capsule
2. 隐窝 crypt
3. 隐窝上皮 crypt epithelium
4. 淋巴小结 lymphoid nodule
5. 弥散淋巴组织 diffuse lymphoid tissue

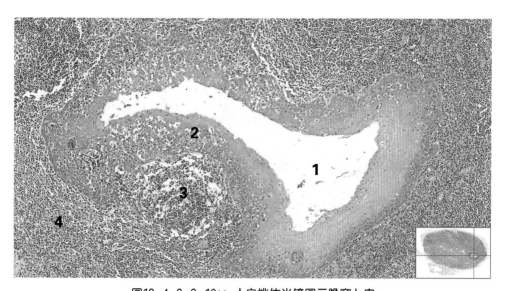

图12-4-2-2-10× 人扁桃体光镜图示隐窝上皮

Fig. 12-4-2-2-10× Microphotograph of human tonsil showing crypt epithelium

1. 隐窝 crypt
3. 淋巴小结 lymphoid nodule
2. 淋巴组织上皮 lymphoepithelium
4. 弥散淋巴组织 diffuse lymphoid tissue

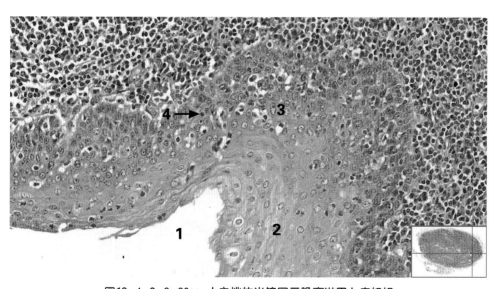

图12-4-2-3-30× 人扁桃体光镜图示隐窝淋巴上皮组织

Fig. 12-4-2-3-30× Microphotograph of human tonsil showing lymphoepithelium lining the crypt

1. 隐窝 crypt
3. 淋巴上皮组织 lymphoepithelial tissue
2. 复层扁平上皮 stratified squamous epithelium
4. 淋巴细胞 lymphocyte

12.5 阑尾（Appendix）

切片1：阑尾（人，H.E.染色）
Slide1: Appendix, human. H.&E. stain

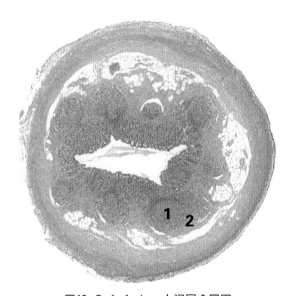

图12-5-1-1-4×　人阑尾全景图
Fig. 12-5-1-1-4×　Gross view of human appendix

1. 淋巴小结 lymphoid nodule　　　　　　　　2. 弥散淋巴组织 diffuse lymphoid tissue

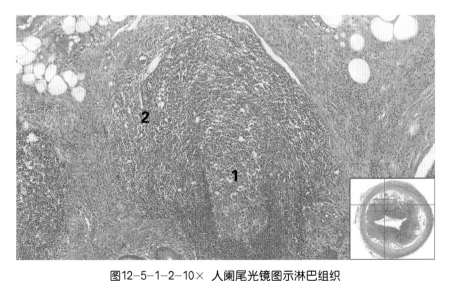

图12-5-1-2-10×　人阑尾光镜图示淋巴组织
Fig. 12-5-1-2-10×　Microphotograph of human appendix showing lymphoid tissue

1. 淋巴小结（含生发中心）lymphoid nodule（with germinal center）　　2. 弥散淋巴组织 diffuse lymphoid tissue

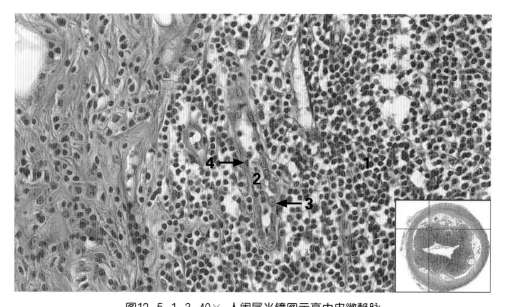

图12-5-1-3-40× 人阑尾光镜图示高内皮微静脉

Fig. 12-5-1-3-40× Microphotograph of human appendix showing high endothelial venule

1. 弥散淋巴组织 diffuse lymphoid tissue
2. 高内皮微静脉 high endothelial venule
3. 内皮细胞 endothelial cells
4. 淋巴细胞 lymphocyte

（谢小薫　陈维平）

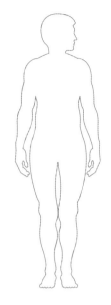

第13章
内分泌系统
Chapter 13   Endocrine System

13.1 甲状腺与甲状旁腺（Thyroid Gland and Parathyroid Gland）

切片1：甲状腺与甲状旁腺（人，H.E.染色）
Slide 1: Thyroid gland and parathyroid gland, human. H.&E. stain

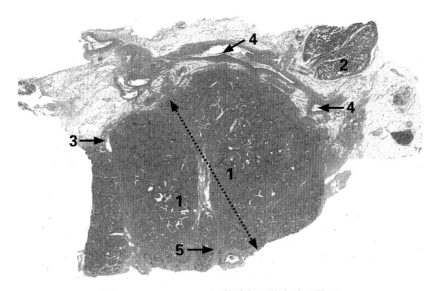

图13-1-1-1-0.7×　甲状腺与甲状旁腺全景图
Fig. 13-1-1-1-0.7×　Gross view of the thyroid and parathyroid gland

1. 甲状腺　thyroid gland
3. 被膜　capsule
5. 结缔组织间隔　connective tissue septum
2. 甲状旁腺　parathyroid gland
4. 血管　vessel

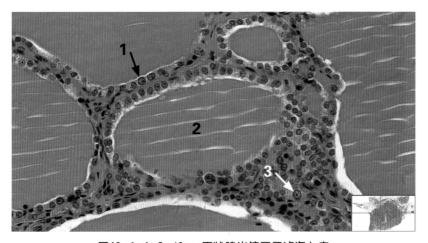

图13-1-1-2-40×　甲状腺光镜图示滤泡上皮
Fig. 13-1-1-2-40×　Microphotograph of the thyroid gland showing the follicular epithelium

1. 滤泡上皮细胞　follicular epithelial cell
3. 滤泡旁细胞　parafollicular cell
2. 胶质　colloid

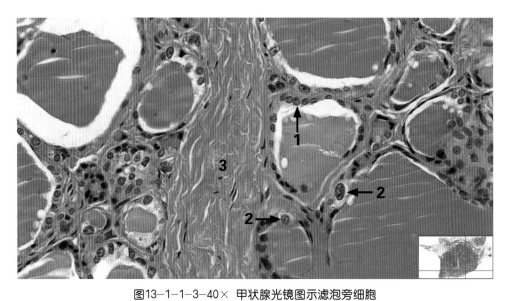

图13-1-1-3-40× 甲状腺光镜图示滤泡旁细胞
Fig. 13-1-1-3-40× Microphotograph of the thyroid gland showing parafollicular cells

1. 滤泡上皮细胞 follicular cell
2. 滤泡旁细胞 parafollicular cell
3. 结缔组织 connective tissue

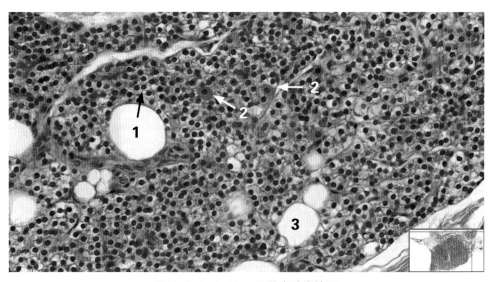

图13-1-1-4-40× 甲状旁腺光镜图
Fig. 13-1-1-4-40× Microphotograph of the parathyroid gland

1. 主细胞 chief cell
2. 嗜酸性细胞 oxyphil
3. 脂肪细胞 adipocyte cell

切片2：甲状腺（人，镀银染色）
Slide 2: Thyroid gland, human. Silver stain

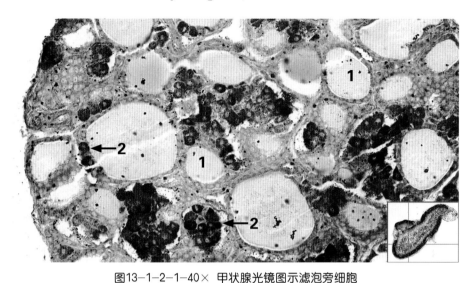

图13-1-2-1-40× 甲状腺光镜图示滤泡旁细胞
Fig. 13-1-2-1-40× Microphotograph of the thyroid gland showing parafollicular cells

1. 甲状腺滤泡 thyroid follicle
2. 滤泡旁细胞 parafollicular cell

切片3：甲状腺与甲状旁腺（人，H.E.染色）
Slide 3: Thyroid gland and parathyroid gland, human. H.&E. stain

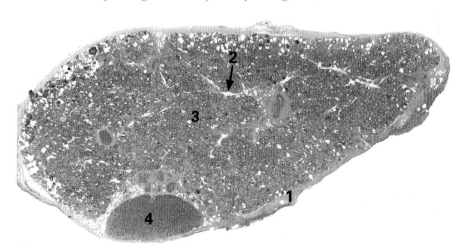

图13-1-3-1-1.6× 甲状腺与甲状旁腺全景图
Fig. 13-1-3-1-1.6× Gross view of the thyroid and parathyroid gland

1. 被膜 capsule
2. 小叶间隔 interlobular septum
3. 甲状腺实质 parenchyma of thyroid gland
4. 甲状旁腺 parathyroid gland

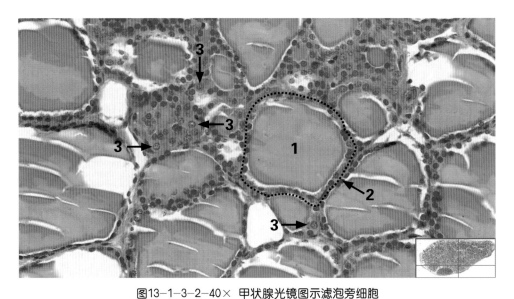

图13-1-3-2-40× 甲状腺光镜图示滤泡旁细胞
Fig. 13-1-3-2-40× Microphotograph of the thyroid gland showing parafollicular cells

1. 滤泡 follicle
3. 滤泡旁细胞 parafollicular cell

2. 滤泡上皮细胞 follicular epithelial cell

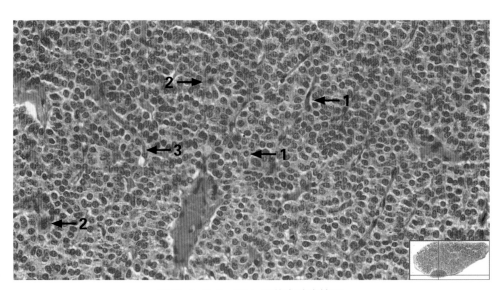

图13-1-3-3-40× 甲状旁腺光镜图
Fig. 13-1-3-3-40× Microphotograph of the parathyroid gland

1. 主细胞 chief cell
3. 毛细血管 capillary

2. 嗜酸性细胞 oxyphil

切片4：甲状腺与甲状旁腺（人，H.E.染色）

Slide 4: Thyroid gland and parathyroid gland, human. H.&E. stain

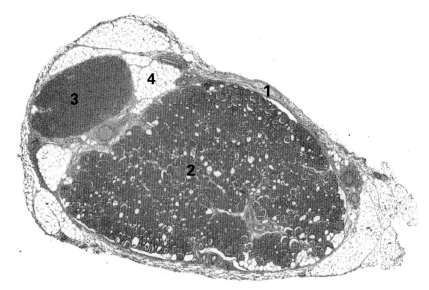

图13-1-4-1-2.7× 甲状腺与甲状旁腺全景图

Fig. 13-1-4-1-2.7× Gross view of the thyroid and parathyroid gland

1. 被膜 capsule
2. 甲状腺 thyroid gland
3. 甲状旁腺 parathyroid gland
4. 脂肪组织 adipose tissue

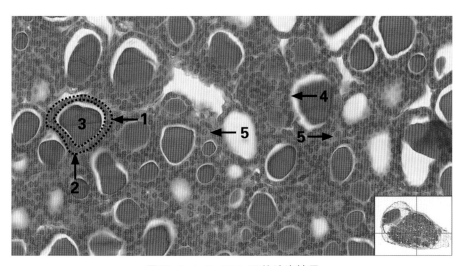

图13-1-4-2-40× 甲状腺光镜图

Fig. 13-1-4-2-40× Microphotograph of the thyroid gland

1. 滤泡 follicle
2. 滤泡上皮 follicular epithelium
3. 胶质 colloid
4. 滤泡上皮细胞 follicular epithelial cell
5. 滤泡旁细胞 parafollicular cell

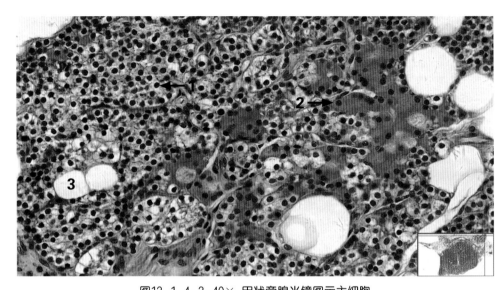

图13-1-4-3-40× 甲状旁腺光镜图示主细胞
Fig. 13-1-4-3-40× Microphotograph of the parathyroid gland showing chief cells

1. 主细胞 chief cell　　　　　　　　　　　2. 嗜酸性细胞 oxyphil cell
3. 脂肪细胞 adipocyte

13.2 肾上腺（Adrenal Gland）

切片1：肾上腺（H.E.染色）
Slide 1: Adrenal gland. H.&E. stain

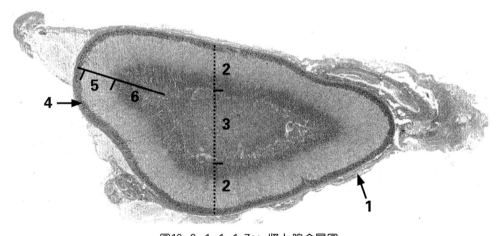

图13-2-1-1-1.7× 肾上腺全景图
Fig. 13-2-1-1-1.7× Gross view of the adrenal gland

1. 被膜 capsule　　　　　　　　　　　2. 皮质 cortex
3. 髓质 medulla　　　　　　　　　　　4. 球状带 glomerular zone
5. 束状带 fascicular zone　　　　　　　6. 网状带 reticular zone

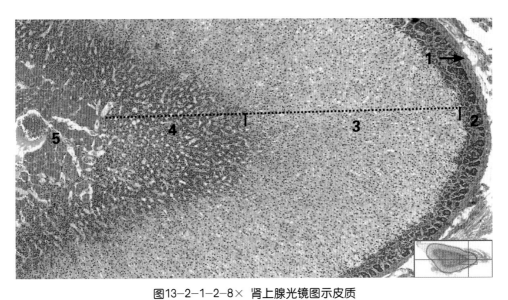

图13-2-1-2-8× 肾上腺光镜图示皮质

Fig. 13-2-1-2-8× Microphotograph of the adrenal gland showing the cortex

1. 被膜 capsule
2. 球状带 glomerular zone
3. 束状带 fascicular zone
4. 网状带 reticular zone
5. 髓质 medulla

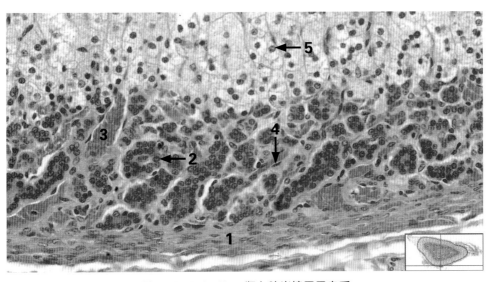

图13-2-1-3-40× 肾上腺光镜图示皮质

Fig. 13-2-1-3-40× Microphotograph of the adrenal gland showing the cortex

1. 被膜 capsule
2. 球状带细胞 cells in glomerular zone
3. 血窦 sinusoid
4. 内皮细胞 endothelial cell
5. 束状带细胞 cells in fascicular zone

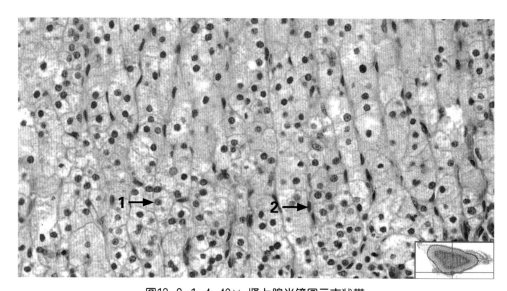

图13-2-1-4-40× 肾上腺光镜图示束状带

Fig. 13-2-1-4-40× Microphotograph of the adrenal gland showing fascicular zone

1. 束状带细胞 cells in fascicular zone cell

2. 血窦内皮细胞 sinusoidal endothelial cell

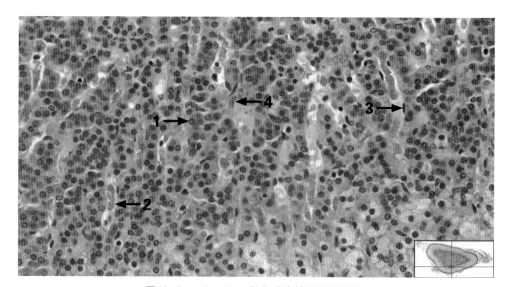

图13-2-1-5-40× 肾上腺光镜图示网状带

Fig. 13-2-1-5-40× Microphotograph of the adrenal gland showing reticular zone

1. 网状带细胞 cells in reticular zone
2. 血窦 sinusoid
3. 内皮细胞 endothelial cell
4. 成纤维细胞 fibroblast

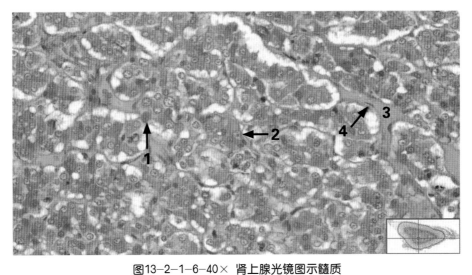

图13-2-1-6-40× 肾上腺光镜图示髓质

Fig. 13-2-1-6-40× Microphotograph of the adrenal gland showing the medulla

1. 嗜铬细胞 chromaffin cell
2. 交感神经节细胞 preganglionic neuron
3. 血窦 sinusoid
4. 内皮细胞 endothelial cell

切片2：肾上腺（H.E.染色）

Slide 2: Adrenal gland. H.&E. stain

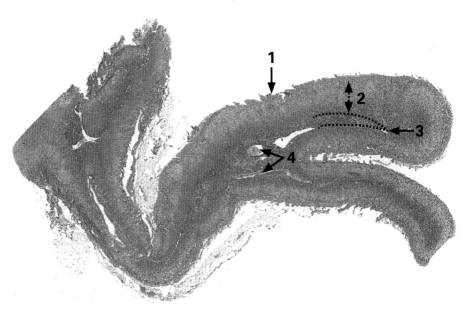

图13-2-2-1-0.9× 肾上腺全景图

Fig. 13-2-2-1-0.9× Gross view of the adrenal gland

1. 被膜 capsule
2. 皮质 cortex
3. 髓质 medulla
4. 中央静脉 central vein

第13章 内分泌系统

Endocrine System

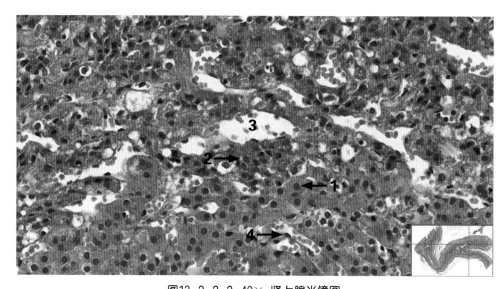

图13-2-2-2-40× 肾上腺光镜图

Fig. 13-2-2-2-40× Microphotograph of the adrenal gland

1. 网状带细胞 cells in reticular zone
2. 髓质嗜铬细胞 chromaffin cells in the medulla
3. 血窦 sinusoid
4. 内皮细胞 endothelial cell

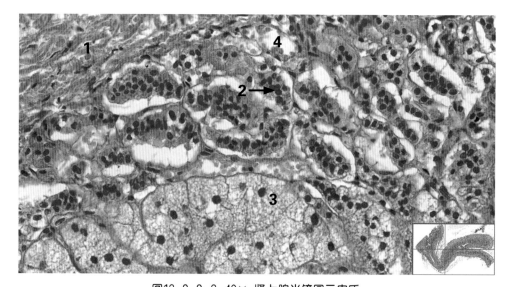

图13-2-2-3-40× 肾上腺光镜图示皮质

Fig. 13-2-2-3-40× Microphotograph of the adrenal gland showing the cortex

1. 被膜 capsule
2. 球状带 cells in glomerular zone
3. 束状带细胞 cells in fascicular zone
4. 血窦 sinusoid

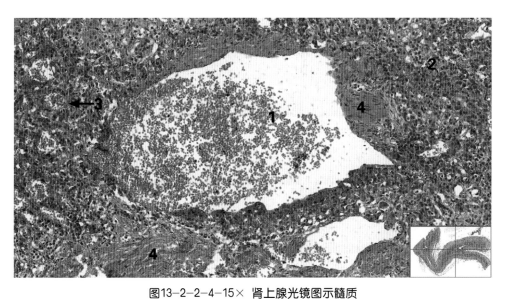

图13-2-2-4-15× 肾上腺光镜图示髓质

Fig. 13-2-2-4-15× Microphotograph of the adrenal gland showing the medulla

1. 中央静脉 central vein
2. 髓质 chromaffin cell
3. 血窦 sinusoid
4. 平滑肌 smooth muscle

切片3：肾上腺（H.E.染色）

Slide 3: Adrenal gland. H.&E. stain

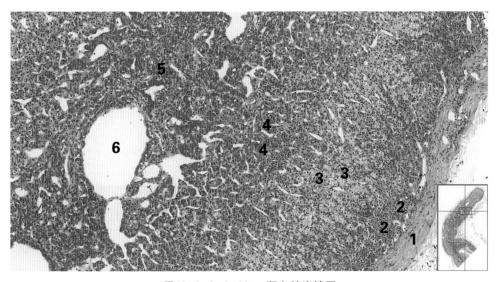

图13-2-3-1-10× 肾上腺光镜图

Fig. 13-2-3-1-10× Microphotograph of the adrenal gland

1. 被膜 capsule
2. 球状带 glomerular zone
3. 束状带 fascicular zone
4. 网状带 reticular zone
5. 髓质 medulla
6. 中央静脉 central vein

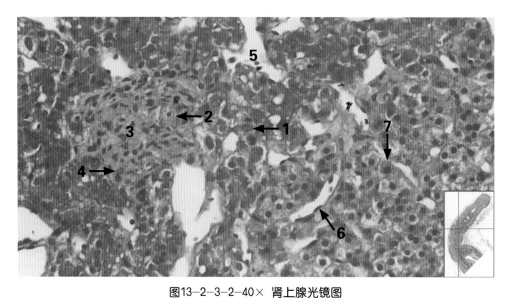

图13-2-3-2-40× 肾上腺光镜图

Fig. 13-2-3-2-40× Microphotograph of the adrenal gland

1. 嗜铬细胞 chromaffin cell
2. 交感神经节细胞 preganglionic neuron
3. 神经纤维 never fiber
4. 胶质细胞 glial cell
5. 血窦 sinusoid
6. 内皮细胞 endothelial cell
7. 网状带细胞（含脂褐素颗粒）cell in reticular zone with lipofuscin

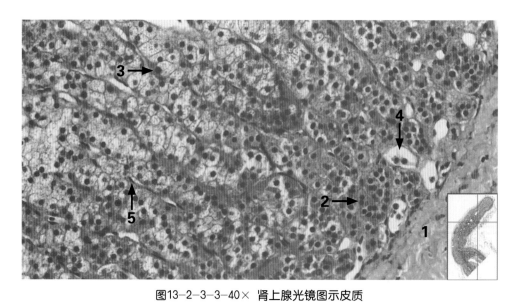

图13-2-3-3-40× 肾上腺光镜图示皮质

Fig. 13-2-3-3-40× Microphotograph of the parathyroid gland showing the cortex

1. 被膜 capsule
2. 球状带 cell in glomerular zone
3. 束状带 cell in fascicular zone
4. 血窦 sinusoid
5. 内皮细胞 endothelial cell

切片4：肾上腺（H.E.染色）
Slide 4: Adrenal gland. H.&E. stain

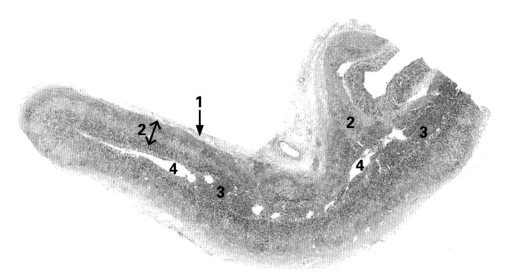

图13-2-4-1-0.7× 肾上腺全景图
Fig. 13-2-4-1-0.7× Gross view of the adrenal gland

1. 被膜 capsule
2. 皮质 cortex
3. 髓质 medulla
4. 中央静脉 central vein

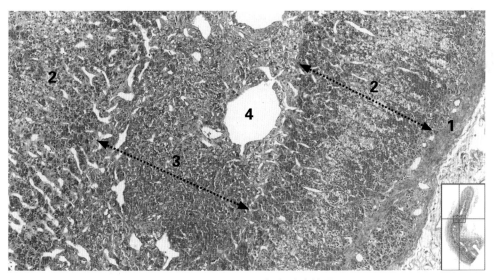

图13-2-4-2-10× 肾上腺光镜图
Fig. 13-2-4-2-10× Microphotograph of the adrenal gland

1. 被膜 capsule
2. 皮质 cortex
3. 髓质 medulla
4. 中央静脉 central vein

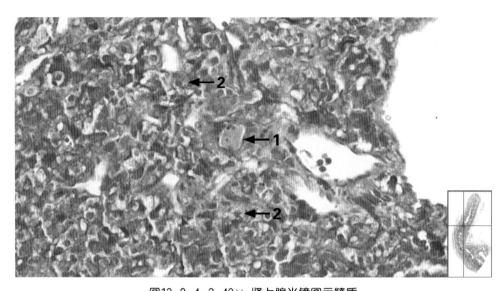

图13-2-4-3-40× 肾上腺光镜图示髓质

Fig. 13-2-4-3-40× Microphotograph of the adrenal gland showing the medulla

1. 交感神经节细胞 preganglionic neuron　　　　2. 嗜铬细胞 chromaffin cell

切片5：肾上腺（H.E.染色）

Slide 5: Adrenal gland. H.&E. stain

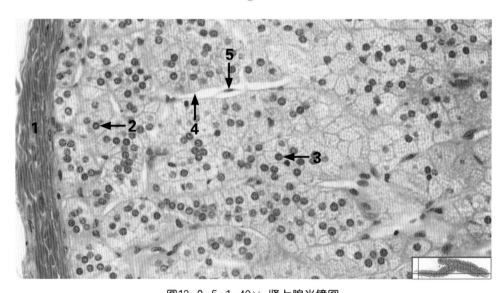

图13-2-5-1-40× 肾上腺光镜图

Fig. 13-2-5-1-40× Microphotograph of the adrenal gland

1. 被膜 capsule　　　　　　　　　　　　　　　　2. 球状带细胞 cells in glomerular zone cell
3. 束状带细胞 cells in fascicular zone　　　　　　4. 血窦 sinusoid
5. 内皮细胞 endothelial cell

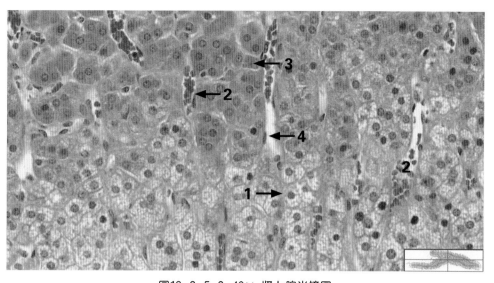

图13-2-5-2-40× 肾上腺光镜图

Fig. 13-2-5-2-40× Microphotograph of the adrenal gland

1. 束状带细胞 fascicular cell
2. 血窦 sinusoid
3. 网状带细胞 cell in reticular zone
4. 内皮细胞 endothelial cell

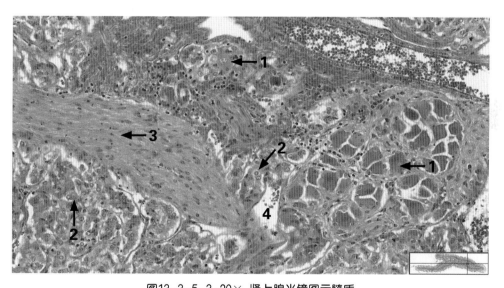

图13-3-5-3-20× 肾上腺光镜图示髓质

Fig. 13-3-5-3-20× Microphotograph of the adrenal gland showing the medulla

1. 交感神经节细胞 preganglionic neuron
2. 嗜铬细胞 chromaffin cell
3. 神经纤维 nerve fiber
4. 血窦 sinusoid

（李啸红 董为人）

13.3 垂体（Hypophysis）

切片1：垂体矢状切（人，H.E.染色）
Slide 1: Hypophysis, sagittal section, human. H.&E. Stain

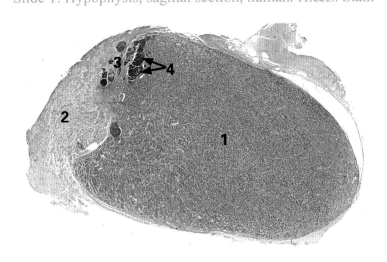

图13-3-1-1-1.5× 垂体全景图
Fig. 13-3-1-1-1.5× Gross view of the hypophysis

1. 远侧部 pars distalis
2. 神经部 pars nervosa
3. 中间部 pars intermedia
4. 滤泡 follicle

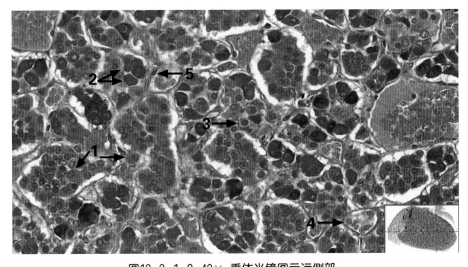

图13-3-1-2-40× 垂体光镜图示远侧部
Fig. 13-3-1-2-40× Microphotograph of the hypophysis showing pars distalis

1. 嗜酸性细胞 acidophil
2. 嗜碱性细胞 basophil
3. 嫌色细胞 chromophobe cell
4. 窦状毛细血管 sinusoidal capillary
5. 内皮细胞 endothelial cell

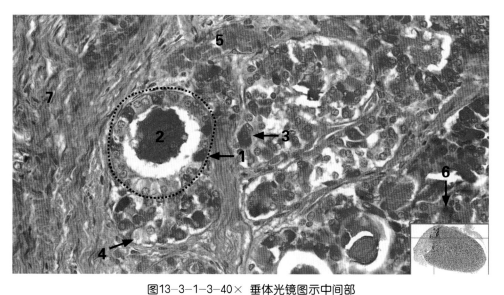

图13-3-1-3-40× 垂体光镜图示中间部

Fig. 13-3-1-3-40× Microphotograph of the hypophysis showing pars intermedia

1. 滤泡 follicle
2. 胶质 colloid
3. 嗜碱性细胞 basophil
4. 嫌色细胞 chromophobe cell
5. 血窦 sinusoid
6. 远侧部的嗜酸性细胞 acidophil in pars distalis
7. 神经部 pars nervosa

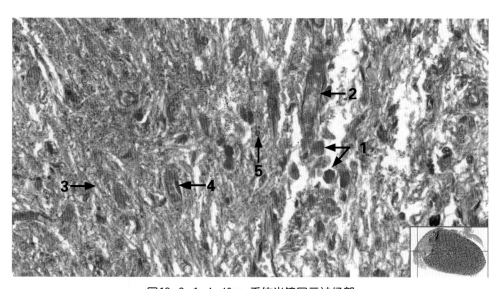

图13-3-1-4-40× 垂体光镜图示神经部

Fig. 13-3-1-4-40× Microphotograph of the hypophysis showing pars nervosa

1. 赫令体 Herring bodies
2. 窦状毛细血管 sinusoidal capillary
3. 无髓神经纤维 unmyelinated nerve fiber
4. 内皮细胞 endothelial cell
5. 垂体细胞 pituicyte

切片2：垂体矢状切（人，H.&E.染色）
Slide 2: Hypophysis, sagittal section, human. H.&E. Stain

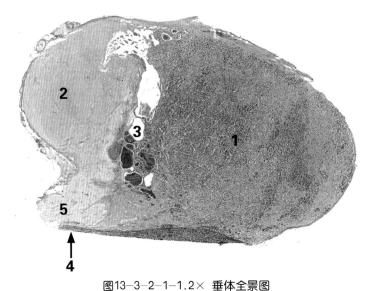

图13-3-2-1-1.2× 垂体全景图
Fig. 13-3-2-1-1.2× Gross view of the hypophysis

1. 远侧部 pars distalis
2. 神经部 pars nervosa
3. 中间部 pars intermedia
4. 结节部 pars tuberalis
5. 漏斗柄 infundibular stalk

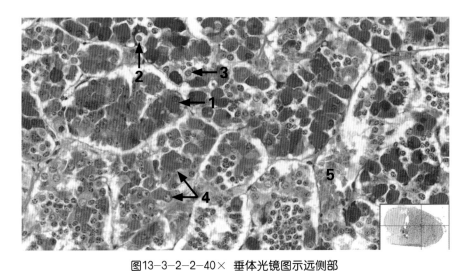

图13-3-2-2-40× 垂体光镜图示远侧部
Fig. 13-3-2-2-40× Microphotograph of the hypophysis showing pars distalis

1. 嗜碱性细胞 basophil
2. （脱颗粒中的）嗜碱性细胞 de-granulating basophil
3. 嫌色细胞 chromophobe cell
4. 嗜酸性细胞 acidophil
5. 窦状毛细血管 sinusoidal capillary

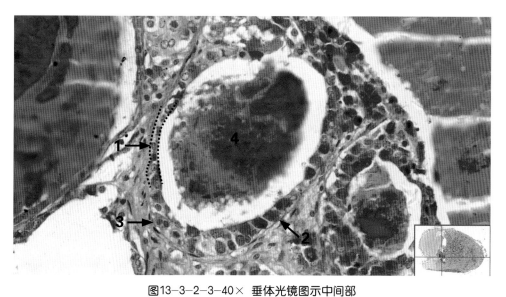

图13-3-2-3-40× 垂体光镜图示中间部
Fig. 13-3-2-3-40× Microphotograph of the hypophysis showing pars intermedia

1. 滤泡上皮 follicular epithelium
3. 嫌色细胞 chromophobe cell
2. 嗜碱性细胞 basophil
4. 滤泡胶质 colloid

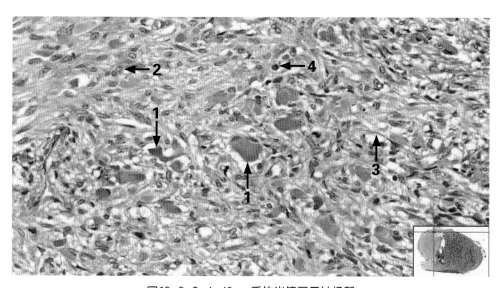

图13-3-2-4-40× 垂体光镜图示神经部
Fig. 13-3-2-4-40× Microphotograph of the hypophysis showing pars nervosa

1. 赫令体 Herring body
3. 无髓神经纤维 unmyelinated nerver fibers
2. 垂体细胞 pituicyte
4. 血窦 sinusoid

第13章 内分泌系统 Endocrine System

切片3：垂体矢状切（人，三色染色）
Slide 3: Hypophysis, sagittal section, human. Trichrome. Stain

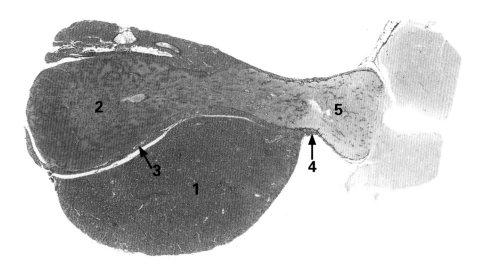

图13-3-3-1-1.5× 垂体全景图
Fig. 13-3-3-1-1.5× Gross view of the hypophysis

1. 远侧部 pars distalis
2. 神经部 pars nervosa
3. 中间部 pars intermedia
4. 结节部 pars tuberalis
5. 漏斗柄 infundibular stalk

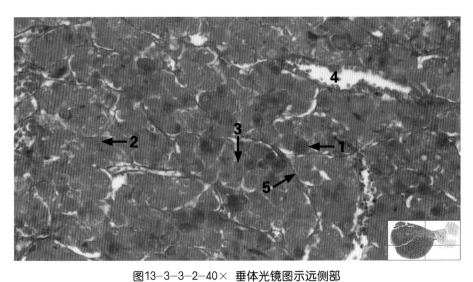

图13-3-3-2-40× 垂体光镜图示远侧部
Fig. 13-3-3-2-40× Microphotograph of the hypophysis showing pars distalis

1. 嗜碱性细胞 basophil
2. 嗜酸性细胞 acidophil
3. 嫌色细胞 chromophobe cell
4. 窦状毛细血管 sinusoidal capillary
5. 胶原纤维 collagen fiber

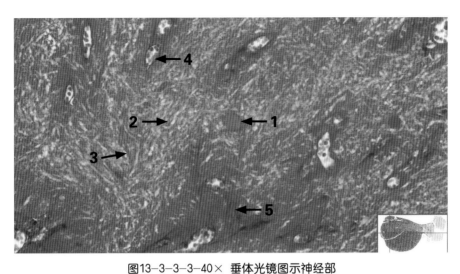

图13-3-3-3-40× **垂体光镜图示神经部**

Fig. 13-3-3-3-40× Microphotograph of the hypophysis showing pars nervosa

1. 赫令体 Herring body
2. 垂体细胞 pituicyte
3. 无髓神经纤维 unmyelinated nerver fiber
4. 窦状毛细血管 sinusoidal capillary
5. 胶原纤维 collagen fiber

切片4：垂体冠状切（人，H.E.染色）

Slide 4: Hypophysis, coronal section, human. H.&E. Stain

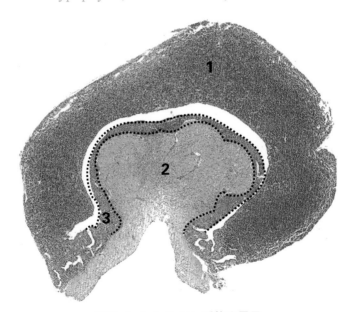

图13-3-4-1-1.8× **垂体全景图**

Fig. 13-3-4-1-1.8× Gross view of the hypophysis

1. 远侧部 pars distalis
2. 神经部 pars nervosa
3. 中间部 pars intermedia

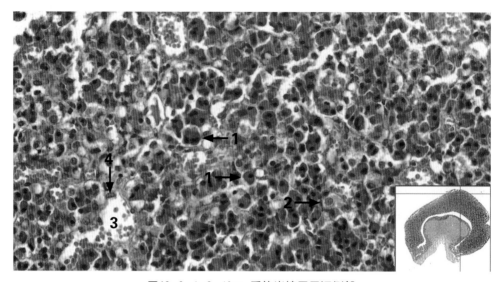

图13-3-4-2-40× 垂体光镜图示远侧部
Fig. 13-3-4-2-40× Microphotograph of the hypophysis showing pars distalis

1. 嗜酸性细胞 acidophil
3. 窦状毛细血管 sinusoidal capillary
2. 嫌色细胞 chromophobe cell
4. 内皮细胞 endothelial cell

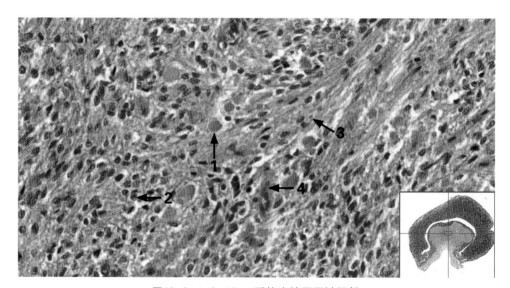

图13-3-4-3-40× 垂体光镜图示神经部
Fig. 13-3-4-3-40× Microphotograph of the hypophysis showing pars nervosa

1. 赫令体 Herring body
3. 无髓神经纤维 unmyelinated nerve fibers
2. 垂体细胞 pituicyte
4. 血窦 sinusoid

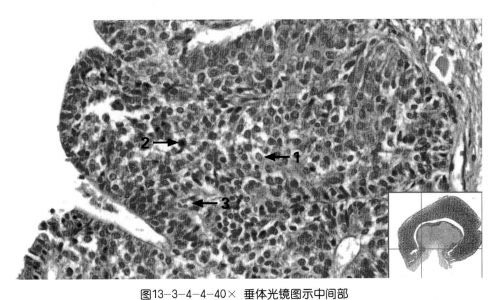

图13-3-4-4-40×　垂体光镜图示中间部
Fig. 13-3-4-4-40×　Microphotograph of the hypophysis showing pars intermedia

1. 嫌色细胞　chromophobe cell
2. 嗜碱性细胞　basophil
3. 血窦　sinusoid

切片5：垂体矢状切（人，H.E.染色）
Slide 5: Hypophysis, sagittal section, human. H.&E. Stain

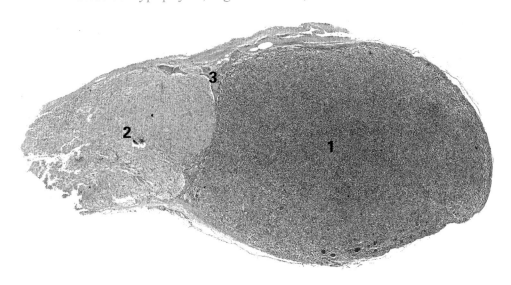

图13-3-5-1-1.3×　垂体全景图
Fig. 13-3-5-1-1.3×　Gross view of the hypophysis

1. 远侧部　pars distalis
2. 神经部　pars nervosa
3. 中间部　pars intermedia

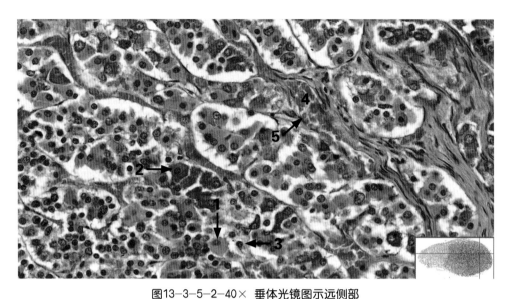

图13-3-5-2-40× 垂体光镜图示远侧部

Fig. 13-3-5-2-40× Microphotograph of the hypophysis showing pars distalis

1. 嗜酸性细胞 acidophil
2. 嗜碱性细胞 basophil
3. 嫌色细胞 chromophobe cell
4. 窦状毛细血管 sinusoidal capillary
5. 内皮细胞 endothelial cell

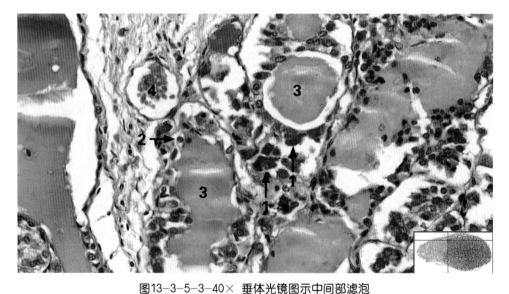

图13-3-5-3-40× 垂体光镜图示中间部滤泡

Fig. 13-3-5-3-40× Microphotograph of the hypophysis showing follicles in pars intermedia

1. 嗜碱性细胞 basophil
2. 嫌色细胞 chromophobe cell
3. 滤泡胶质 follicular colloid
4. 窦状毛细血管 sinusoidal capillary

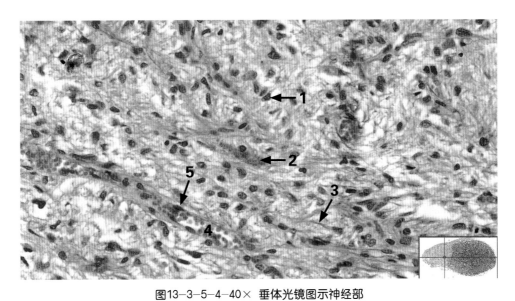

图13-3-5-4-40× 垂体光镜图示神经部

Fig. 13-3-5-4-40× Microphotograph of the hypophysis showing pars nervosa

1. 垂体细胞 pituicyte
2. 脂褐素 lipofuscin
3. 无髓神经纤维 unmyelinated nerve fiber
4. 窦状毛细血管 sinusoidal capillary
5. 内皮细胞 endothelial cell

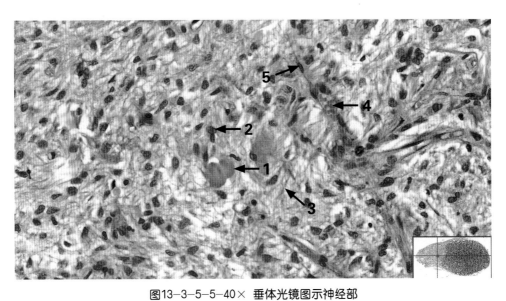

图13-3-5-5-40× 垂体光镜图示神经部

Fig. 13-3-5-5-40× Microphotograph of the hypophysis showing pars nervosa

1. 赫令体 Herring body
2. 垂体细胞 pituicyte
3. 无髓神经纤维 unmyelinated nerve fiber
4. 窦状毛细血管 sinusoidal capillary
5. 内皮细胞 endothelial cell

切片6：垂体矢状切（人，H.E.染色）
Slide 6: Hypophysis, sagittal section, human. H.&E. Stain

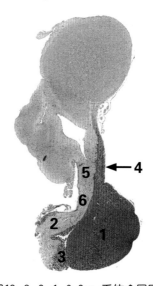

图13-3-6-1-0.6× 垂体全景图
Fig. 13-3-6-1-0.6× Gross view of the hypophysis

1. 远侧部 pars distalis
2. 神经部 pars nervosa
3. 中间部 pars intermedia
4. 结节部 pars tuberalis
5. 正中隆起 median eminence
6. 漏斗柄 infundibular stalk

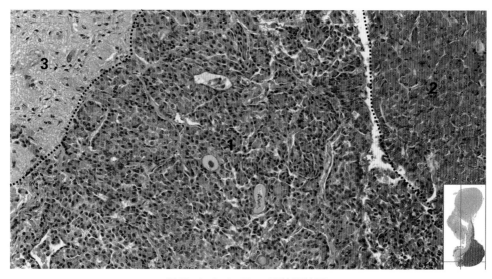

图13-3-6-2-20× 垂体光镜图
Fig. 13-3-6-2-20× Microphotograph of the hypophysis

1. 中间部 pars intermedia
2. 远侧部 pars distalis
3. 神经部 pars nervosa

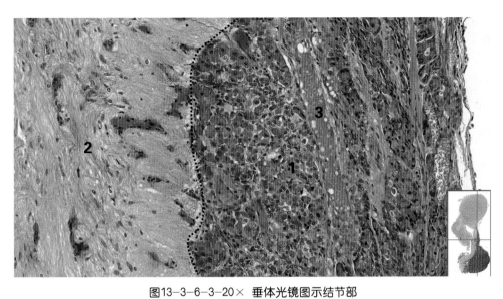

图13-3-6-3-20× 垂体光镜图示结节部

Fig. 13-3-6-3-20× Microphotograph of the hypophysis showing pars tuberalis

1. 结节部 pars tuberalis
2. 正中隆起 median eminence
3. 毛细血管 capillary

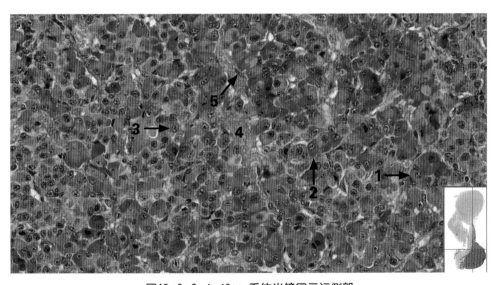

图13-3-6-4-40× 垂体光镜图示远侧部

Fig. 13-3-6-4-40× Microphotograph of the hypophysis showing pars distalis

1. 嗜酸性细胞 acidophil
2. 嗜碱性细胞 basophil
3. 嫌色细胞 chromophobe cell
4. 窦状毛细血管 sinusoidal capillary
5. 内皮细胞 endothelial cell

第13章 内分泌系统

Endocrine System

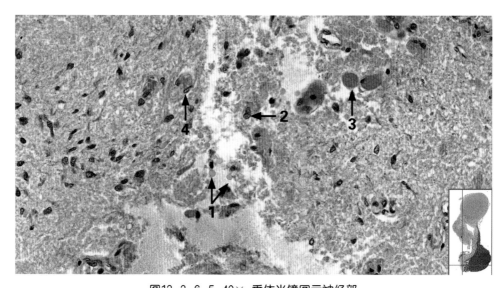

图13-3-6-5-40×　垂体光镜图示神经部

Fig. 13-3-6-5-40×　Microphotograph of the hypophysis showing pars nervosa

1. 赫令体　Herring bodies
2. 垂体细胞　pituicyte
3. 窦状毛细血管　sinusoidal capillary
4. 内皮细胞　endothelial cell

（黄跃　董为人）

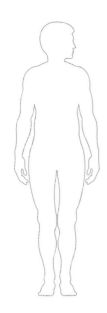

第14章
消化管
Chapter 14 Digestive Tract

14.1 口腔与咽（Oral Cavity and Pharynx）

切片1：唇矢状切（人，H.E.染色）
Slide 1: Lip, sagittal section, human. H.&E. stain

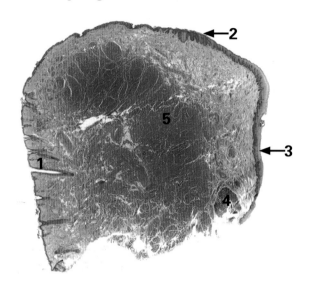

图14-1-1-1-0.5× 唇全景图
Fig. 14-1-1-1-0.5× Gross view of the lip

1. 皮肤 skin
2. 唇红 vermilion zone
3. 口腔黏膜 oral mucosa
4. 唾液腺 salivary gland
5. 横纹肌 striated muscle

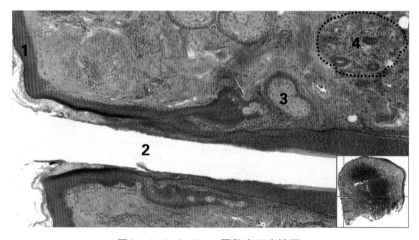

图14-1-1-2-10× 唇外表面光镜图
Fig. 14-1-1-2-10× Microphotograph of the outer surface of lip

1. 薄皮 thin skin
2. 毛囊 hair follicles
3. 皮脂腺 sebaceous gland
4. 汗腺 sweat gland

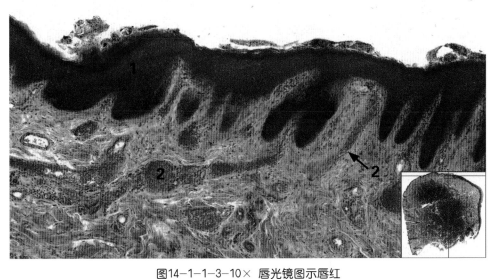

图14-1-1-3-10× 唇光镜图示唇红
Fig. 14-1-1-3-10× Microphotograph of the lip showing vermilion zone

1. 角化的复层扁平上皮 stratified squamous keratinized epithelium 2. 毛细血管 capillary

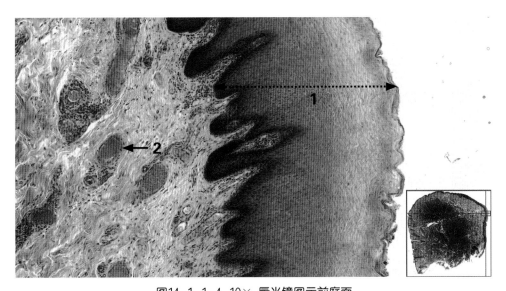

图14-1-1-4-10× 唇光镜图示前庭面
Fig. 14-1-1-4-10× Microphotograph of the lip showing its vestibular surface

1. 未角化的复层扁平上皮 stratified squamous non-keratinized epithelium
2. 血管 vessel

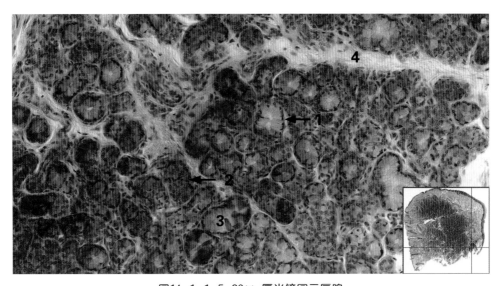

图14-1-1-5-20×　唇光镜图示唇腺
Fig. 14-1-1-5-20×　Microphotograph of the lip showing labial gland

1. 黏液性腺泡　mucous acinus
3. 混合性腺泡　mixed acinus

2. 浆液性腺泡　serous acinus
4. 结缔组织间隔　connective tissue septum

切片2：唇（兔，H.E.染色）
Slide 2: Lip, rabbit. H.&E. stain

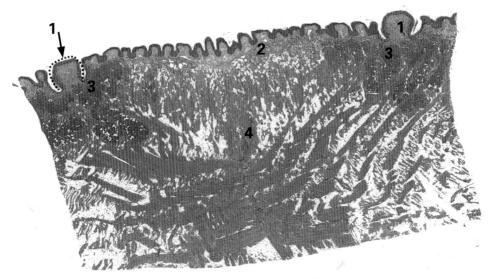

图14-1-2-1-1.4×　舌全景图
Fig. 14-1-2-1-1.4×　Gross view of the tongue

1. 轮廓乳头　vallate papillae
3. 味腺　gustatory gland

2. 唾液腺　salivary gland
4. 骨骼肌　skeletal muscle

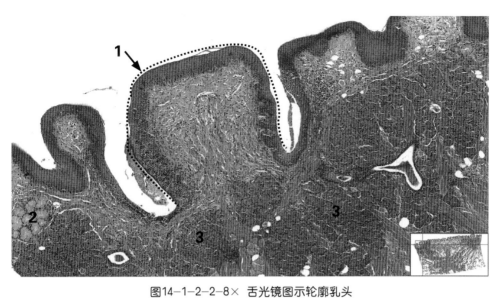

图14-1-2-2-8×　舌光镜图示轮廓乳头

Fig. 14-1-2-2-8× Microphotograph of the tongue showing vallate papillae

1. 轮廓乳头 vallate papillae　　　　　　　　2. 唾液腺 salivary gland
3. 味腺 gustatory gland

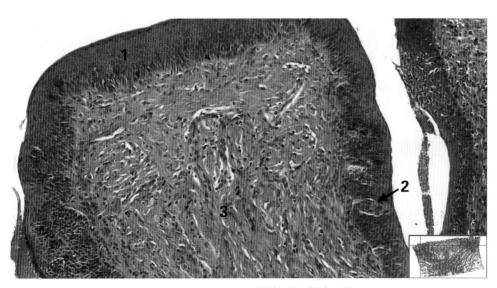

图14-1-2-3-20×　舌光镜图示轮廓乳头

Fig. 14-1-2-3-20× Microphotograph of the tongue showing vallate papillae

1. 上皮 epithelium　　　　　　　　　　　　2. 味蕾 taste bud
3. 结缔组织 connective tissue

第14章　消化管 Digestive Tract

切片3：唇（兔，H.E.染色）
Slide 3: Lip, rabbit. H.&E. stain

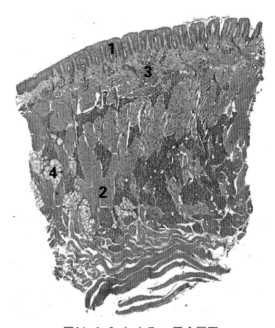

图14-1-3-1-1.7× 舌全景图
Fig. 14-1-3-1-1.7× Gross view of the tongue

1. 舌乳头 lingual papilla
3. 味腺 gustatory gland

2. 骨骼肌 skeletal muscle
4. 唾液腺 salivary gland

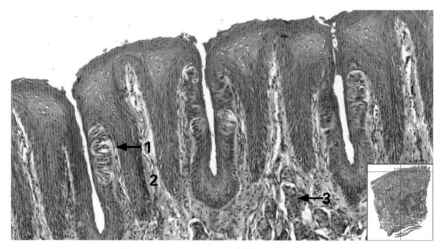

图14-1-3-2-20× 舌光镜图示叶状乳头
Fig. 14-1-3-2-20× Microphotograph of the tongue showing foliate papillae

1. 味蕾 taste bud
3. 味腺 gustatory gland

2. 结缔组织 connective tissue

切片4：唇（兔，H.E.染色）
Slide 4: Lip, rabbit. H.&E. stain

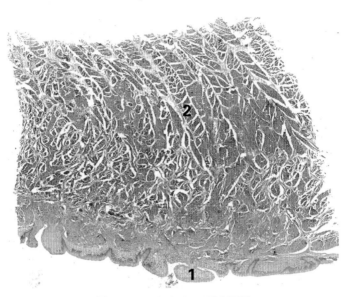

图14-1-4-1-0.9× 舌全景图
Fig. 14-1-4-1-0.9× Gross view of the tongue

1. 轮廓乳头 vallate papillae　　　　　　　2. 骨骼肌 skeletal muscle

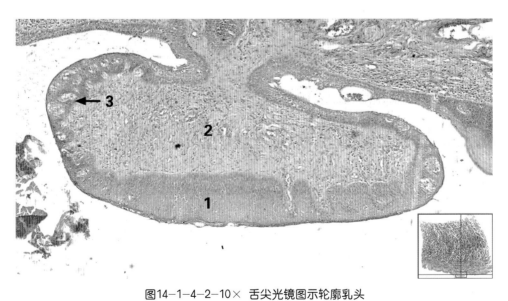

图14-1-4-2-10× 舌尖光镜图示轮廓乳头
Fig. 14-1-4-2-10× Microphotograph of the apex of tongue showing vallate papillae

1. 未角化的复层扁平上皮 stratified squamous non-keratinized epithelium　　　2. 固有层 lamina propria
3. 味蕾 taste bud

第14章 消化管 Digestive Tract

切片5：唇（兔，H.E.染色）
Slide 5: Lip, rabbit. H.&E. stain

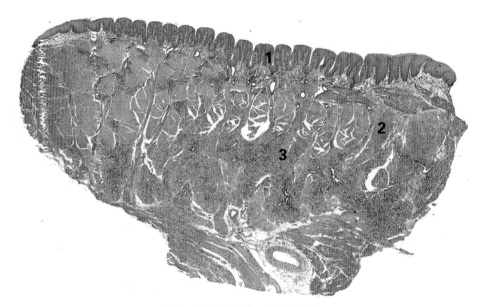

图14-1-5-1-2.3× 舌全景图
Fig. 14-1-5-1-2.3× Gross view of the tongue

1. 舌乳头 lingual papilla
3. 味腺 gustatory gland

2. 骨骼肌 skeletal muscle

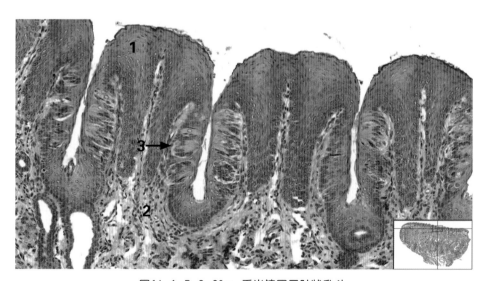

图14-1-5-2-20× 舌光镜图示叶状乳头
Fig. 14-1-5-2-20× Microphotograph of the tongue showing foliate papilla

1. 未角化的复层扁平上皮 stratified squamous non-keratinized epithelium
3. 味蕾 taste bud

2. 固有层 lamina propria

切片6：唇（兔，H.E.染色）
Slide 6: Lip, rabbit. H.&E. stain

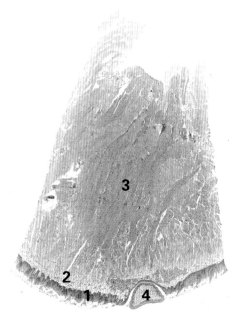

图14-1-6-1-0.8×　舌全景图
Fig. 14-1-6-1-0.8×　Gross view of the tongue

1. 上皮 epithelium
3. 骨骼肌 skeletal muscle
2. 固有层 lamina propria
4. 轮廓乳头 vallate papillae

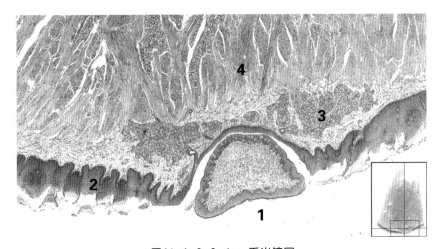

图14-1-6-2-4×　舌光镜图
Fig. 14-1-6-2-4×　Microphotograph of the tongue

1. 轮廓乳头 vallate papilla
3. 唾液腺 salivary gland
2. 丝状乳头 filiform papillae
4. 骨骼肌 skeletal muscle

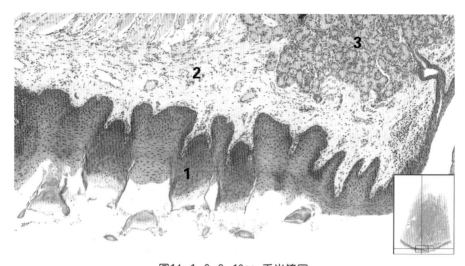

图14-1-6-3-10× 舌光镜图

Fig. 14-1-6-3-10× Microphotograph of the tongue

1. 丝状乳头 filiform papillae
3. 唾液腺 salivary gland

2. 固有层 lamina propria

切片7：牙磨片（人，染料填染）

Slide 7: Grounded tooth, human. Dye filling

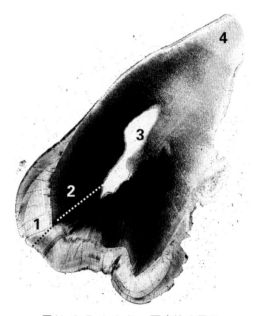

图14-1-7-1-0.6× 牙磨片全景图

Fig. 14-1-7-1-0.6× Gross view of the grounded tooth

1. 釉质 enamel
3. 牙髓 dental pulp

2. 牙本质 dentin
4. 牙骨质 cementum

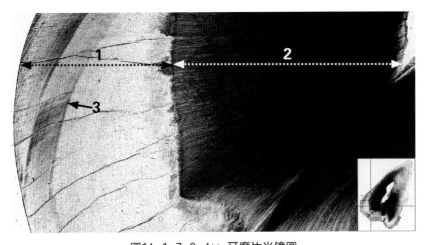

图14-1-7-2-4× 牙磨片光镜图

Fig. 14-1-7-2-4× Microphotograph of the grounded tooth

1. 釉质 enamel
2. 牙本质 dentin
3. 釉质生长线 incremental line

14.2 食管（Esophagus）

切片1：食管上段横切（人，H.E.染色）

Slide 1: Superior segment of the esophagus, cross section, human. H.&E. stain

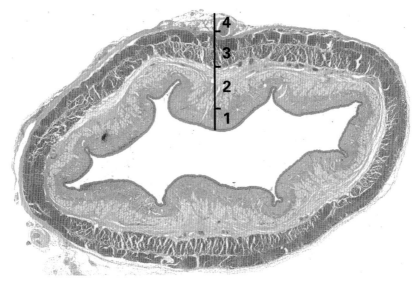

图14-2-1-1-0.8× 食管上段全景图

Fig. 14-2-1-1-0.8× Gross view of the superior segment of the esophagus

1. 黏膜层 mucosa
2. 黏膜下层 submucosa
3. 肌层 muscularis
4. 外膜 adventitia

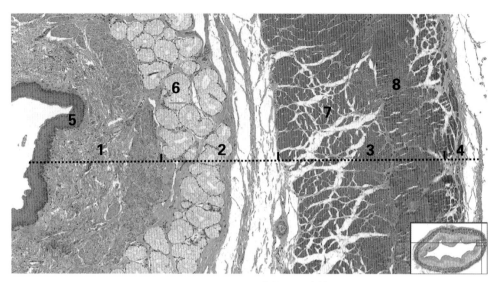

图14-2-1-2-10× 食管上段光镜图

Fig. 14-2-1-2-10× Microphotograph of the superior segment of the esophagus

1. 黏膜层 mucosa
2. 黏膜下层 submucosa
3. 肌层 muscular layer
4. 外膜 adventitia
5. 未角化复层扁平上皮 stratified squamous non-keratinized epithelium
6. 食管腺（黏液性腺）esophageal gland（mucus gland）
7. 内环行肌（骨骼肌）inner circular skeletal muscle
8. 外纵行肌（骨骼肌）outer longitudinal skeletal muscle

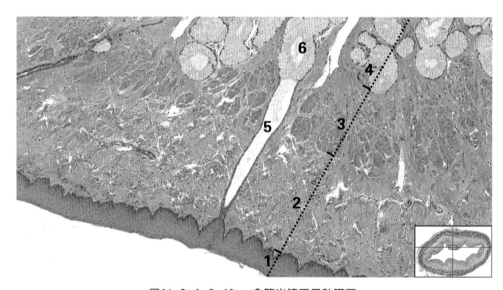

图14-2-1-3-10× 食管光镜图示黏膜层

Fig. 14-2-1-3-10× Microphotograph of the esophagus showing the mucosa

1. 未角化的复层扁平上皮 stratified squamous non-keratinized epithelium
2. 固有层 lamina propria
3. 黏膜肌 muscularis mucosa
4. 黏膜下层 submucosa
5. 食管腺导管 duct of esophageal gland
6. 食管腺 esophageal gland

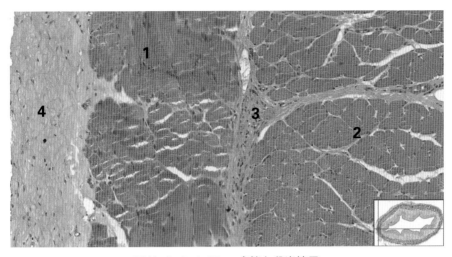

图14-2-1-4-20× 食管上段光镜图

Fig. 14-2-1-4-20× Microphotograph of the superior segment of the esophagus

1. 骨骼肌纵断面 longitudinal section of skeletal muscle   2. 骨骼肌横断面 transverse section of skeletal muscle
3. 肌间神经丛 myenteric plexus   4. 外膜 adventitia

切片2：食管下段横切（人，H.E.染色）

Slide 2: Inferior segment of the esophagus, cross section, human. H.&E. stain

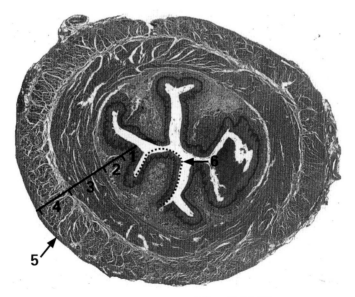

图14-2-2-1-0.6× 食管下段全景图

Fig. 14-2-2-1-0.6× Gross view of the inferior segment of the esophagus

1. 黏膜层 mucosa   2. 黏膜下层 submucosa
3. 肌层（内环行肌）muscularis（inner circular）   4. 肌层（外纵行肌）muscularis（outer longitudinal）
5. 外膜 adventitia   6. 皱襞 fold

第14章 消化管

Digestive Tract

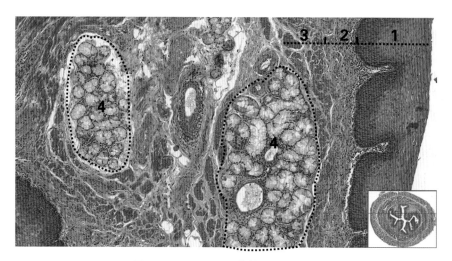

图14-2-2-2-10× 食管下段光镜图
Fig. 14-2-2-2-10× Microphotograph of the inferior segment of the esophagus

1. 未角化的复层扁平上皮 stratified squamous non-keratinized epithelium
2. 固有层 lamina propria
3. 黏膜肌层 muscularis mucosa
4. 食管腺 esophageal gland

切片3：食管上段横切（人，H.E.染色）
Slide 3: Middle segment of the esophagus, cross section, human. H.&E. stain

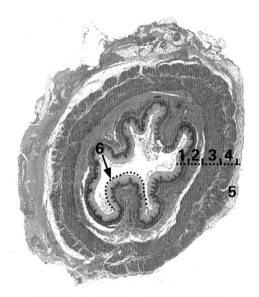

图14-2-3-1-0.8× 食管中段全景图
Fig. 14-2-3-1-0.8× Gross view of the middle segment of the esophagus

1. 黏膜层 mucosa
2. 黏膜下层 submucosa
3. 肌层（内环行肌，平滑肌）muscularis（inner circular, smooth muscle）
4. 肌层（外纵行肌，骨骼肌）muscularis（outer longitudinal, skeletal muscle）
5. 外膜 adventitia
6. 皱襞 fold

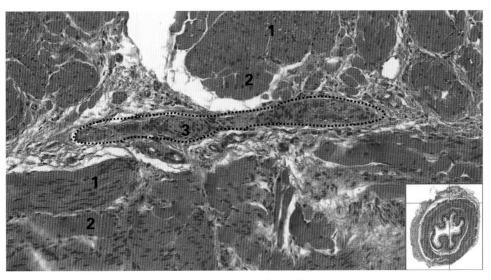

图14-2-3-2-20× 食管中段光镜图示肌层

Fig. 14-2-3-2-20× Microphotograph of the middle segment of esophagus showing the muscularis

1. 平滑肌 smooth muscle
2. 骨骼肌 skeletal muscle
3. 肌间神经丛 myenteric plexus

14.3 肌间神经丛（Myenteric Plexus）

切片1：小肠壁肌层肌间神经丛神经元（镀银染色）
Slide 1: Isolated neurons within myenteric plexus in small intestinal muscularis. Silver stain

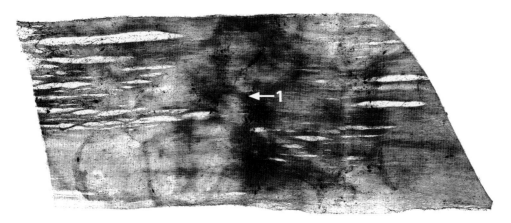

图14-3-1-1-2.5× 小肠肌层肌间神经丛全景图

Fig. 14-3-1-1-2.5× Gross view of the myenteric plexus in small intestinal wall

1. 神经元 neuron

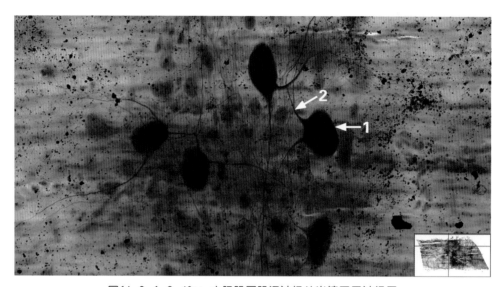

图14-3-1-2-40×　小肠肌层肌间神经丛光镜图示神经元
Fig. 14-3-1-2-40×　Microphotograph of the myenteric plexus in small intestinal muscularis showing neurons

1. 胞体　cell body

2. 突起　neurite

切片2：十二指肠肌间神经丛（人，H.E.染色）
Slide 2: Myenteric nerve plexus in duodenal muscularis. H.&E. stain

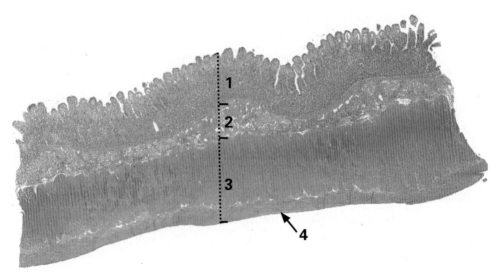

图14-3-2-1-1.5×　十二指肠全景图
Fig. 14-3-2-1-1.5×　Gross view of the duodenum

1. 黏膜层　mucosa
3. 肌层　muscularis

2. 黏膜下层　submucosa
4. 外膜　adventitia

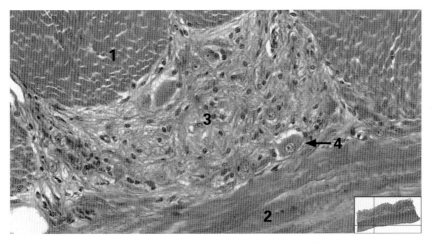

图14-3-2-2-40× 十二指肠光镜图示肌间神经丛
Fig. 14-3-2-2-40× Microphotograph of the duodenum showing the myenteric plexus

1. 平滑肌横断面 smooth muscle（transverse section）   2. 平滑肌纵断面 smooth muscle（longitudinal section）
3. 肌间神经丛 myenteric plexus   4. 神经元 neuron

（马宁芳　董为人）

14.4 胃（Stomach）

切片1：贲门（人，H.E.染色）
Slide 1: Cardia, human. H.&E. stain

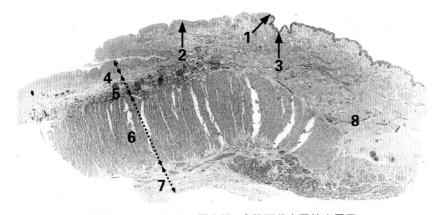

图14-4-1-1-0.8× 胃贲门-食管下段交界处全景图
Fig. 14-4-1-1-0.8× Gross view of the cardia-esophagus junction

1. 上皮移行处 border of epithelia   2. 胃贲门上皮 simple columnar epithelium
3. 食管上皮 stratified squamous epithelium   4. 黏膜层 mucosa
5. 黏膜下层 submucosa   6. 肌层 muscularis
7. 外膜 adventitia   8. 食管下段 lower esophagus

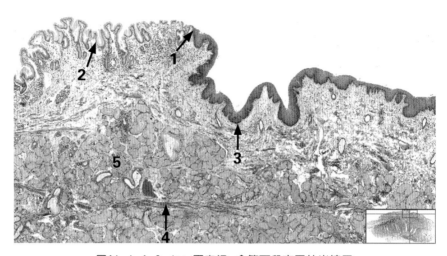

图14-4-1-2-4× 胃贲门-食管下段交界处光镜图
Fig. 14-4-1-2-4× Microphotograph of the cardia-esophagus junction

1. 上皮交界处 epithelial junction
2. 单层柱状上皮 simple columnar epithelium
3. 复层扁平上皮 stratified squamous epithelium
4. 平滑肌 smooth muscle
5. 贲门腺 cardiac gland

切片2：胃底部（人，H.E.染色）
Slide 2: Fundus of stomach, human. H.&E. stain

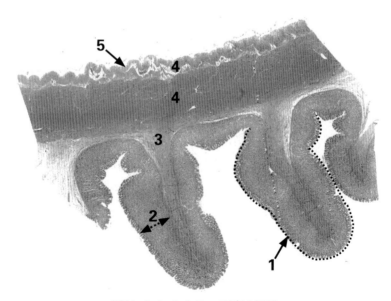

图14-4-2-1-0.8× 胃底全景图
Fig. 14-4-2-1-0.8× Gross view of the gastric fundus

1. 皱襞 plica
2. 黏膜层 mucosa
3. 黏膜下层 submucosa
4. 肌层 muscularis
5. 浆膜 serosa

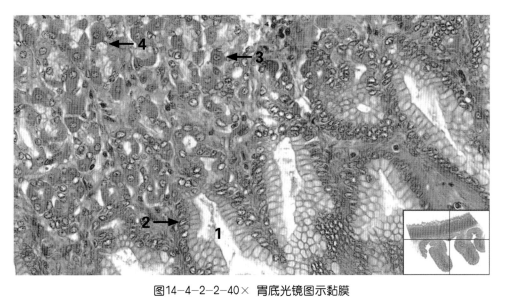

图14-4-2-2-40× 胃底光镜图示黏膜

Fig. 14-4-2-2-40× Microphotograph of gastric fundus showing the mucosa

1. 胃小凹 gastric pit
3. 壁细胞 parietal cell

2. 表面黏液细胞 surface mucous cell
4. 颈黏液细胞 mucous neck cell

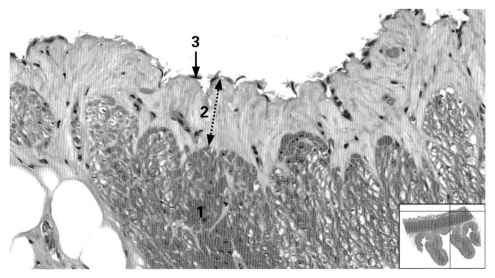

图14-4-2-3-40× 胃底光镜图示肌层和外膜

Fig. 14-4-2-3-40× Microphotograph of gastric fundus showing muscularis and serosa

1. 肌层 muscularis
3. 间皮细胞 mesothelial cell

2. 浆膜 serosa

切片3：胃幽门部（人，H.E.染色）
Slide 3: Pylorus, human. H.&E. stain

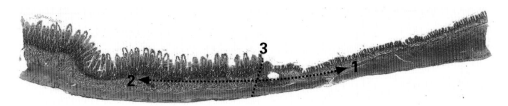

图14-4-3-1-1× 胃幽门-十二指肠连接处全景图
Fig. 14-4-3-1-1× Gross view of the pylorus-duodenum junction

1. 幽门 pylorus
3. 幽门-十二指肠上皮连接处 pylorus-duodenum junction
2. 十二指肠 duodenum

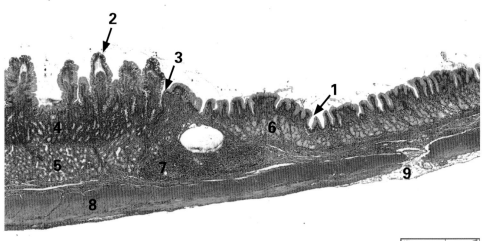

图14-4-3-2-4× 胃幽门-十二指肠连接处光镜图
Fig. 14-4-3-2-4× Microphotograph of the pylorus-duodenum junction

1. 胃小凹 gastric pit
3. 幽门-十二指肠上皮交界处 pylorus-duodenum junction
5. 十二指肠腺 duodenal gland
7. 淋巴小结 lymphoid nodule
9. 浆膜 serosa
2. 小肠绒毛 intestinal villus
4. 小肠腺 small intestinal gland
6. 幽门腺 pyloric gland
8. 肌层 muscularis

切片4: 胃底部（人，H.E.染色）
Slide 4: Fundus of stomach, human. H.&E. stain

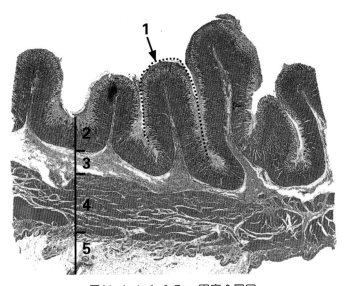

图14-4-4-1-0.7× 胃底全景图
Fig. 14-4-4-1-0.7× Gross view of gastric fundus

1. 皱襞 plica
2. 黏膜层 mucosa
3. 黏膜下层 submucosa
4. 肌层 muscularis
5. 浆膜 serosa

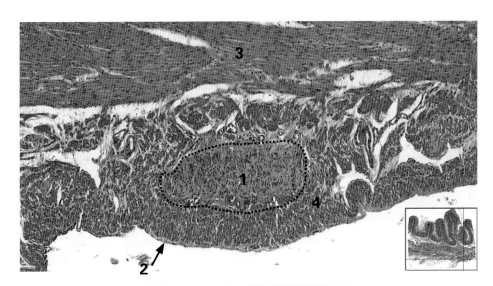

图14-4-4-2-10× 胃底部光镜图示肌层
Fig. 14-4-4-2-10× Microphotograph of gastric fundus showing muscularis

1. 肌间神经丛（外纵肌内）myenteric nerve plexus（within outer longitudinal muscle）
2. 间皮 mesothelium
3. 内环行肌 inner circular muscle
4. 外纵行肌 outer longitudinal muscle

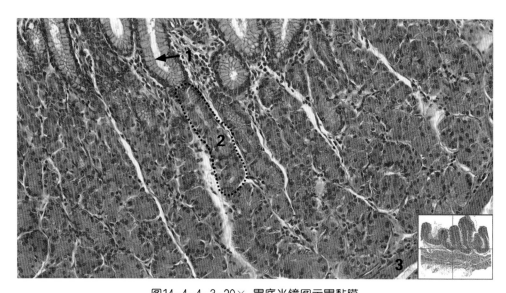

图14-4-4-3-20× 胃底光镜图示胃黏膜

Fig. 14-4-4-3-20× Microphotograph of gastric fundus showing gastric mucosa

1. 单层柱状上皮 simple columnar epithelium
2. 胃底腺 fundic gland
3. 黏膜肌层 muscularis mucosa

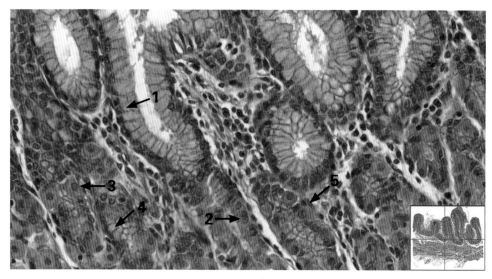

图14-4-4-4-40× 胃底光镜图示胃底腺

Fig. 14-4-4-4-40× Microphotograph of gastric fundus showing fundic glands

1. 表面黏液细胞 surface mucous cell
2. 主细胞 chief cell
3. 壁细胞 parietal cell
4. 颈黏液细胞 mucous neck cell
5. 平滑肌细胞 smooth muscle cell

切片5：胃幽门部（人，H.E.染色）
Slide 5: Pylorus, human. H.&E. stain

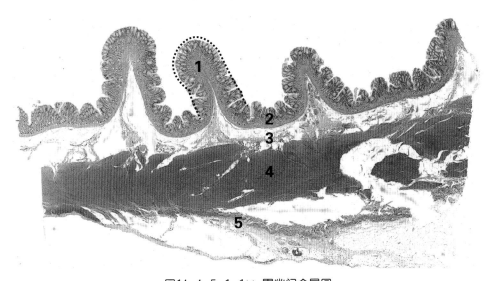

图14-4-5-1-1× 胃幽门全景图
Fig. 14-4-5-1-1× Gross view of the pylorus

1. 皱襞 fold
3. 黏膜下层 submucosa
5. 浆膜 serosa

2. 黏膜 mucosa
4. 肌层 muscularis

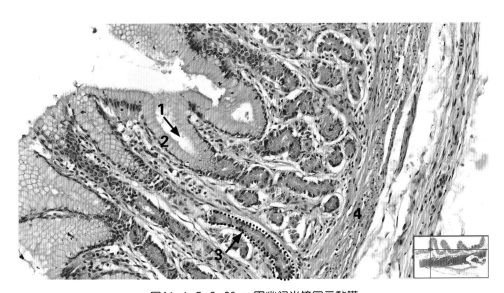

图14-4-5-2-20× 胃幽门光镜图示黏膜
Fig. 14-4-5-2-20× Microphotograph of the pylorus showing the mucosa

1. 胃小凹 gastric pit
3. 幽门腺 pyloric gland

2. 黏膜上皮 simple columnar epithelium
4. 黏膜肌层 muscularis mucosa

第14章 消化管

Digestive Tract

切片6：胃底部（人，H.E.染色）
Slide 6: fundus of stomach, human. H.&E. stain

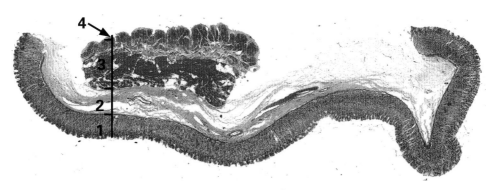

图14-4-6-1-1× 胃底全景图
Fig. 14-4-6-1-1× Gross view of gastric fundus

1. 黏膜 mucosa
3. 肌层 muscularis

2. 黏膜下层 submucosa
4. 浆膜 serosa

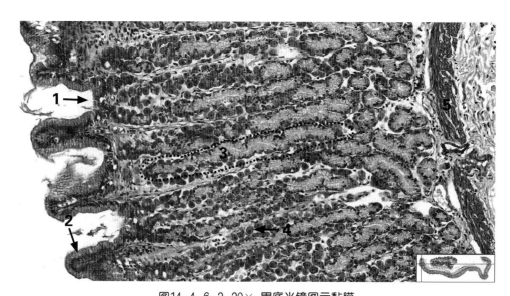

图14-4-6-2-20× 胃底光镜图示黏膜
Fig. 14-4-6-2-20× Microphotograph of gastric fundus showing the mucosa

1. 胃小凹 gastric pit
3. 胃底腺 fundic gland
5. 黏膜肌层 muscularis mucosa

2. 单层柱状上皮 simple columnar epithelium
4. 壁细胞 parietal cell

切片7：胃（人，H.E.染色）
Slide 7: Stomach, human. H.&E. stain

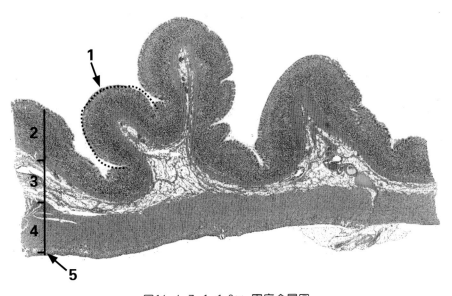

图14-4-7-1-1.3× 胃底全景图
Fig. 14-4-7-1-1.3× Gross view of gastric fundus

1. 皱襞 fold　　　　　　　　　　　　　2. 黏膜层 mucosa
3. 黏膜下层 submucosa　　　　　　　　4. 肌层 muscularis
5. 浆膜 serosa

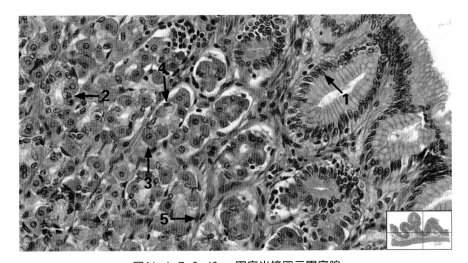

图14-4-7-2-40× 胃底光镜图示胃底腺
Fig. 14-4-7-2-40× Microphotograph of gastric fundus showing fundic glands

1. 表面黏液细胞 surface mucous cell　　　2. 主细胞 chief cell
3. 壁细胞 parietal cell　　　　　　　　　4. 颈黏液细胞 mucous neck cell
5. 平滑肌细胞 smooth muscle cell

第14章 消化管

Digestive Tract

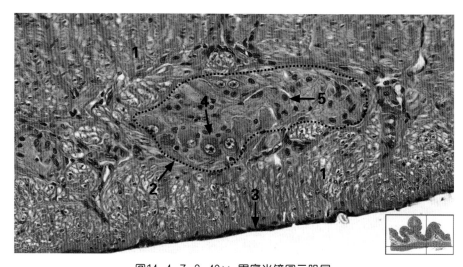

图14-4-7-3-40× 胃底光镜图示肌层

Fig. 14-4-7-3-40× Microphotograph of gastric fundus showing the muscularis

1. 肌层 muscularis
2. 肌间神经丛 myenteric nerve plexus
3. 间皮 mesothelium
4. 神经元 neuron
5. 胶质细胞 glial cell

切片8：胃整染（人，H.E.染色）

Slide 8: Stomach, human. H.&E. stain

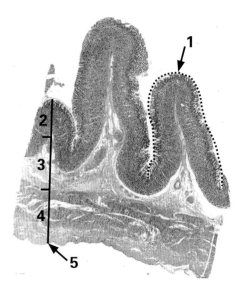

图14-4-8-1-0.6× 胃底全景图

Fig. 14-4-8-1-0.6× Gross view of gastric fundus

1. 皱襞 fold
2. 黏膜层 mucosa
3. 黏膜下层 submucosa
4. 肌层 muscularis
5. 浆膜 serosa

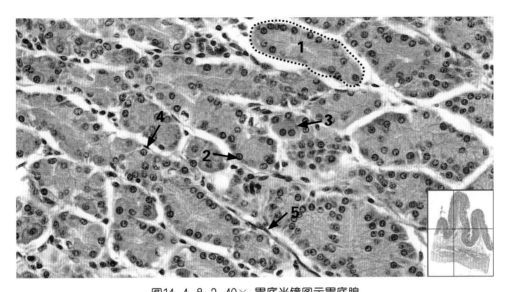

图14-4-8-2-40× 胃底光镜图示胃底腺
Fig. 14-4-8-2-40× Microphotograph of gastric fundus showing fundic glands

1. 胃底腺 fundic gland
2. 主细胞 chief cell
3. 壁细胞 parietal cell
4. 成纤维细胞 fibroblast
5. 平滑肌细胞 smooth muscle cell

切片9：胃幽门部（人，H.E.染色）
Slide 9: Pylorus, human. H.&E. stain

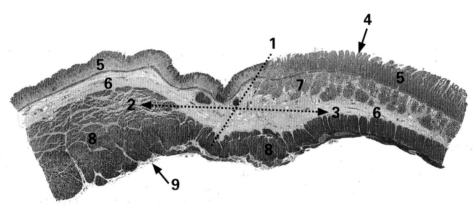

图14-4-9-1-1× 胃幽门-十二指肠连接处全景图
Fig. 14-4-9-1-1× Gross view of pylorus-duodenum junction

1. 胃幽门-十二指肠连接处 pylorus-duodenum junction
2. 幽门 pylorus
3. 十二指肠 duodenum
4. 小肠绒毛 intestinal villus
5. 黏膜 mucosa
6. 黏膜下层 submucosa
7. 十二指肠腺 duodenal glands
8. 肌层 muscularis
9. 外膜 adventitia

第14章 消化管
Digestive Tract

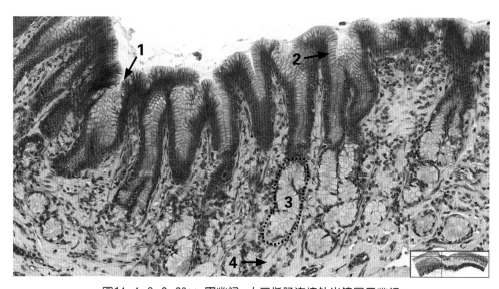

图14-4-9-2-20× 胃幽门-十二指肠连接处光镜图示幽门
Fig. 14-4-9-2-20× Microphotograph of the pylorus-duodenum junction showing the pylorus

1. 胃小凹 gastric pit
2. 单层柱状上皮 simple columnar epithelium
3. 幽门腺 pyloric gland
4. 胶原纤维 collagen fibers

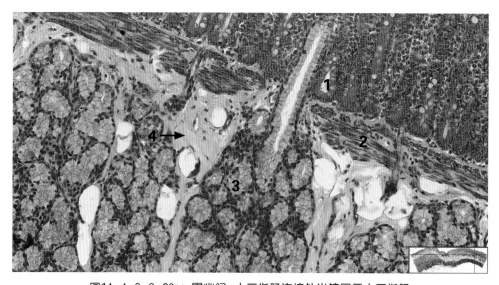

图14-4-9-3-20× 胃幽门-十二指肠连接处光镜图示十二指肠
Fig. 14-4-9-3-20× Microphotograph of the pylorus-duodenum junction showing the duodenum

1. 小肠腺 small intestinal gland
2. 黏膜肌层 muscularis mucosa
3. 十二指肠腺 duodenal gland
4. 胶原纤维 collagen fibers

14.5 十二指肠（Duodenum）

切片1：十二指肠（人，H.E.染色）
Slide 1: Duodenum, human. H.&E. stain

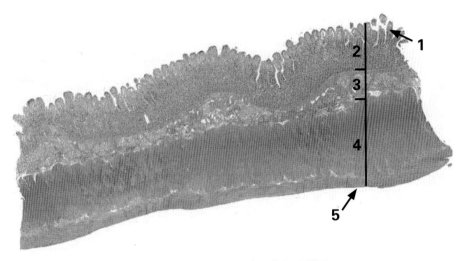

图14-5-1-1-1.5×　十二指肠全景图
Fig. 14-5-1-1-1.5×　Gross view of the duodenum

1. 小肠绒毛　small intestinal villus
2. 黏膜层　mucosa
3. 黏膜下层　submucosa
4. 肌层　muscularis
5. 外膜　adventitia

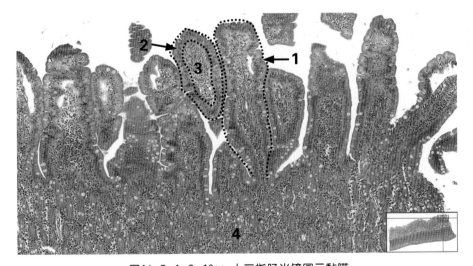

图14-5-1-2-10×　十二指肠光镜图示黏膜
Fig. 14-5-1-2-10×　Microphotograph of the duodenum showing the mucosa

1. 小肠绒毛　small intestinal villus
2. 绒毛上皮　epithelium of villus
3. 固有层　lamina propria
4. 固有层（含小肠腺）lamina propria containing numerous small intestinal glands

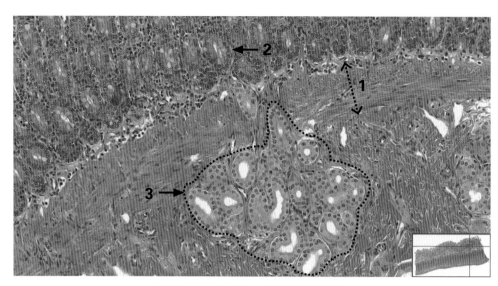

图14-5-1-3-20× 十二指肠光镜图
Fig. 14-5-1-3-20× Microphotograph of the duodenum

1. 黏膜肌层 muscularis mucosa
2. 小肠腺 small intestinal gland
3. 十二指肠腺 duodenal gland

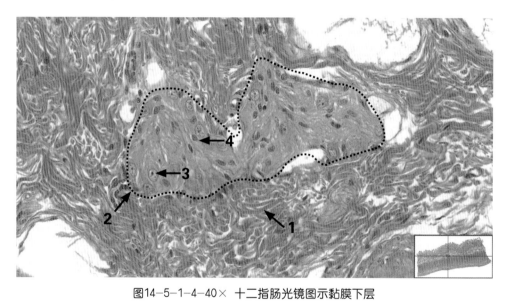

图14-5-1-4-40× 十二指肠光镜图示黏膜下层
Fig. 14-5-1-4-40× Microphotograph of the duodenum showing the submucosa

1. 胶原纤维 collagen fiber
2. 黏膜下神经丛 submucosal never plexus
3. 神经元 neuron
4. 胶质细胞 glial cell

切片2：十二指肠（人，H.E.染色）
Slide 2: Duodenum, human. H.&E. stain

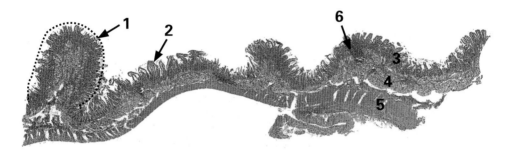

图14-5-2-1-1.2× 十二指肠全景图
Fig. 14-5-2-1-1.2× Gross view of the duodenum

1. 皱襞 fold
2. 小肠绒毛 small intestinal villus
3. 黏膜层 mucosa
4. 黏膜下层（含十二指肠腺）submucosa（containing duodenal gland）
5. 肌层 muscularis
6. 淋巴组织 lymphoid tissue

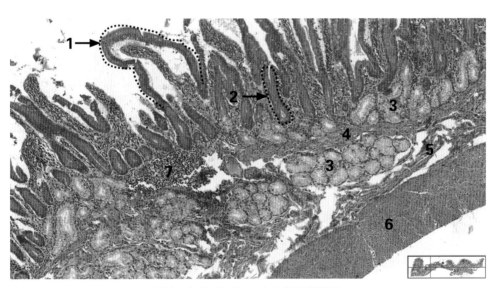

图14-5-2-2-10× 十二指肠光镜图
Fig. 14-5-2-2-10× Microphotograph of the duodenum

1. 小肠绒毛 small intestinal villus
2. 小肠腺 intestinal gland
3. 十二指肠腺 duodenal gland
4. 黏膜肌层 muscularis mucosa
5. 黏膜下层 submucosa
6. 肌层 muscularis
7. 淋巴组织 lymphoid tissue

第14章 消化管
Digestive Tract

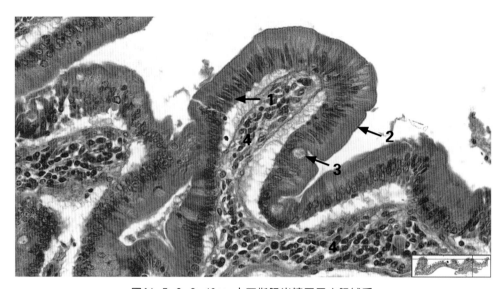

图14-5-2-3-40× 十二指肠光镜图示小肠绒毛

Fig. 14-5-2-3-40× Microphotograph of the duodenum showing intestinal villi

1. 吸收细胞 absorptive cell
2. 纹状缘 striated border
3. 杯状细胞 goblet cell
4. 固有层 lamina propria

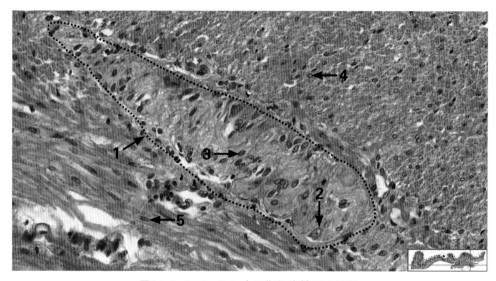

图14-5-2-4-40× 十二指肠光镜图示肌层

Fig. 14-5-2-4-40× Microphotograph of the duodenum showing the muscularis

1. 肌间神经丛 myenteric nerve plexus
2. 神经元 neuron
3. 胶质细胞 glial cell
4. 横切的平滑肌细胞 cross-sectioned smooth muscle cell
5. 纵切的平滑肌细胞 longitudinal smooth muscle cell

切片3：十二指肠（人，H.E.染色）
Slide 3: Duodenum, human. H.&E. stain

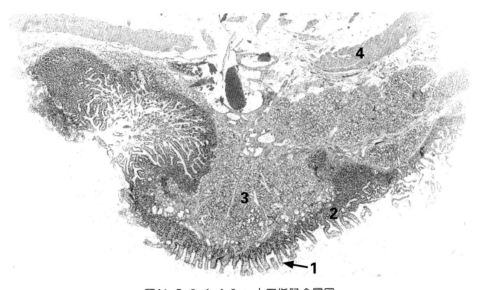

图14-5-3-1-1.3× 十二指肠全景图

Fig. 14-5-3-1-1.3× Gross view of the duodenum

1. 小肠绒毛 small intestinal villus
2. 黏膜层 mucosa
3. 黏膜下层（含十二指肠腺）submucosa containing numerous duodenal glands
4. 肌层 muscularis

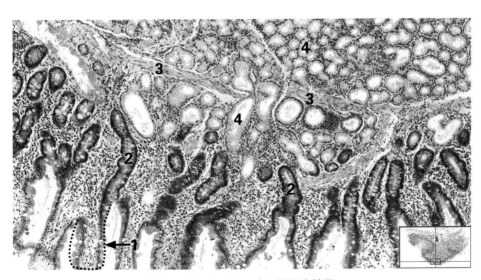

图14-5-3-2-10× 十二指肠光镜图

Fig. 14-5-3-2-10× Microphotograph of the duodenum

1. 小肠绒毛 small intestinal villus
2. 小肠腺 small intestinal gland
3. 黏膜肌层 muscularis mucosa
4. 十二指肠腺 duodenal gland

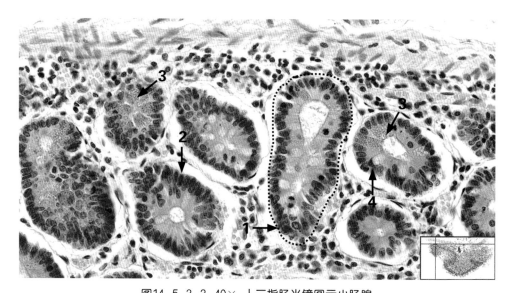

图14-5-3-3-40× 十二指肠光镜图示小肠腺
Fig. 14-5-3-3-40× Microphotograph of the duodenum showing small intestinal glands

1. 小肠腺 intestinal gland
3. 潘氏细胞 Paneth cell
2. 腺上皮细胞 glandular epithelial cell
4. 杯状细胞 goblet cell

切片4：十二指肠（人，H.E.染色）
Slide 4: Duodenum, human. H.&E. stain

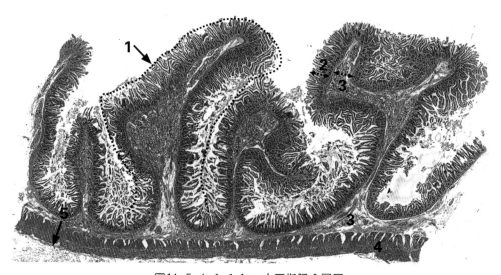

图14-5-4-1-1.1× 十二指肠全景图
Fig. 14-5-4-1-1.1× Gross view of the duodenum

1. 皱襞 fold
3. 黏膜下层 submucosa
5. 外膜 adventitia
2. 黏膜 mucosa
4. 肌层 muscularis

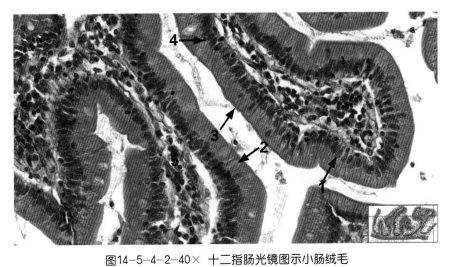

图14-5-4-2-40×　十二指肠光镜图示小肠绒毛

Fig. 14-5-4-2-40×　Microphotograph of the duodenum showing small intestinal villi

1. 吸收细胞 absorptive cell
4. 淋巴细胞 lymphocyte
2. 杯状细胞 goblet cell
5. 固有层 lamina propria
3. 纹状缘 striated border

（李锦新　董为人）

14.6 空肠（Jejunum）

切片1：空肠纵切（人，H.E.染色）

Slide 1: Jejunum, longitudinal section, human. H.&E. stain

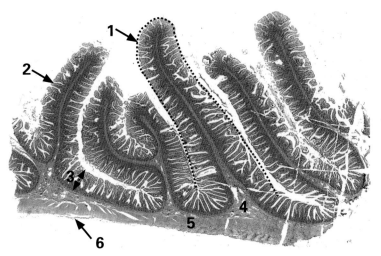

图14-6-1-1-1.2×　空肠全景图

Fig. 14-6-1-1-1.2×　Gross view of the jejunum

1. 皱襞 plica
4. 黏膜下层 submucosa
2. 小肠绒毛 intestinal villus
5. 肌层 muscularis
3. 黏膜 mucosa
6. 浆膜 serosa

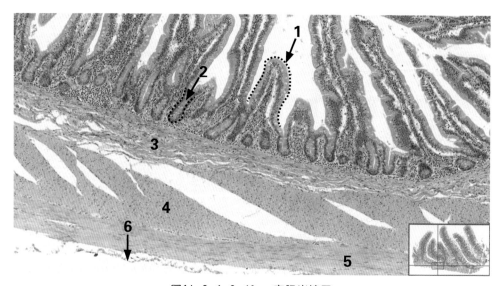

图14-6-1-2-10× 空肠光镜图

Fig. 14-6-1-2-10× Microphotograph of the jejunum

1. 小肠绒毛 intestinal villus
2. 小肠腺 small intestinal gland
3. 黏膜下层 submucosa
4. 内环肌 muscularis（inner circular）
5. 外纵肌 muscularis（outer longitudinal）
6. 浆膜 serosa

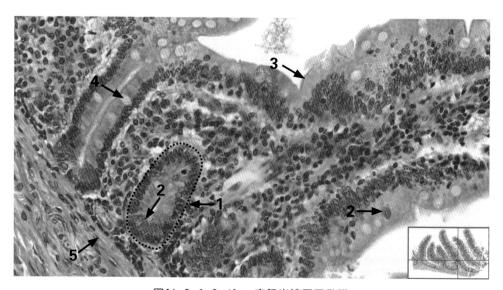

图14-6-1-3-40× 空肠光镜图示黏膜

Fig. 14-6-1-3-40× Microphotograph of the jejunum showing the mucosa

1. 小肠腺 small intestinal gland
2. 潘氏细胞 Paneth cell
3. 纹状缘 striated border
4. 杯状细胞 goblet cell
5. 平滑肌细胞 smooth muscle cell

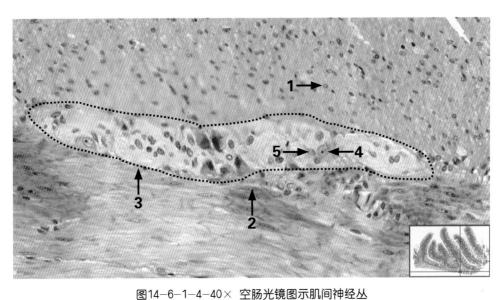

图14-6-1-4-40× 空肠光镜图示肌间神经丛
Fig. 14-6-1-4-40× Microphotograph of the jejunum showing the myenteric plexus

1. 横断的平滑肌细胞 cross-sectioned SMC
2. 纵切的平滑肌细胞 longitudinal SMC
3. 肌间神经丛 myenteric plexus
4. 神经元 neuron
5. 胶质细胞 glial cell

切片2：空肠纵切（人，PAS染色）
Slide 2: Jejunum, longitudinal section, human. PAS stain

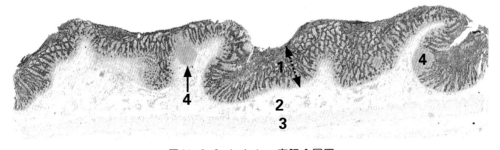

图14-6-2-1-1.4× 空肠全景图
Fig. 14-6-2-1-1.4× Gross view of the jejunum, PAS stain

1. 黏膜 mucosa
2. 黏膜下层 submucosa
3. 肌层 muscularis
4. 淋巴小结 lymphoid nodules

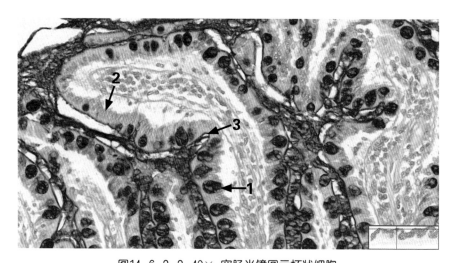

图14-6-2-2-40× 空肠光镜图示杯状细胞
Fig. 14-6-2-2-40× Microphotograph of the jejunum showing goblet cells

1. 杯状细胞 goblet cell   2. 吸收细胞 absorptive cell
3. 纹状缘 striated border

切片3：空肠纵切（人，H.E.染色）
Slide 3: Jejunum, longitudinal section, human. H.&E. stain

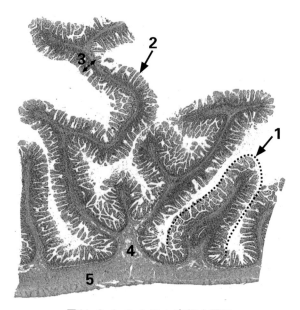

图14-6-3-1-0.7× 空肠全景图
Fig. 14-6-3-1-0.7× Gross view of the jejunum

1. 皱襞 circular plica   2. 小肠绒毛 intestinal villus
3. 黏膜 mucosa   4. 黏膜下层 submucosa
5. 肌层 muscularis

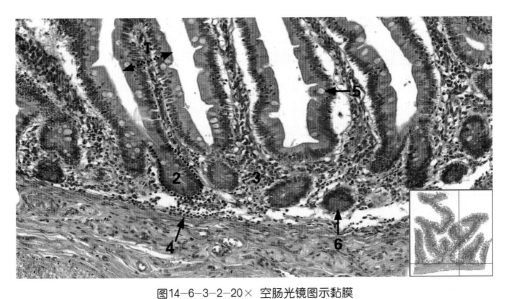

图14-6-3-2-20×　空肠光镜图示黏膜

Fig. 14-6-3-2-20×　Microphotograph of the jejunum showing the mucosa

1. 小肠绒毛 Small intestinal villus
3. 固有层 lamina propria
5. 杯状细胞 goblet cell

2. 小肠腺 small intestinal gland
4. 黏膜肌层 muscularis mucosa
6. 潘氏细胞 Paneth cell

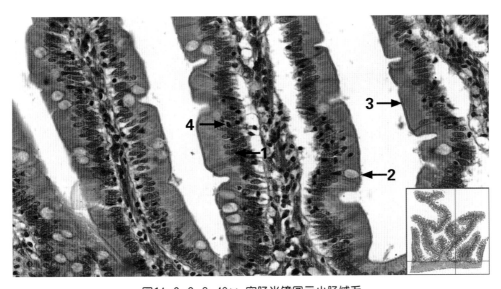

图14-6-3-3-40×　空肠光镜图示小肠绒毛

Fig. 14-6-3-3-40×　Microphotograph of the jejunum showing small intestinal villi

1. 吸收细胞 absorptive cell
3. 纹状缘 striated border

2. 杯状细胞 goblet cell
4. 淋巴细胞 lymphocyte

切片4：空肠横切（人，H.E.染色）
Slide 4: Jejunum, cross section, human. H.&E. stain

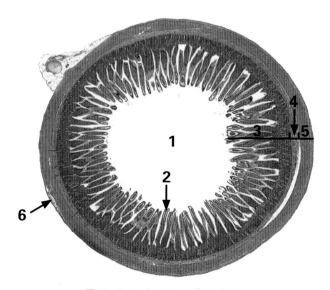

图14-6-4-1-1.2× 空肠全景图
Fig. 14-6-4-1-1.2× Gross view of the jejunum

1. 肠腔 lumen
3. 黏膜 mucosa
5. 肌层 muscularis

2. 小肠绒毛 intestinal villus
4. 黏膜下层 submucosa
6. 外膜 adventitia

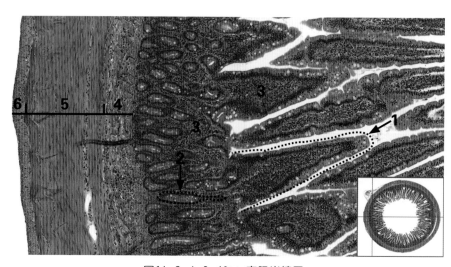

图14-6-4-2-10× 空肠光镜图
Fig. 14-6-4-2-10× Microphotograph of the jejunum

1. 小肠绒毛 small intestinal villus
3. 固有层 lamina propria
5. 内环行肌 muscularis, inner circular

2. 小肠腺 small intestinal gland
4. 黏膜下层 submucosa
6. 外纵形肌 muscularis, outer longitudinal

切片5：小肠纵切示潘氏细胞（人，H.E.染色）

Slide5: Human small intestine, longitudinal section, showing Paneth cell. H.&E. stain

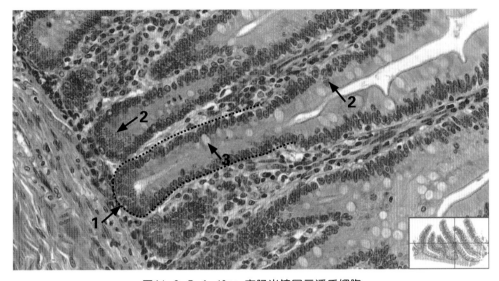

图14-6-5-1-40× 空肠光镜图示潘氏细胞

Fig. 14-6-5-1-40× Microphotograph of the jejunum showing Paneth cells

1. 小肠腺 small intestinal gland
2. 潘氏细胞 Paneth cell
3. 杯状细胞 goblet cell

切片6：小肠纵切（人，H.E.染色）

Slide 6: Small intestine, longitudinal section, human. H.&E. stain

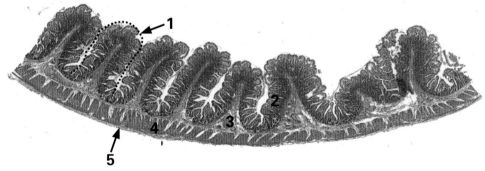

图14-6-6-1-1.2× 空肠光镜图

Fig. 14-6-6-1-1.2× Microphotograph of the jejunum

1. 皱襞 plica
2. 黏膜 mucosa
3. 黏膜下层 submucosa
4. 肌层 muscularis
5. 浆膜 serosa

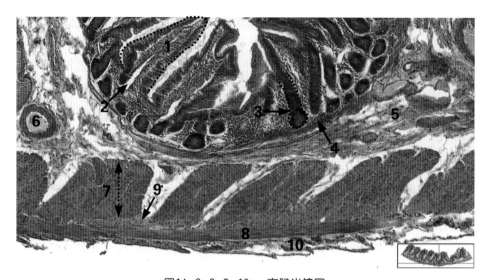

图14-6-6-2-10× 空肠光镜图

Fig. 14-6-6-2-10× Microphotograph of the jejunum

1. 小肠绒毛 intestinal villus
2. 中央乳糜管 central lacteal
3. 小肠腺 small intestinal gland
4. 黏膜肌层 muscularis mucosa
5. 黏膜下层 submucosa
6. 小动脉 small artery
7. 内环肌 muscularis, inner circular
8. 外纵肌 muscularis, outer longitudinal
9. 肌间神经丛 myenteric plexus
10. 浆膜 serosa

切片7：小肠冠状切示内分泌细胞（人，银染）

Slide 7: Human small intestine, coronal section, showing endocrine cells. Silver stain

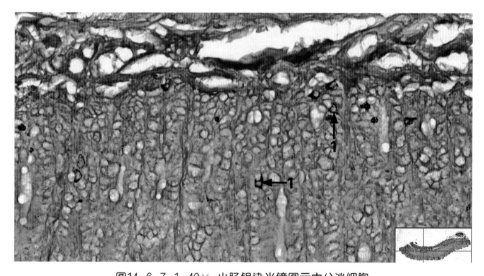

图14-6-7-1-40× 小肠银染光镜图示内分泌细胞

Fig. 14-6-7-1-40× Microphotograph of the small intestine showing endocrine cells

1. 内分泌细胞 endocrine cells

14.7 回肠（Ileum）

切片1：回肠纵切（人，H.E.染色）
Slide 1: Ileum, longitudinal section, human. H.&E. stain

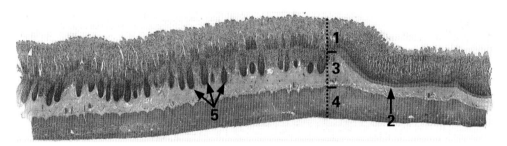

图14-7-1-1-0.8× 回肠全景图
Fig. 14-7-1-1-0.8× Gross view of the ileum

1. 黏膜 mucosa
2. 黏膜肌层 muscularis mucosa
3. 黏膜下层 submucosa
4. 肌层 muscularis
5. 集合淋巴小结 aggregated lymphoid nodules

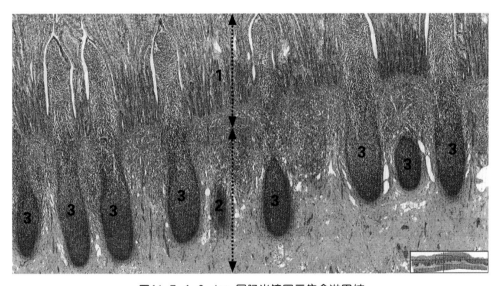

图14-7-1-2-4× 回肠光镜图示集合淋巴结
Fig. 14-7-1-2-4× Microphotograph of the ileum showing aggregated lymphoid nodules

1. 黏膜 mucosa
2. 黏膜下层 submucosa
3. 集合淋巴结 aggregated lymphoid nodules

第14章 消化管 Digestive Tract

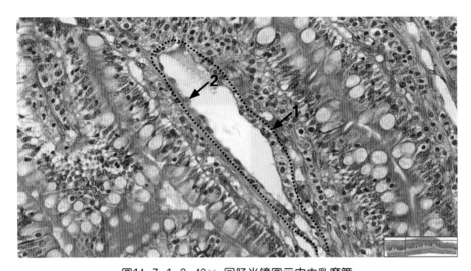

图14-7-1-3-40× 回肠光镜图示中央乳糜管
Fig. 14-7-1-3-40× Microphotograph of the ileum showing central lacteal

1. 中央乳糜管 central lacteal   2. 内皮细胞 endothelial cell

切片2：回肠横切（人，H.E.染色）
Slide 2: Ileum, cross section, human. H.&E. stain

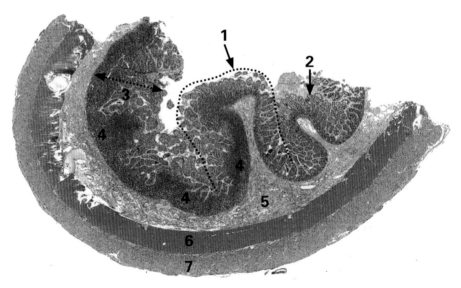

图14-7-2-1-1.3× 回肠全景图
Fig. 14-7-2-1-1.3× Gross view of the ileum

1. 皱襞 plica   2. 小肠绒毛 small intestinal villus
3. 黏膜 mucosa   4. 集结淋巴小结 aggregated lymphoid nodule
5. 黏膜下层 submucosa   6. 内环肌 muscularis, inner circular
7. 外纵肌 muscularis, outer longitudinal

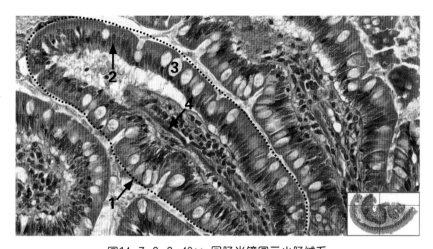

图14-7-2-2-40× 回肠光镜图示小肠绒毛

Fig. 14-7-2-2-40× Microphotograph of the ileum showing intestinal villi

1. 小肠绒毛 intestinal villus
2. 吸收细胞 absorptive cell
3. 杯状细胞 goblet cell
4. 平滑肌细胞 smooth muscle fiber

切片3：回肠横切（人，H.E.染色）

Slide 3: Ileum, cross section, human. H.&E. stain

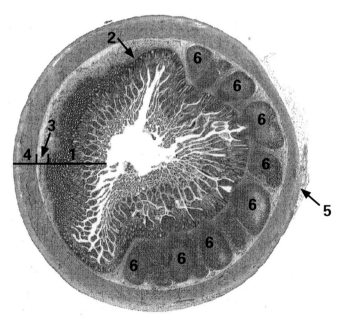

图14-7-3-1-1.0× 回肠全景图

Fig. 14-7-3-1-1.0× Gross view of the Ileum

1. 黏膜 mucosa
2. 黏膜肌层 muscularis mucosa
3. 黏膜下层 submucosa
4. 肌层 muscularis
5. 浆膜 serosa
6. 集合淋巴小结 aggregated lymphoid nodules

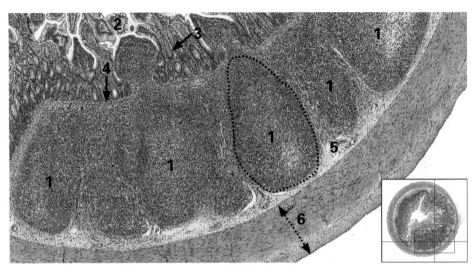

图14-7-3-2-4×　回肠光镜图示集合淋巴小结

Fig. 14-7-3-2-4×　Microphotograph of the Ileum showing aggregated lymphoid nodules

1. 集合淋巴小结　aggregated lymphoid nodules
2. 小肠绒毛　intestinal villus
3. 小肠腺　small intestinal gland
4. 黏膜肌层　muscularis mucosa
5. 黏膜下层　submucosa
6. 肌层　muscularis

14.8 结肠（Colon）

切片1：结肠纵切（人，H.E.染色）

Slide 1: Colon, longitudinal section, human. H.&E. stain

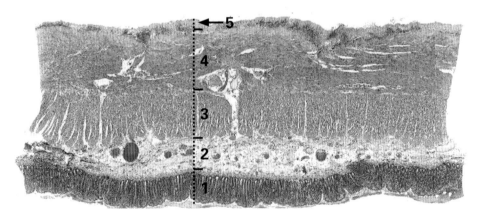

图14-8-1-1-1.5×　结肠全景图

Fig. 14-8-1-1-1.5×　Gross view of the colon

1. 黏膜　mucosa
2. 黏膜下层　submucosa
3. 内环肌　muscularis, inner circular
4. 外纵肌　muscularis, outer longitudinal
5. 外膜　adventitia

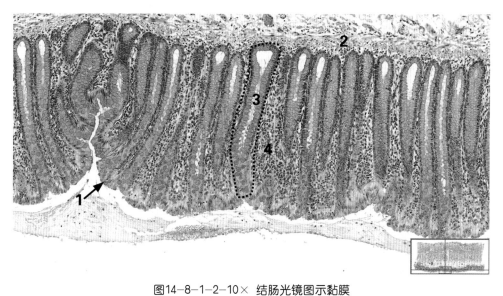

图14-8-1-2-10× 结肠光镜图示黏膜
Fig. 14-8-1-2-10× Microphotograph of the Colon showing the mucosa

1. 黏膜上皮 mucosal epithelium
2. 黏膜肌层 muscularis mucosa
3. 大肠腺 large intestinal gland
4. 固有层 lamina propria

切片2：回盲瓣纵切（人，H.E.染色）
Slide 2: Ileo-cecal valve, longitudinal section, human. H.&E. stain

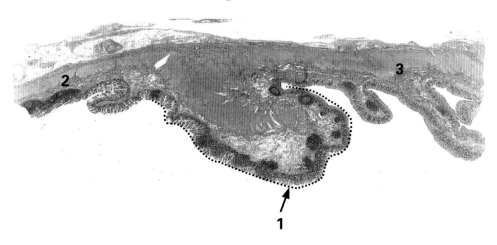

图14-8-2-1-0.9× 回盲瓣全景图
Fig. 14-8-2-1-0.9× Gross view of ileo-cecal valve

1. 回盲瓣 ileo-cecal valve
2. 回肠 ileum
3. 盲肠 cecum

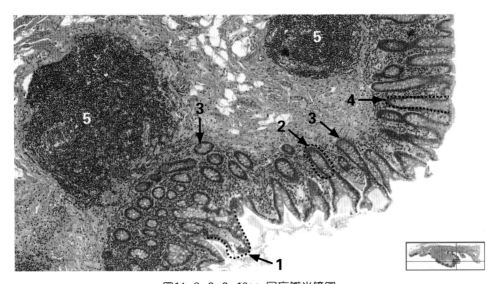

图14-8-2-2-10× 回盲瓣光镜图

Fig. 14-8-2-2-10× Microphotograph of ileo-caecal valve

1. 小肠绒毛 intestinal villus	2. 小肠腺 submucosa
3. 潘氏细胞 Paneth cell	4. 盲肠腺 caecal gland
5. 淋巴小结 lymphoid nodules	

切片3：结肠纵切（人，H.E.染色）

Slide 3: Colon, longitudinal section, human. H.&E. stain

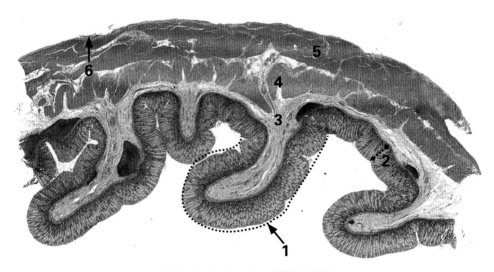

图14-8-3-1-1.3× 结肠全景图

Fig. 14-8-3-1-1.3× Gross view of the colon

1. 皱襞 plica	2. 黏膜 mucosa
3. 黏膜下层 submucosa	4. 内环肌 muscularis, inner circular
5. 外纵肌 muscularis, outer longitudinal	6. 外膜 adventitia

切片4：直肠横切（猫，H.E.染色）

Slide 3: Rectum, cross section, cat. H.&E. stain

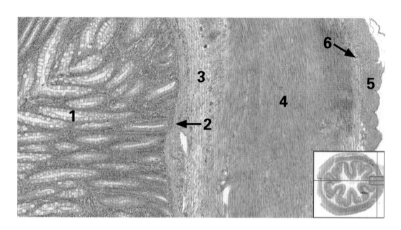

图14-8-4-1-10× 直肠光镜图

Fig. 14-8-4-1-10× Microphotograph of the rectum

1. 大肠腺 large intestinal gland
2. 黏膜肌层 muscularis mucosa
3. 黏膜下层 submucosa
4. 内环行肌 muscularis, inner circular
5. 外纵行肌 muscularis, outer longitudinal
6. 肌间神经丛 myenteric nerve plexus

14.9 阑尾（Appendix）

切片1：阑尾（人，H.E.染色）

Slide 1: Appendix, human. H.&E. stain

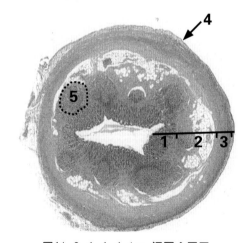

图14-9-1-1-1.4× 阑尾全景图

Fig. 14-9-1-1-1.4× Gross view of the appendix

1. 黏膜 mucosa
2. 黏膜下层 submucosa
3. 肌层 muscularis
4. 浆膜 serosa
5. 淋巴小结 lymphoid nodule

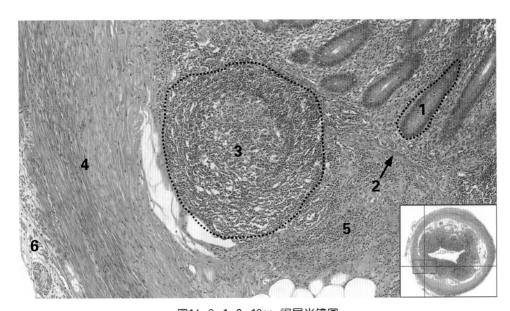

图14-9-1-2-10× 阑尾光镜图

Fig. 14-9-1-2-10× Microphotograph of the appendix

1. 大肠腺 large intestinal gland
2. 黏膜肌层 muscularis mucosa
3. 淋巴小结 lymphoid nodule
4. 肌层 muscularis
5. 弥散淋巴组织 diffused lymphoid tissue
6. 浆膜 serosa

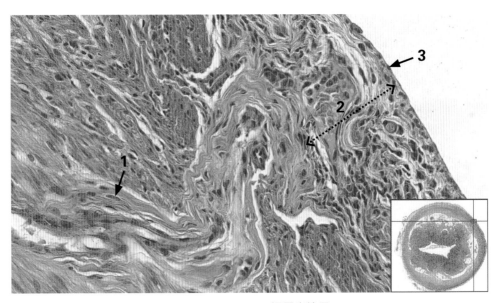

图14-9-1-3-40× 阑尾光镜图

Fig. 14-9-1-3-40× Microphotograph of the appendix

1. 肌层（平滑肌细胞）muscularis（smooth muscle cell）
2. 浆膜 serosa
3. 间皮细胞 mesothelial cell

切片2：阑尾（人，H.E.染色）
Slide 2: Appendix, human. H.&E. stain

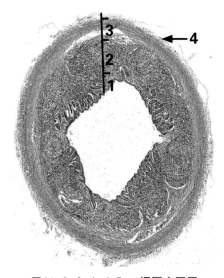

图14-9-2-1-1.5×　阑尾全景图
Fig. 14-9-2-1-1.5×　Gross view of the appendix

1. 黏膜层 mucosa
2. 黏膜下层 submucosa
3. 肌层 muscularis
4. 浆膜 serosa

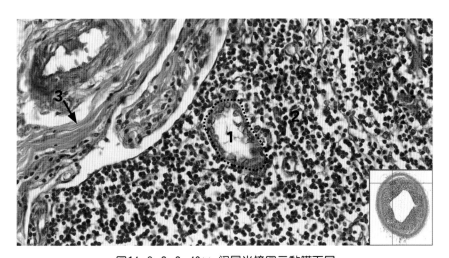

图14-9-2-2-40×　阑尾光镜图示黏膜下层
Fig. 14-9-2-2-40×　Microphotograph of the appendix showing the submucosa

1. 高内皮微静脉 high endothelial venule
2. 弥散淋巴组织 diffused lymphoid tissue
3. 胶原纤维 collagen fiber

第14章 消化管　Digestive Tract

（宋宇宏　董为人）

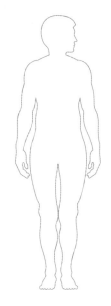

第15章
消化腺

Chapter 15　Digestive Gland

15.1 唾液腺（Salivary Gland）

切片1：腮腺（人，H.E.染色）
Slide 1: Parotid gland, human, H.&E. stain

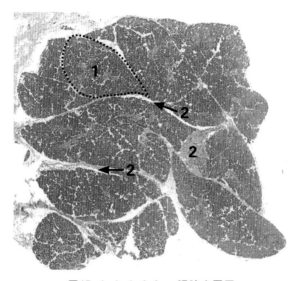

图15-1-1-1-0.8×　腮腺全景图
Fig. 15-1-1-1-0.8×　Gross view of parotid gland

1. 腮腺小叶 lobule　　　　　　　　2. 小叶间隔 interlobular septum

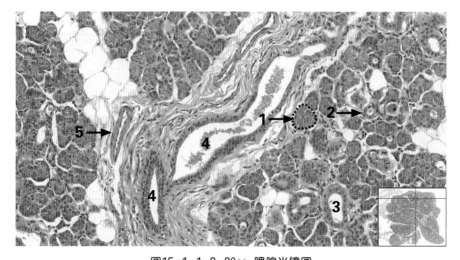

图15-1-1-2-20×　腮腺光镜图
Fig. 15-1-1-2-20×　Microphotograph of parotid gland

1. 浆液性腺泡 serous acinus　　　　　　　2. 闰管 intercalated duct
3. 分泌管 secretory duct　　　　　　　　4. 小叶间导管 interlobular duct
5. 血管 vessel

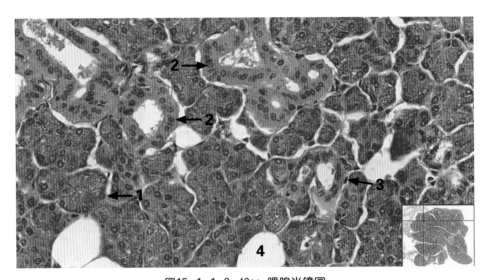

图15-1-1-3-40× 腮腺光镜图

Fig. 15-1-1-3-40× Microphotograph of parotid gland

1. 浆液性腺泡 serous cell
2. 分泌管上皮细胞 epithelial cell of secretory duct
3. 肌上皮细胞 myoepithelial cell
4. 脂肪细胞 adipocyte

切片2：腮腺（人，H.E.染色）

Slide 2: Parotid gland, human, H.&E. stain

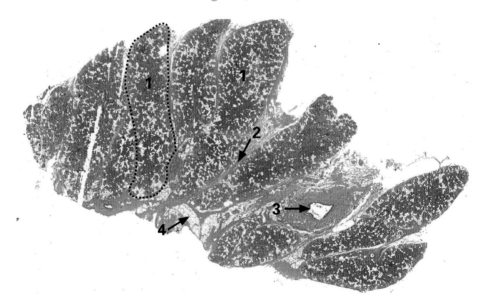

图15-1-2-1-1× 腮腺全景图

Fig. 15-1-2-1-1× Gross view of parotid gland

1. 腮腺小叶 lobule
2. 小叶间隔 interlobular septum
3. 主导管 main duct
4. 脂肪组织 adipose tissue

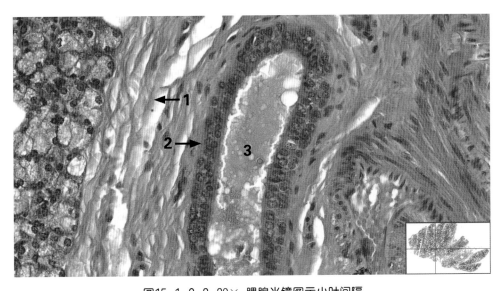

图15-1-2-2-20× 腮腺光镜图示小叶间隔

Fig. 15-1-2-2-20× Microphotograph of parotid gland showing interlobular septum

1. 胶原纤维 collagen fiber
2. 小叶间导管上皮细胞 epithelial cells of interlobular duct
3. 分泌物 secretion

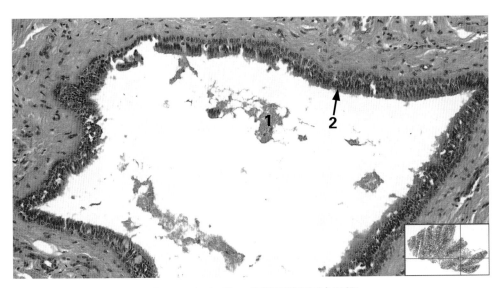

图15-1-2-3-20× 腮腺光镜图示主导管

Fig. 15-1-2-3-20× Microphotograph of parotid gland showing main duct

1. 腔内分泌物 secretion in the lumen
2. 导管上皮（假复层柱状上皮） pseudostratified columnar epithelium

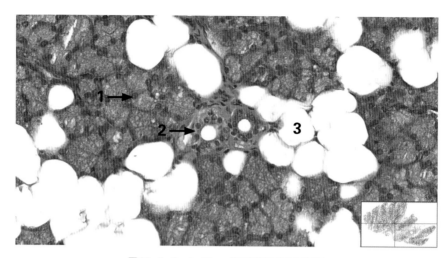

图15-1-2-4-40× 腮腺光镜图示腺泡

Fig. 15-1-2-4-40× Microphotograph of parotid gland showing serous acini

1. 浆液性细胞 serous cell
2. 闰管 intercalated duct
3. 脂肪细胞 intercalated duct

切片3：腮腺（人，H.E.染色）

Slide 3: Parotid gland, human, H.&E. stain

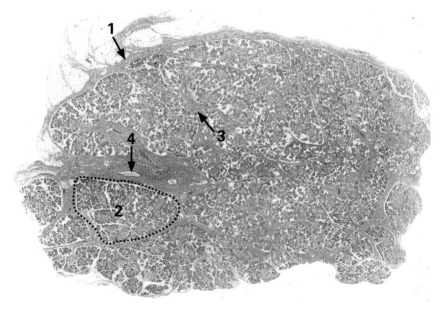

图15-1-3-1-0.8× 腮腺全景图

Fig. 15-1-3-1-0.8× Gross view of parotid gland

1. 被膜 capsule
2. 腮腺小叶 lobule
3. 小叶间隔 interlobular septum
4. 主导管 main duct

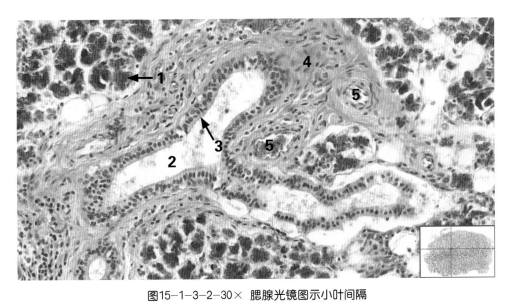

图15-1-3-2-30× 腮腺光镜图示小叶间隔

Fig. 15-1-3-2-30× Microphotograph of parotid gland showing interlobular septum

1. 浆液性腺泡 serous acinus
2. 小叶间导管 interlobular duct
3. 假复层柱状上皮 pseudostratified columnar epithelium
4. 结缔组织 connective tissue
5. 血管 vessel

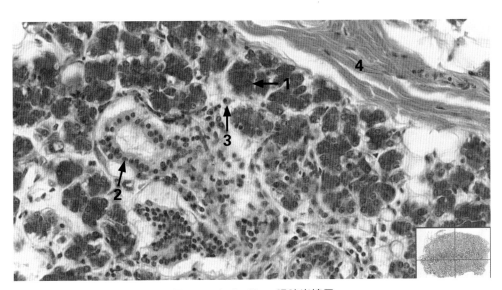

图15-1-3-3-40× 腮腺光镜图

Fig. 15-1-3-3-40× Microphotograph of parotid gland

1. 浆液性细胞 serous glandular cell
2. 分泌管上皮细胞 epithelial cell of secretory duct
3. 浆细胞 plasma cell
4. 胶原纤维 collagen fibers

切片4：下颌下腺（人，H.E.染色）
Slide 4: Submandibular gland, human, H.&E. stain

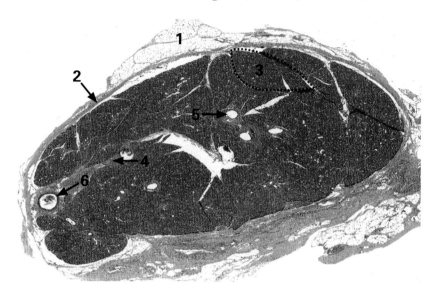

图15-1-4-1-1.3× 下颌下腺全景图
Fig. 15-1-4-1-1.3× Gross view of submandibular gland

1. 脂肪囊 fat capsule
3. 腮腺小叶 lobule
5. 小叶间导管 interlobular duct

2. 被膜 capsule
4. 小叶间隔 interlobular septum
6. 主导管 main duct

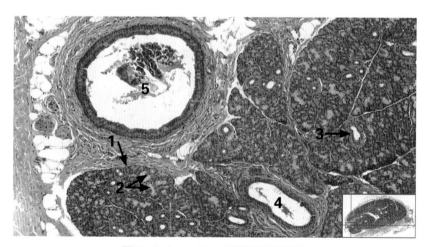

图15-1-4-2-10× 下颌下腺光镜图
Fig. 15-1-4-2-10× Microphotograph of submandibular gland

1. 浆液性腺泡 serous acini
3. 分泌管 secretory duct
5. 主导管 main duct

2. 黏液性腺泡 mucous acini
4. 小叶间导管 interlobular duct

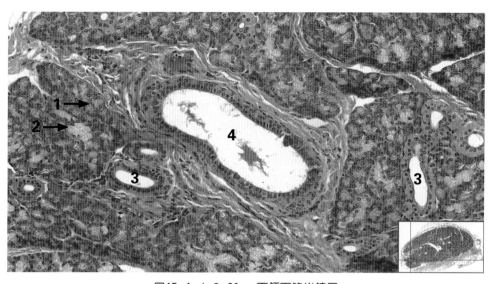

图15-1-4-3-20× 下颌下腺光镜图

Fig. 15-1-4-3-20× Microphotograph of submandibular gland

1. 浆液性腺泡 serous acinus
2. 黏液性腺泡 mucous acinus
3. 分泌管 secretory duct
4. 小叶间导管 interlobular duct

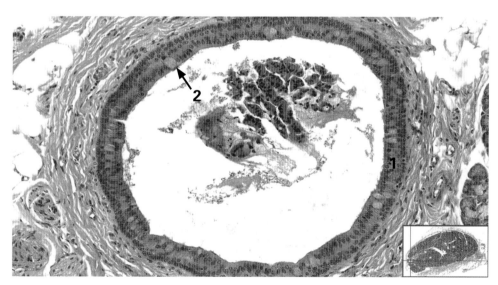

图15-1-4-4-20× 下颌下腺光镜图示主导管

Fig. 15-1-4-4-20× Microphotograph of submandibular gland showing main duct

1. 假复层柱状上皮 pseudostratified columnar epithelium
2. 杯状细胞 goblet cell

切片5：下颌下腺（人，H.E.染色）

Slide 5: Submandibular gland, human, H.&E. stain

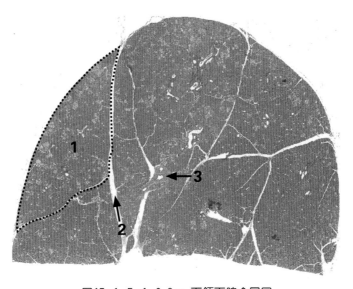

图15-1-5-1-0.9× 下颌下腺全景图

Fig. 15-1-5-1-0.9× Gross view of submandibular gland

1. 小叶 lobule
2. 小叶间隔 interlobular septum
3. 导管 duct

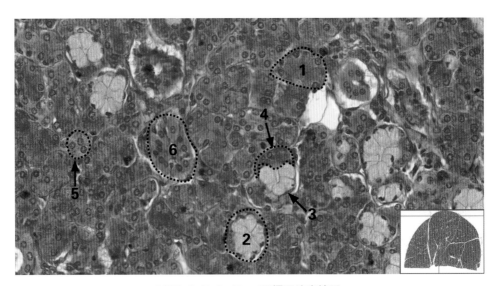

图15-1-5-2-40× 下颌下腺光镜图

Fig. 15-1-5-2-40× Microphotograph of submandibular gland

1. 浆液性腺泡 serous acinus
2. 黏液性腺泡 mucous acinus
3. 黏液性腺细胞 mucous glandular cell
4. 浆半月（混合性腺泡）serous demilune of a mixed acinus
5. 闰管 intercalated duct
6. 分泌管 secretory duct

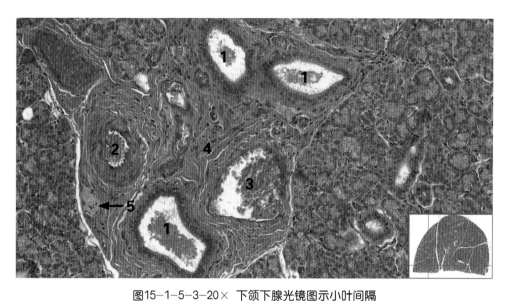

图15-1-5-3-20× 下颌下腺光镜图示小叶间隔

Fig. 15-1-5-3-20× Microphotograph of submandibular gland showing interlobular septum

1. 小叶间导管 interlobular duct
2. 小动脉 arteriole
3. 小静脉 small vein
4. 结缔组织 connective tissue
5. 小神经 small nerve

切片6：舌下腺（人，H.E.染色）
Slide 6: Sublingual gland, human, H.&E. stain

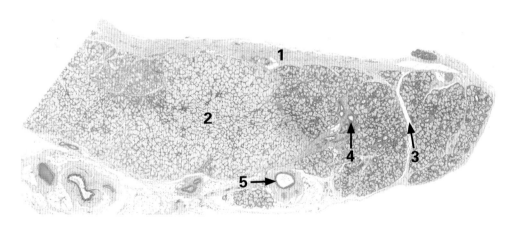

图15-1-6-1-1.8× 舌下腺全景图

Fig. 15-1-6-1-1.8× Gross view of sublingual gland

1. 被膜 capsule
2. 腺泡 acini
3. 小叶间隔 interlobular septum
4. 小叶间导管 interlobular duct
5. 主导管 main duct

第15章 消化腺

Digestive Gland

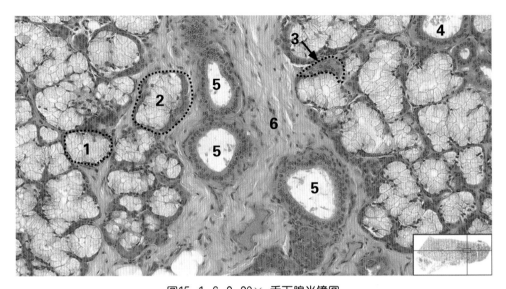

图15-1-6-2-20× 舌下腺光镜图

Fig. 15-1-6-2-20× Microphotograph of sublingual gland

1. 黏液性腺泡 mucous acinus
2. 混合性腺泡 mixed acinus
3. 浆半月 serous demilune
4. 分泌管 secretory duct
5. 小叶间导管 interlobular duct
6. 结缔组织 connective tissue

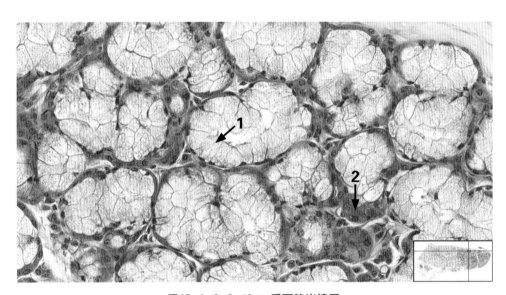

图15-1-6-3-40× 舌下腺光镜图

Fig. 15-1-6-3-40× Microphotograph of sublingual gland

1. 黏液性腺细胞 mucous glandular cell
2. 浆液性腺细胞 serous glandular cell

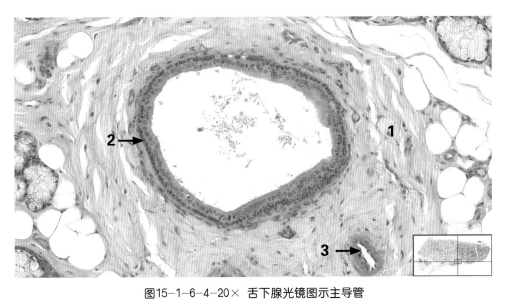

图15-1-6-4-20× 舌下腺光镜图示主导管

Fig. 15-1-6-4-20× Microphotograph of sublingual gland showing main duct

1. 结缔组织 connective tissue
2. 假复层柱状上皮 pseudostratified columnar epithelium
3. 血管 vessel

切片7：舌下腺（人，H.E.染色）

Slide 7: Sublingual gland, human, H.&E. stain

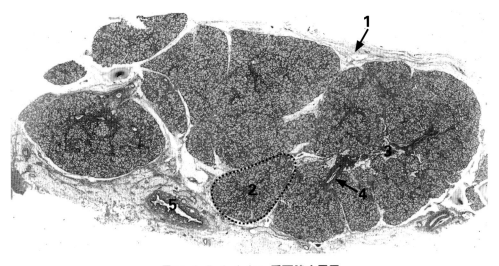

图15-1-7-1-1.1× 舌下腺全景图

Fig. 15-1-7-1-1.1× Gross view of sublingual gland

1. 被膜 capsule
2. 小叶 lobule
3. 小叶间隔 interlobular septum
4. 小叶间导管 interlobular duct
5. 主导管 main duct

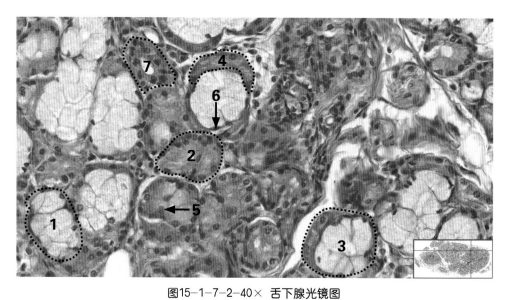

图15-1-7-2-40× 舌下腺光镜图

Fig. 15-1-7-2-40× Microphotograph of sublingual gland

1. 黏液性腺泡 mucous acinus
2. 浆液性腺泡 serous acinus
3. 混合性腺泡 mixed acinus
4. 浆半月 serous demilune
5. 浆液性腺细胞 serous glandular cell
6. 黏液性腺细胞 mucous glandular cell
7. 分泌管 secretory duct

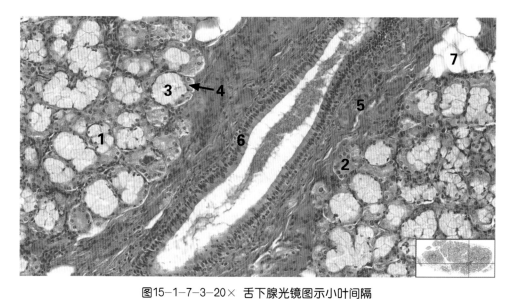

图15-1-7-3-20× 舌下腺光镜图示小叶间隔

Fig. 15-1-7-3-20× Microphotograph of sublingual gland showing interlobular septum

1. 黏液性腺泡 mucous acinus
2. 浆液性腺泡 serous demilune
3. 混合性腺泡 mixed acinus
4. 浆半月 serous demilune
5. 结缔组织 connective tissue
6. 小叶间导管上皮 epithelium of interlobular duct
7. 脂肪细胞 adipocyte

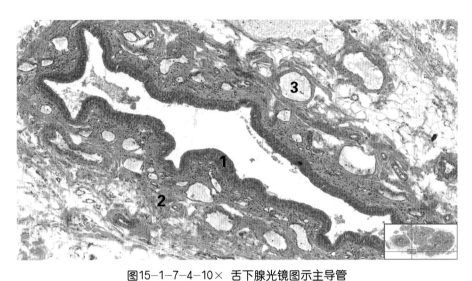

图15-1-7-4-10× 舌下腺光镜图示主导管

Fig. 15-1-7-4-10× Microphotograph of sublingual gland showing main duct

1. 主导管上皮 epithelium of the main duct
2. 结缔组织 connective tissue
3. 血管 vessel

15.2 胰腺（Pancreas）

切片1：胰腺（人，H.E.染色）
Slide 1: Pancreas, human, H.&E. stain

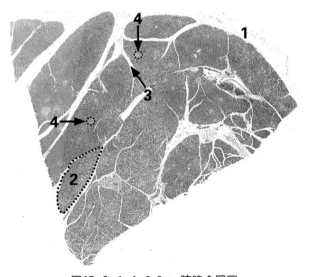

图15-2-1-1-0.9× 胰腺全景图

Fig. 15-2-1-1-0.9× Gross view of the pancreas

1. 被膜 capsule
2. 小叶 lobule
3. 小叶间隔 interlobular septum
4. 胰岛 pancreatic islet

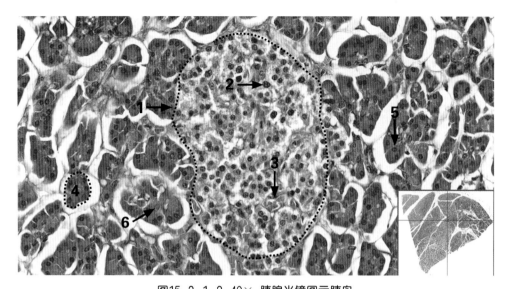

图15-2-1-2-40× 胰腺光镜图示胰岛

Fig. 15-2-1-2-40× Microphotograph of the pancreas showing pancreatic islet

1. 胰岛 pancreatic islet
2. 内分泌细胞 endocrine cell
3. 毛细血管 capillary
4. 胰腺外分泌部（腺泡）exocrine portion
5. 腺泡细胞 acinar cell
6. 泡心细胞 centroacinar cell

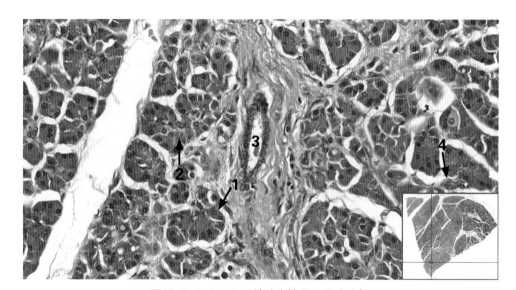

图15-2-1-3-40× 胰腺光镜图示外分泌部

Fig. 15-2-1-3-40× Microphotograph of the pancreas showing its exocrine portion

1. 腺泡 acinar cell
2. 泡心细胞 centroacinar cell
3. 小叶内导管 intralobular duct
4. 闰管 intercalated duct

切片2：胰腺（人，H.E.染色）

Slide 2: Pancreas, human, H.&E. stain

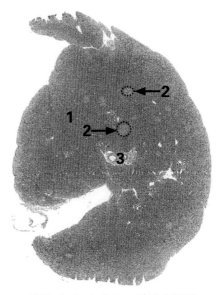

图15-2-2-1-1.8× 胰腺全景图

Fig. 15-2-2-1-1.8× Gross view of the pancreas

1. 胰腺外分泌部 exocrine portion
2. 胰岛 pancreatic islets
3. 小叶间隔 interlobular septum

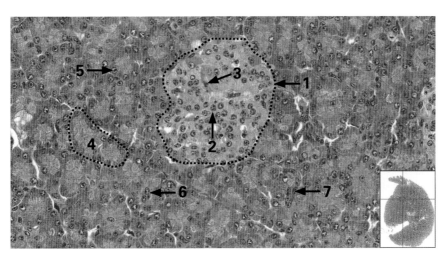

图15-2-2-2-40× 胰腺光镜图

Fig. 15-2-2-2-40× Microphotograph of the pancreas

1. 胰岛 pancreatic islet
2. 内分泌细胞 endocrine cell
3. 毛细血管 capillary
4. 胰腺腺泡 pancreatic acinus
5. 腺泡细胞 acinar cell
6. 泡心细胞 centroacinar cell
7. 闰管 intercalated duct

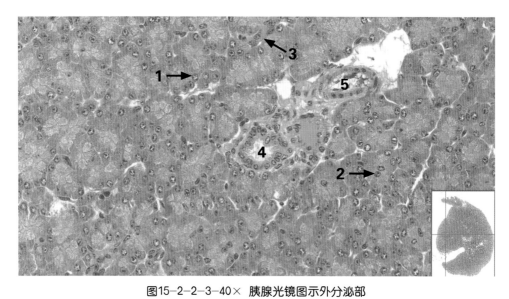

图15-2-2-3-40× 胰腺光镜图示外分泌部

Fig. 15-2-2-3-40× Microphotograph of the pancreas showing exocrine portion

1. 腺泡细胞 acinar cell
2. 泡心细胞 centroacinar cell
3. 闰管 intercalated duct
4. 小叶内导管 intralobular duct
5. 血管 vessel

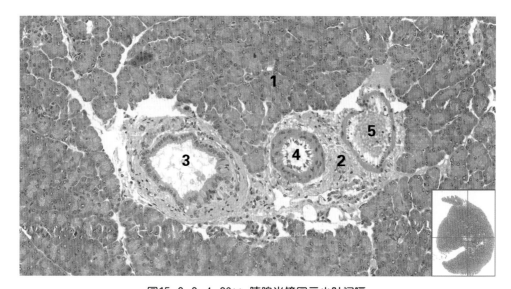

图15-2-2-4-20× 胰腺光镜图示小叶间隔

Fig. 15-2-2-4-20× Microphotograph of the pancreas showing interlobular septum

1. 胰腺外分泌部（腺泡）exocrine pancreas（pancreatic acini）
2. 结缔组织 connective tissue
3. 小叶间导管 interlobular duct
4. 小动脉 small artery
5. 小静脉 small vein

切片3：胰腺（人，H.E.染色）

Slide 3: Pancreas, human, H.&E. stain

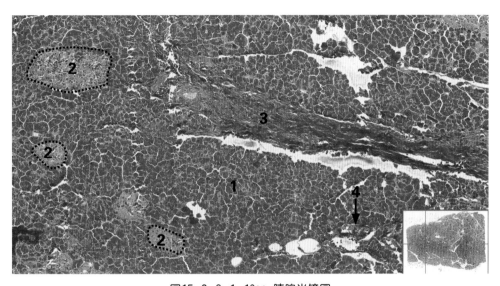

图15-2-3-1-10× 胰腺光镜图

Fig. 15-2-3-1-10× Microphotograph of the pancreas

1. 胰腺外分泌部（腺泡）exocrine pancreas（acini）　　2. 胰岛 pancreatic islets
3. 小叶间结缔组织 interlobular connective tissue　　4. 胶原纤维 collagen fibers

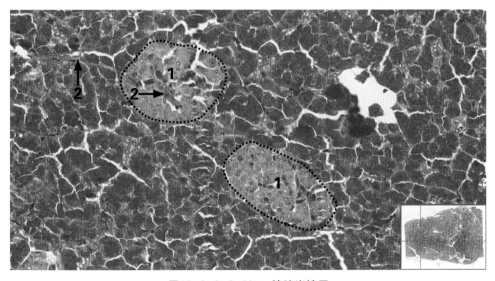

图15-2-3-2-30× 胰腺光镜图

Fig. 15-2-3-2-30× Microphotograph of the pancreas

1. 胰岛 pancreatic islets　　2. 胶原纤维 collagen fibers

第15章 消化腺

Digestive Gland

15.3 肝（Liver）

切片1：肝（猪，H.E.染色）
Slide 1: Liver, pig, H.&E. stain

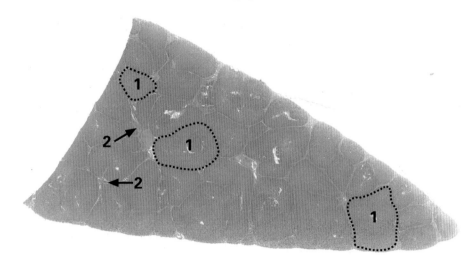

图15-3-1-1-1× 肝全景图
Fig. 15-3-1-1-1× Gross view of the liver

1. 肝小叶 hepatic lobules
2. 门管区 portal area

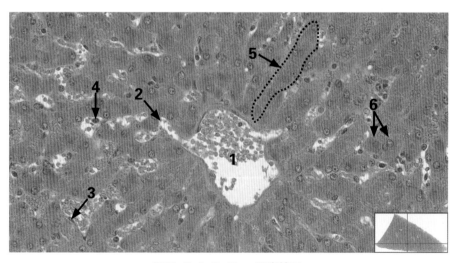

图15-3-1-2-40× 肝光镜图
Fig. 15-3-1-2-40× Microphotograph of the liver

1. 中央静脉 central vein
2. 肝血窦 hepatic sinusoid
3. 内皮细胞 endothelial cell
4. 肝巨噬细胞 Kupffer cell
5. 肝索 hepatic cord
6. 肝细胞 hepatocytes

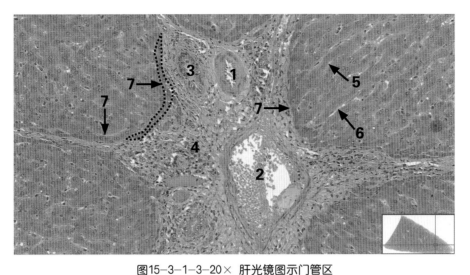

图15-3-1-3-20× 肝光镜图示门管区

Fig. 15-3-1-3-20× Microphotograph of the liver showing portal area

1. 小叶间动脉 interlobular artery
2. 小叶间静脉 interlobular vein
3. 小叶间胆管 interlobular bile duct
4. 结缔组织 connective tissue
5. 肝索 hepatic cords
6. 肝血窦 hepatic sinusoid
7. 肝界板 hepatic limiting plate

切片2：肝（人，H.E.染色）

Slide 2: Liver, human, H.&E. stain

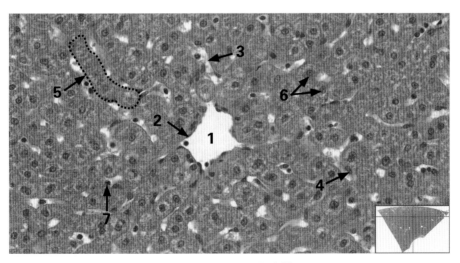

图15-3-2-1-40× 肝光镜图

Fig. 15-3-2-1-40× Microphotograph of the liver

1. 中央静脉 central vein
2. 内皮细胞 endothelial cell
3. 肝血窦 hepatic sinusoid
4. 肝巨噬细胞 Kupffer cell
5. 肝索 hepatic cord
6. 肝细胞 hepatocytes
7. 粒细胞 leukocyte

第15章 消化腺

Digestive Gland

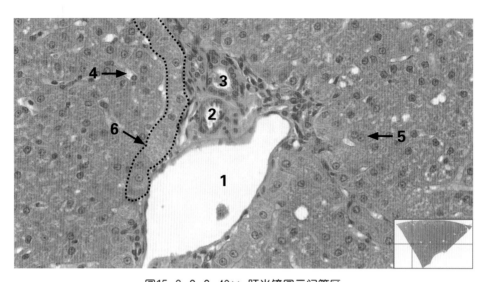

图15-3-2-2-40× 肝光镜图示门管区

Fig. 15-3-2-2-40× Microphotograph of the liver showing portal area

1. 小叶间静脉 interlobular vein
2. 小叶间动脉 interlobular artery
3. 小叶间胆管 interlobular bile duct
4. 肝血窦 hepatic sinusoid
5. 肝细胞 hepatocyte
6. 肝界板 hepatic limiting plate

切片3：肝（猪，H.E.染色）

Slide 3: Liver, pig, H.&E. stain

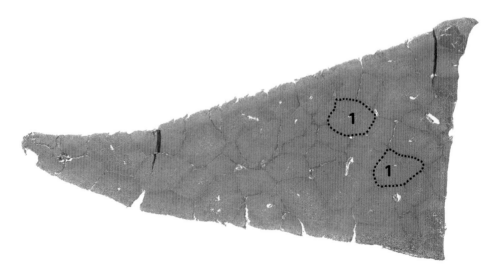

图15-3-3-1-1× 肝全景图

Fig. 15-3-3-1-1× Gross view of the liver

1. 肝小叶 hepatic lobule

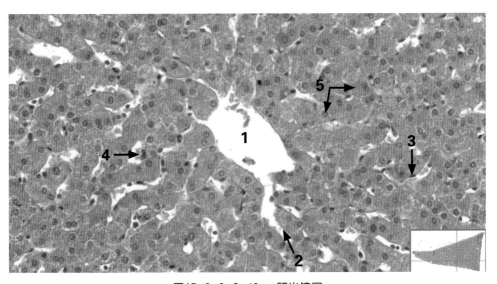

图15-3-3-2-40× 肝光镜图

Fig. 15-3-3-2-40× Microphotograph of the liver

1. 中央静脉 central vein
2. 肝血窦 hepatic sinusoid
3. 内皮细胞 endothelial cells
4. 肝巨噬细胞 Kupffer cell
5. 肝细胞 hepatocytes

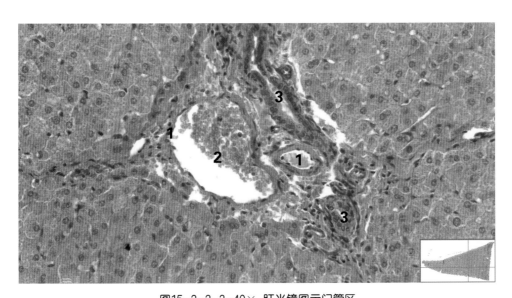

图15-3-3-3-40× 肝光镜图示门管区

Fig. 15-3-3-3-40× Microphotograph of the liver showing the portal area

1. 小叶间动脉 interlobular artery
2. 小叶间静脉 interlobular vein
3. 小叶间胆管 interlobular bile duct

切片4：肝（人，H.E.染色）
Slide 4: Liver, human, H.&E. stain

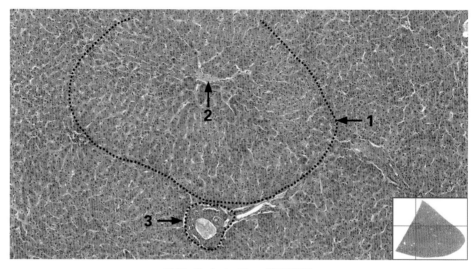

图15-3-4-1-10× 肝光镜图
Fig. 15-3-4-1-10× Microphotograph of the liver

1. 肝小叶 hepatic lobule   2. 中央静脉 central vein
3. 门管区 portal area

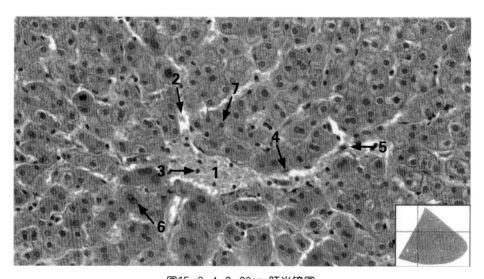

图15-3-4-2-20× 肝光镜图
Fig. 15-3-4-2-20× Microphotograph of the liver

1. 中央静脉 central vein   2. 血窦 sinusoid
3. 粒细胞 leukocyte   4. 内皮细胞 endothelial cell
5. 巨噬细胞 Kupffer cell   6. 肝细胞 hepatocyte
7. 肝细胞内的脂褐素 lipofuscin in hepatocyte

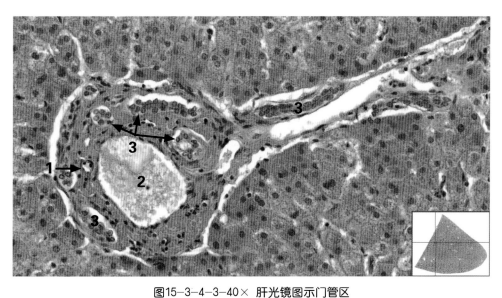

图15-3-4-3-40× 肝光镜图示门管区

Fig. 15-3-4-3-40× Microphotograph of the liver showing portal area

1. 小叶间动脉 interlobular artery   2. 小叶间静脉 interlobular vein
3. 小叶间胆管 interlobular bile duct

切片5：肝（人，H.E.染色）
Slide 5: Liver, human, H.&E. stain

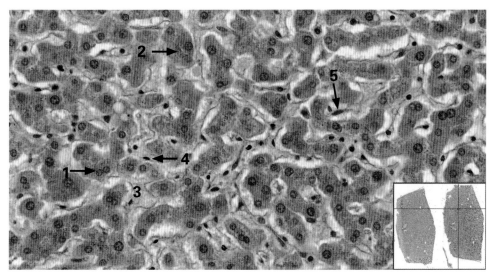

图15-3-5-1-40× 肝光镜图

Fig. 15-3-5-1-40× Microphotograph of the liver

1. 肝细胞 hepatocyte   2. 肝细胞内的脂褐素 lipofuscin in hepatocyte
3. 肝血窦 hepatic sinusoid   4. 血窦内皮细胞 endothelial cells
5. 巨噬细胞 Kupffer cell

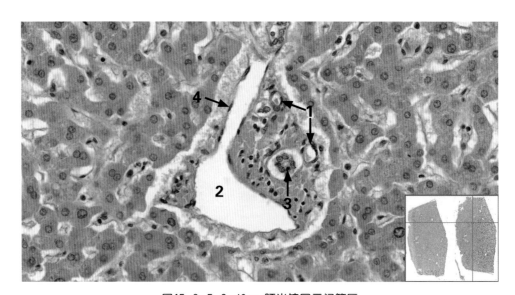

图15-3-5-2-40× 肝光镜图示门管区

Fig. 15-3-5-2-40× Microphotograph of the liver showing portal area

1. 小叶间动脉 interlobular artery
2. 小叶间静脉 interlobular vein
3. 小叶间胆管 interlobular bile duct
4. 内皮细胞 endothelial cell

切片6：肝巨噬细胞（大鼠，红墨水注射）

Slide 6: Macrophage, rat. Intraperitoneal injection of red ink

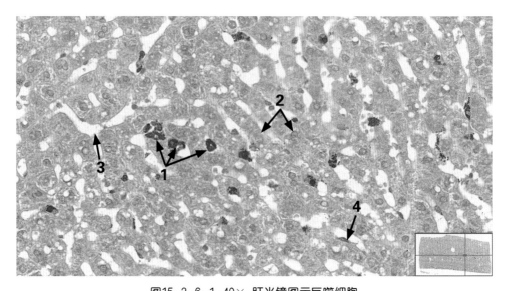

图15-3-6-1-40× 肝光镜图示巨噬细胞

Fig. 15-3-6-1-40× Microphotograph of the liver showing hepatic macrophages

1. 肝巨噬细胞 Kupffer cell
2. 肝细胞 hepatocytes
3. 肝血窦 hepatic sinusoid
4. 内皮细胞 endothelial cell

切片7：肝巨噬细胞（大鼠，黑墨水腹腔内注射）

Slide7: Macrophage, rat. Intraperitoneal injection of black ink

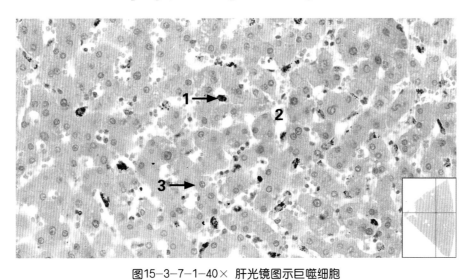

图15-3-7-1-40× 肝光镜图示巨噬细胞

Fig. 15-3-7-1-40× Microphotograph of the liver showing hepatic macrophages

1. 肝巨噬细胞 Kupffer cell   2. 肝血窦 hepatic sinusoid
3. 肝细胞 hepatocyte

切片8：胆小管（动物肝，银染）

Slide 8: Bile canaliculi, animal liver. Silver stain

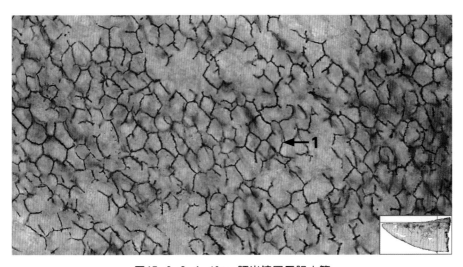

图15-3-8-1-40× 肝光镜图示胆小管

Fig. 15-3-8-1-40× Microphotograph of the liver showing bile canaliculi

1. 胆小管 bile canaliculus

切片9：肝胆管（鼠肝，铁苏木精–苦味酸染色）
Slide 9: Hepatobiliary, mouse liver. Iron hematoxylin–icric acid stain

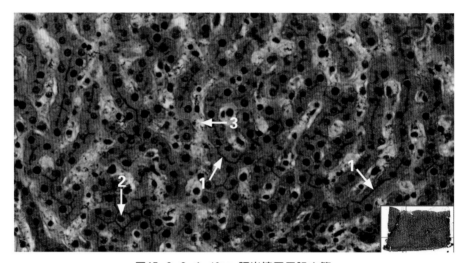

图15-3-9-1-40× 肝光镜图示胆小管

Fig. 15-3-9-1-40× Microphotograph of the liver showing bile canaliculi

1. 胆小管 bile canaliculi

2. 肝细胞 hepatocyte

3. 肝血窦 hepatic sinusoid

切片10：肝网状组织（人，银染）
Slide 10: Liver, human. Silver stain

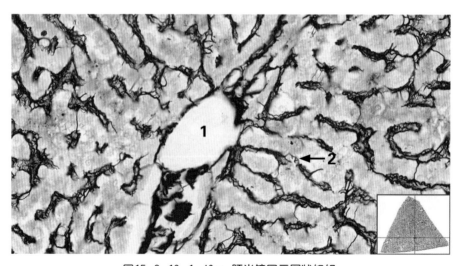

图15-3-10-1-40× 肝光镜图示网状组织

Fig. 15-3-10-1-40× Microphotograph of the liver showing reticular tissue

1. 中央静脉 central vein

2. 网状纤维 reticular fibers

切片11：肝糖原（动物肝，PAS染色）
Slide 11: Hepatic glycogen, animal liver. PAS stain

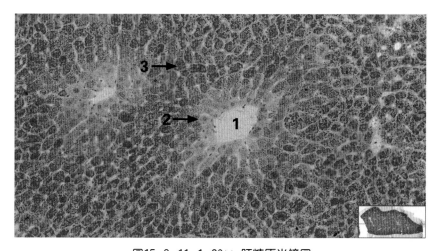

图15-3-11-1-20× 肝糖原光镜图
Fig. 15-3-11-1-20× Microphotograph of the hepatic glycogen

1. 中央静脉 central vein
2. 中央静脉周边的肝细胞（含肝糖原少）hepatocytes near the central vein containing less hepatic glycogen
3. 远离中央静脉的肝细胞（含肝糖原多）hepatocytes distal to the central vein containing more hepatic glycogen

切片12：肝糖原（动物肝，PAS染色）
Slide 12: Hepatic glycogen, animal liver, PAS stain

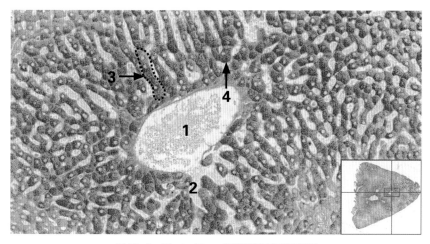

图15-3-12-1-20× 肝光镜图示肝糖原
Fig. 15-3-12-1-20× Microphotograph of the liver showing hepatic glycogen

1. 中央静脉 central vein
2. 肝血窦 hepatic sinusoid
3. 肝索 hepatic cord
4. 肝细胞内含肝糖原 hepatocyte containing glycogen

切片13：肝血管（鼠，卡红－明胶灌注）

Slide 13: Hepatic vessels, rat. Carmine red–gelatin injection

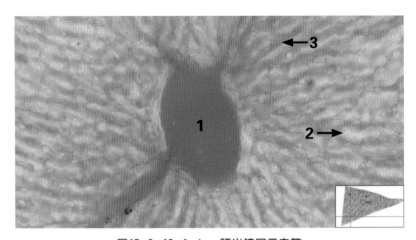

图15-3-13-1-4× 肝光镜图示血管

Fig. 15-3-13-1-4× Microphotograph of the liver showing hepatic vessels

1. 中央静脉 central vein
3. 肝细胞索 hepatic cord
2. 肝血窦 hepatic sinusoid

15.4 胆囊（Gall Bladder）

切片1：胆囊（人，H.E.染色）

Slide 1: Gall bladder, human, H.E. stain

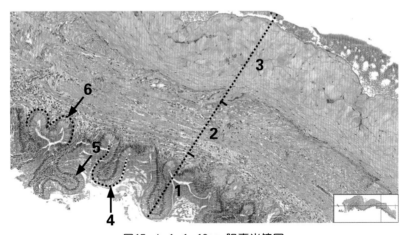

图15-4-1-1-13× 胆囊光镜图

Fig. 15-4-1-1-13× Microphotograph of the gall bladder

1. 黏膜 mucosa
3. 外膜 adventitia（serosa）
5. 单层柱状上皮 simple columnar epithelium
2. 肌层 muscularis
4. 皱襞 fold
6. 黏膜窦 sinus mucosa

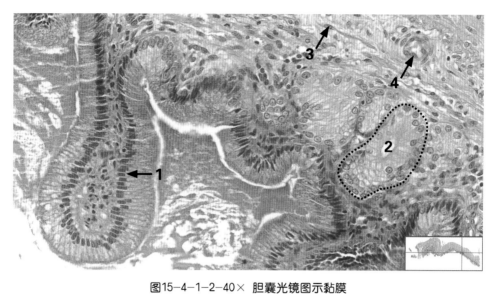

图15-4-1-2-40× 胆囊光镜图示黏膜

Fig. 15-4-1-2-40× Microphotograph of the gall bladder showing the mucosa

1. 单层柱状上皮细胞 simple columnar epithelial cells
3. 平滑肌细胞 smooth muscle cell

2. 黏膜窦 sinus mucosa
4. 微动脉 arteriole

切片2：胆囊（人，H.E.染色）

Slide 2: Gall bladder, human, H.E. stain

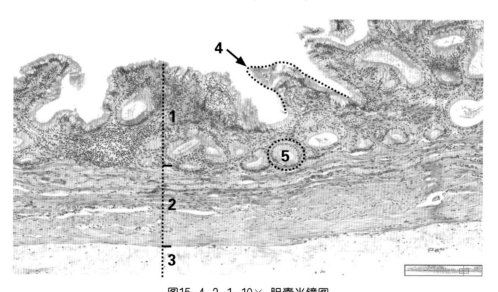

图15-4-2-1-10× 胆囊光镜图

Fig. 15-4-2-1-10× Microphotograph of the gall bladder

1. 黏膜 mucosa
3. 外膜 adventitia（serosa）
5. 黏膜窦 sinus mucosa

2. 肌层 muscularis
4. 皱襞 fold

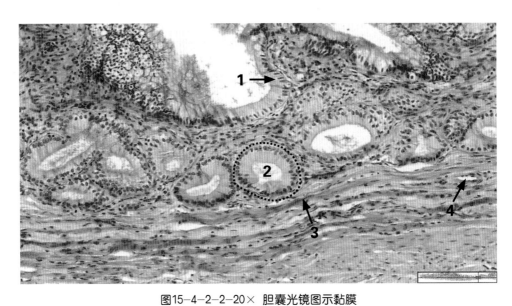

图15-4-2-2-20× 胆囊光镜图示黏膜

Fig. 15-4-2-2-20× Microphotograph of the gall bladder showing the mucosa

1. 单层柱状上皮细胞 simple columnar epithelial cells
3. 平滑肌细胞 smooth muscle cell
2. 黏膜窦 sinus mucosa
4. 微动脉 arteriole

（季凤清　董为人）

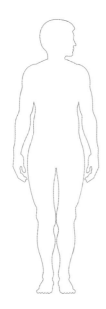

第16章
呼吸系统

Chapter 16   Respiratory System

16.1 喉（Larynx）

切片1：会厌（人，H.E.染色）
Slide 1: Epiglottis, human. H.&E. stain

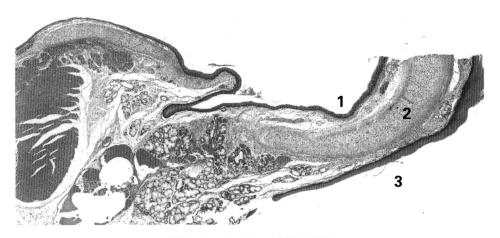

图16-1-1-1-2.5×　会厌全景图
Fig. 16-1-1-1-2.5×　Gross view of the epiglottis

1. 会厌喉面 laryngeal surface
2. 会厌软骨 epiglottic cartilage
3. 会厌舌面 lingual surface

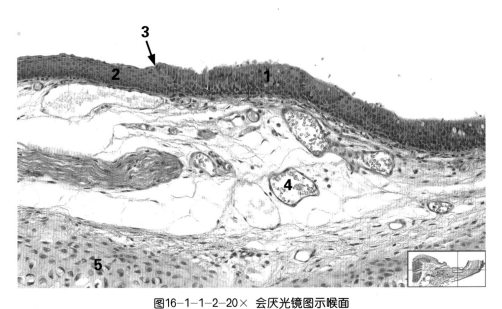

图16-1-1-2-20×　会厌光镜图示喉面
Fig. 16-1-1-2-20×　Microphotograph of the epiglottis showing its laryngeal surface

1. 假复层纤毛柱状上皮 pseudostratified ciliated columnar epithelium
2. 复层扁平上皮 stratified squamous epithelium
3. 上皮移行处 epithelial transition
4. 血管 vessel
5. 会厌软骨 epiglottic cartilage

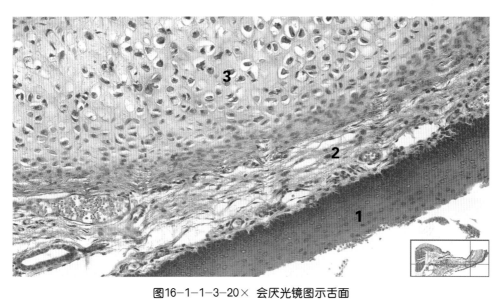

图16-1-1-3-20× 会厌光镜图示舌面
Fig. 16-1-1-3-20× Microphotograph of epiglottis showing its lingual surface

1. 复层扁平上皮 stratified squamous epithelium
2. 固有层 lamina propria
3. 会厌软骨 epiglottic cartilage

切片2：喉（人，H.E.染色）
Slide 2: Throat, human. H.&E. stain

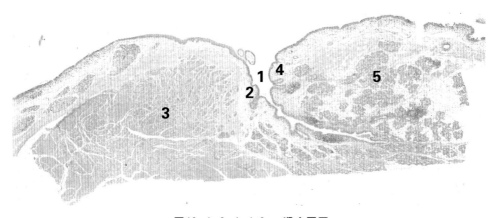

图16-1-2-1-1.3× 喉全景图
Fig. 16-1-2-1-1.3× Gross view of the larynx

1. 喉室 ventricle of larynx
2. 声带 vocal cords
3. 声带肌 vocal cord muscle
4. 室襞 ventricular fold
5. 腺体 gland

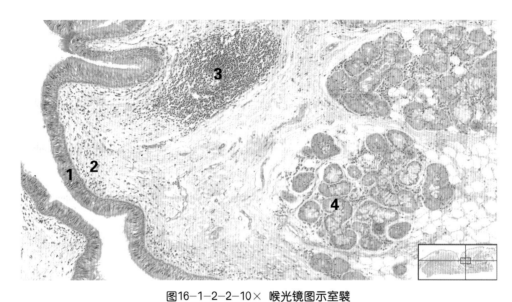

图16-1-2-2-10× 喉光镜图示室襞

Fig. 16-1-2-2-10× Microphotograph of the larynx showing ventricular fold

1. 假复层纤毛柱状上皮 epithelium
2. 固有层 lamina propria
3. 淋巴组织 lymphatic tissue
4. 混合性腺 mixed gland

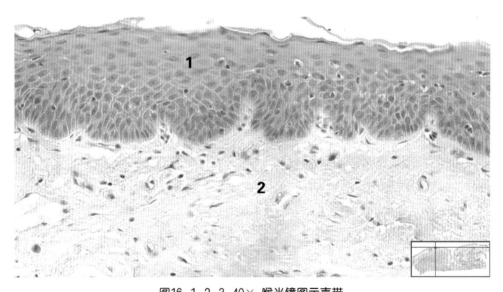

图16-1-2-3-40× 喉光镜图示声带

Fig. 16-1-2-3-40× Microphotograph of the larynx showing vocal cord

1. 复层扁平上皮 stratified squamous epithelium
2. 固有层（弹性组织）lamina propria（elastic tissue）

16.2 气管（Trachea）

切片1：气管横切（人，H.E.染色）
Slide 1: Trachea, cross section, human. H.&E. stain

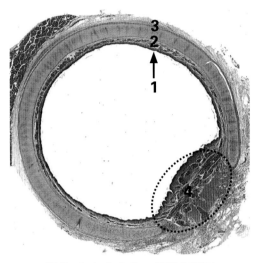

图16-2-1-1-0.5× 气管全景图
Fig. 16-2-1-1-0.5× Gross view of the trachea

1. 黏膜 mucosa
2. 黏膜下层 submucosa
3. 外膜（含透明软骨环）adventitia（containing hyaline cartilaginous ring）
4. 气管膜部 membranous portion of the trachea

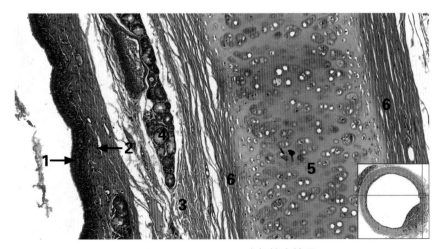

图16-2-1-2-10× 人气管光镜图
Fig. 16-2-1-2-10× Microphotograph of human trachea

1. 假复层纤毛柱状上皮 pseudostratified ciliated columnar epithelium
2. 固有层 lamina propria
3. 黏膜下层 submucosa
4. 气管腺（混合性腺）tracheal gland（mixed gland）
5. 透明软骨 hyaline cartilage
6. 软骨膜 perichondrium

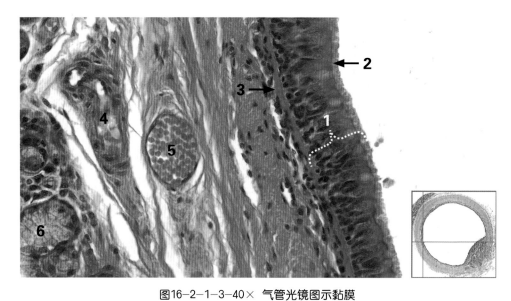

图16-2-1-3-40× 气管光镜图示黏膜
Fig. 16-2-1-3-40× Microphotograph of the trachea showing the mucosa

1. 假复层纤毛柱状上皮 pseudostratified ciliated columnar epithelium
2. 纤毛 cilium
3. 基膜 basement-membrane
4. 小动脉 small artery
5. 小静脉 venules
6. 气管腺 tracheal gland

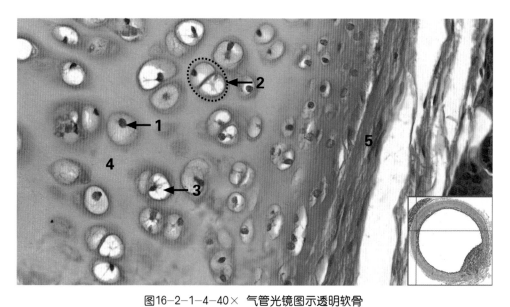

图16-2-1-4-40× 气管光镜图示透明软骨
Fig. 16-2-1-4-40× Microphotograph of the trachea showing hyaline cartilage

1. 软骨细胞 cartilage cells
2. 同源细胞群 isogenous group
3. 软骨陷窝 Cartilage pit
4. 软骨基质 cartilage matrix
5. 软骨膜 perichondrium

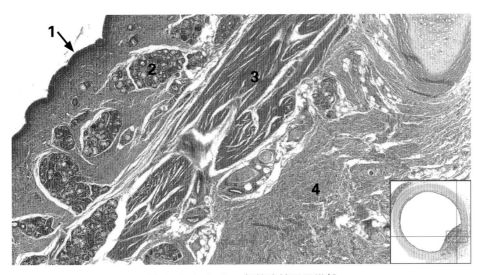

图16-2-1-5-4× 气管光镜图示膜部

Fig. 16-2-1-5-4× Microphotograph of membranous portion of the trachea

1. 上皮 epithelium
3. 平滑肌细胞 smooth muscle cells
2. 气管腺 tracheal gland
4. 结缔组织 connective tissue

切片2：气管横切（人，H.E.染色）

Slide 2: Trachea, cross section, human. H.&E. stain

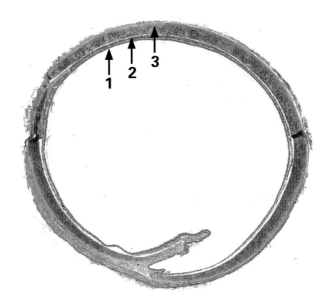

图16-2-2-1-1.3× 气管全景图

Fig. 16-2-2-1-1.3× Gross view of the trachea

1. 黏膜 mucosa
3. 外膜（含透明软骨环）adventitia（containing hyaline cartilaginous ring）
2. 黏膜下层 submucosa

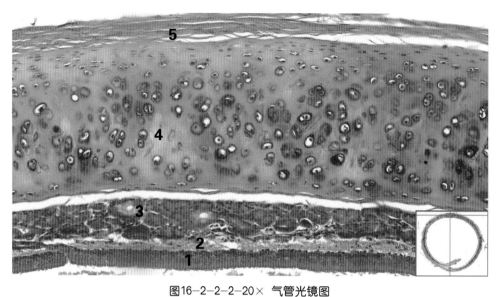

图16-2-2-2-20× 气管光镜图

Fig. 16-2-2-2-20× Microphotograph of the trachea

1. 假复层纤毛柱状上皮 pseudostratified ciliated columnar epithelium
2. 固有层 lamina propria
3. 气管腺（混合性腺）tracheal gland（mixed gland）
4. 透明软骨 hyaline cartilage
5. 软骨膜 perichondrium

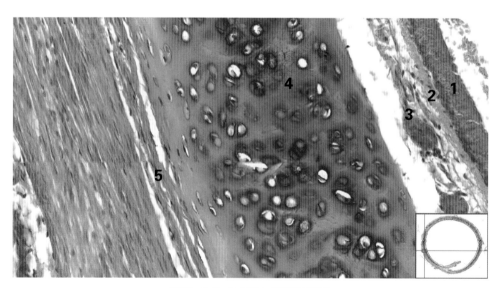

图16-2-2-3-20× 气管光镜图

Fig. 16-2-2-3-20× Microphotograph of the trachea

1. 假复层纤毛柱状上皮 pseudostratified ciliated columnar epithelium
2. 固有层 lamina propria
3. 黏膜下层 submucosa
4. 透明软骨 hyaline cartilage
5. 软骨膜 perichondrium

切片3：气管横切（人，H.E.染色）

Slide 3: Trachea, cross section, human. H.&E. stain

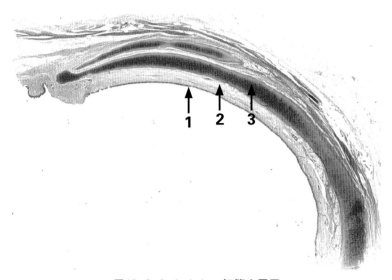

图16-2-3-1-1.1×　气管全景图

Fig. 16-2-3-1-1.1×　Gross view of the trachea

1. 黏膜 mucosa　　　　　　　　　　　　　　　　　　2. 黏膜下层 submucosa
3. 外膜（含透明软骨环）adventitia（containing hyaline cartilaginous ring）

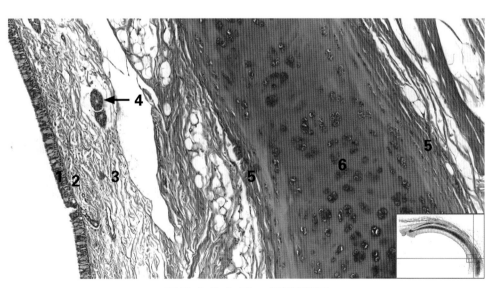

图16-2-3-2-20×　气管光镜图

Fig. 16-2-3-2-20×　Microphotograph of the trachea

1. 假复层纤毛柱状上皮 pseudostratified ciliated columnar epithelium　　　2. 固有层 lamina propria
3. 黏膜下层 submucosa　　　　　　　　　　　　　　　　　　　　　　　4. 气管腺 tracheal gland
5. 软骨膜 perichondrium　　　　　　　　　　　　　　　　　　　　　　　6. 透明软骨 hyaline cartilage

第16章　呼吸系统 Respiratory System

16.3 肺（Lung）

切片1：肺（人，H.E.染色）
Slide 1: Lungs, human. H.&E. stain

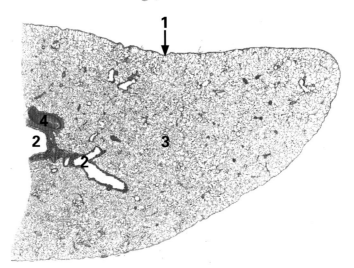

图16-3-1-1-0.7× 肺全景图
Fig. 16-3-1-1-0.7× Gross view of the lung

1. 胸膜脏层 visceral pleura
2. 导气部 conductive portion
3. 呼吸部 respiratory portion
4. 血管 vessel

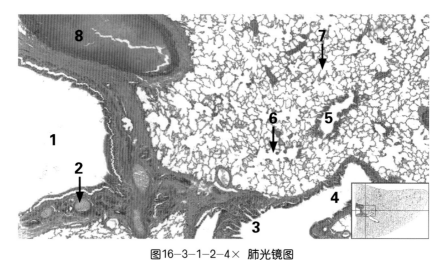

图16-3-1-2-4× 肺光镜图
Fig. 16-3-1-2-4× Microphotograph of the lung

1. 小支气管 small bronchus
2. 透明软骨片 hyaline cartilage slices
3. 细支气管 bronchiole
4. 终末细支气管 terminal bronchiole
5. 呼吸性细支气管 respiratory bronchiole
6. 肺泡管 alveolar duct
7. 肺泡囊 alveolar sac
8. 肺动脉分支 branch of pulmonary artery

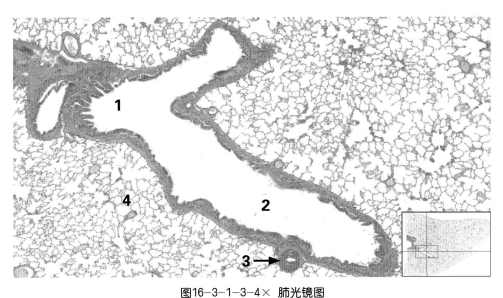

图16-3-1-3-4× 肺光镜图

Fig. 16-3-1-3-4× Microphotograph of the lung

1. 细支气管 bronchiole
3. 血管 vessel

2. 终末细支气管 terminal bronchiole
4. 呼吸部 respiratory portion

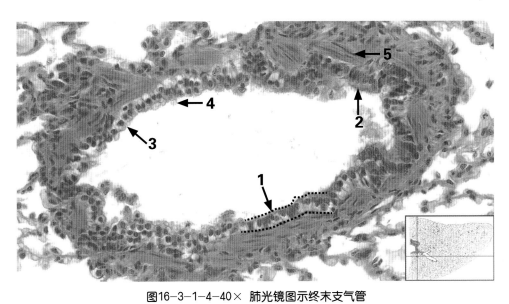

图16-3-1-4-40× 肺光镜图示终末支气管

Fig. 16-3-1-4-40× Microphotograph of the lung showing a terminal bronchiole

1. 上皮 epithelium
3. 克拉拉细胞 Clara cell
5. 平滑肌细胞 smooth muscle cell

2. 纤毛细胞 ciliated cell
4. 克拉拉细胞顶浆分泌泡 secreting vesicle from Clara cell by apocrine

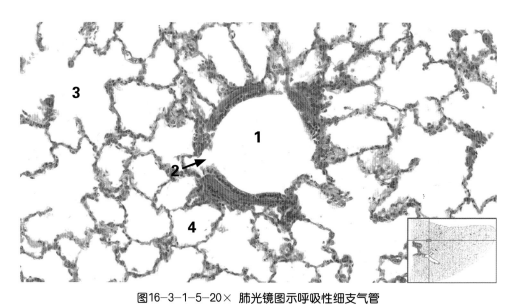

图16-3-1-5-20× 肺光镜图示呼吸性细支气管

Fig. 16-3-1-5-20× Microphotograph of the lung showing a respiratory bronchiole

1. 呼吸性细支气管 respiratory bronchiole
2. 肺泡开口 alveolar opening
3. 肺泡囊 alveolar sac
4. 肺泡 pulmonary alveolus

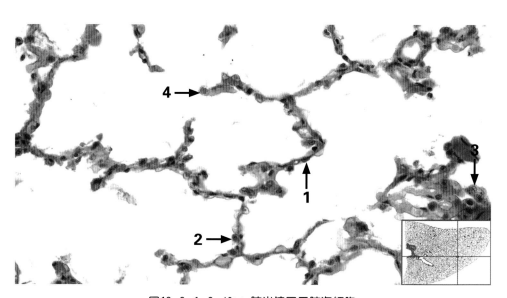

图16-3-1-6-40× 肺光镜图示肺泡细胞

Fig. 16-3-1-6-40× Microphotograph of the lung showing alveolar cells

1. Ⅰ型肺泡细胞 type Ⅰ alveolar cell
2. Ⅱ型肺泡细胞 type Ⅱ alveolar cell
3. 巨噬细胞 macrophage
4. 毛细血管 capillary

切片2：肺（人，H.E.染色）
Slide 2: Lungs, human. H.&E. stain

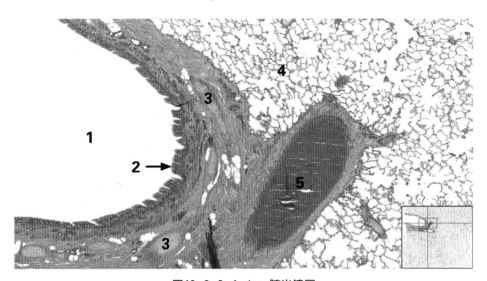

图16-3-2-1-4× 肺光镜图
Fig. 16-3-2-1-4× Microphotograph of the lung

1. 小支气管 small bronchus
3. 透明软骨片 hyaline cartilage
5. 肺血管 pulmonary vessel
2. 黏膜（皱襞）mucosa（fold）
4. 肺泡 pulmonary alveolus

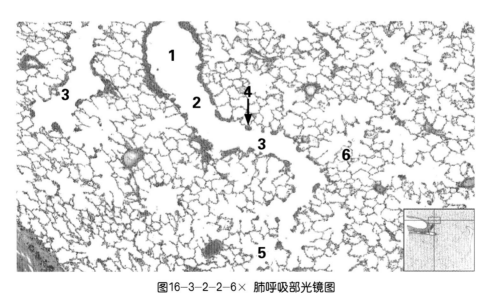

图16-3-2-2-6× 肺呼吸部光镜图
Fig. 16-3-2-2-6× Microphotograph of respiratory portion of the lung

1. 终末细支气管 terminal bronchiole
3. 肺泡管 alveolar duct
5. 肺泡囊 alveolar sac
2. 呼吸性细支气管 respiratory bronchiole
4. 肺泡管壁（结节）alveolar wall（nodules）
6. 肺泡 pulmonary alveolus

第16章 呼吸系统
Respiratory System

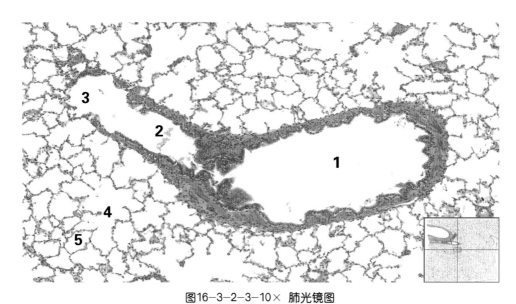

图16-3-2-3-10× 肺光镜图

Fig. 16-3-2-3-10× Microphotograph of the lung

1. 细支气管 bronchiole
2. 终末细支气管 terminal bronchiole
3. 呼吸性细支气管 respiratory bronchiole
4. 肺泡囊 alveolar sac
5. 肺泡 pulmonary alveolus

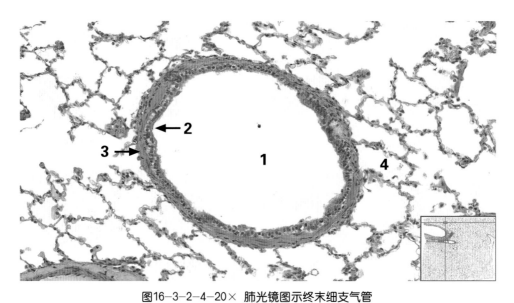

图16-3-2-4-20× 肺光镜图示终末细支气管

Fig. 16-3-2-4-20× Microphotograph of the lung showing a terminal bronchiole

1. 终末细支气管 terminal bronchiole
2. 上皮 epithelium
3. 平滑肌 smooth muscle cell
4. 肺泡 pulmonary alveolus

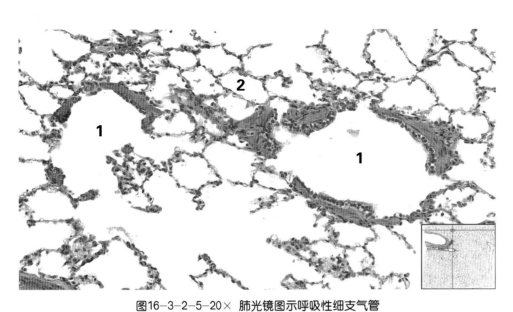

图16-3-2-5-20× 肺光镜图示呼吸性细支气管

Fig. 16-3-2-5-20× Microphotograph of the lung showing a respiratory bronchiole

1. 呼吸性细支气管 respiratory bronchiole
2. 肺泡 pulmonary alveolus

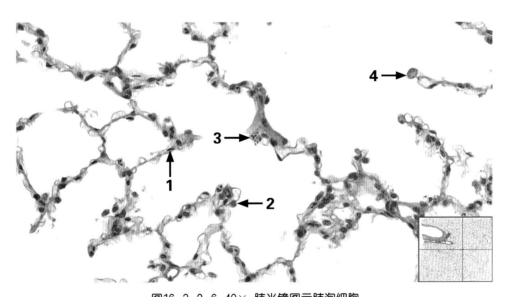

图16-3-2-6-40× 肺光镜图示肺泡细胞

Fig. 16-3-2-6-40× Microphotograph of the lung showing alveolar cells

1. Ⅰ型肺泡细胞 type Ⅰ alveolar cell
2. Ⅱ型肺泡细胞 type Ⅱ alveolar cell
3. 巨噬细胞 macrophage
4. 毛细血管 capillary

切片3：肺（人，H.E.染色）

Slide 3: Lungs, human. H.&E. stain

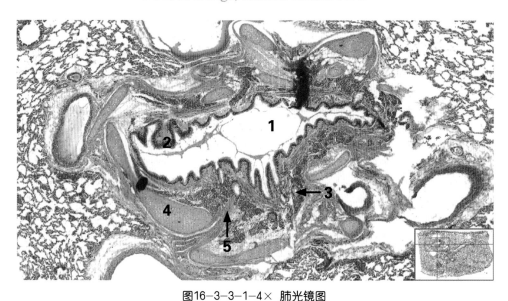

图16-3-3-1-4× 肺光镜图

Fig. 16-3-3-1-4× Microphotograph of the lung

1. 小支气管 small bronchus
2. 黏膜（皱襞）mucous membrane（fold）
3. 腺体 gland
4. 透明软骨片 hyaline cartilage slices
5. 平滑肌细胞 smooth muscle cell

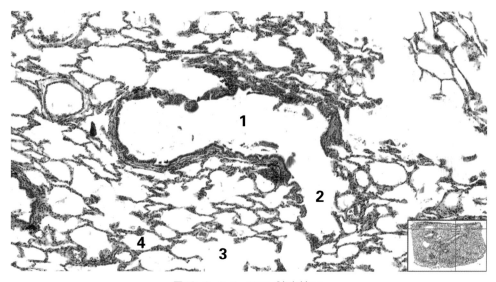

图16-3-3-2-10× 肺光镜图

Fig. 16-3-3-2-10× Microphotograph of the lung

1. 呼吸性细支气管 respiratory bronchiole
2. 肺泡管 alveolar duct
3. 肺泡囊 alveolar sac
4. 肺泡 pulmonary alveolus

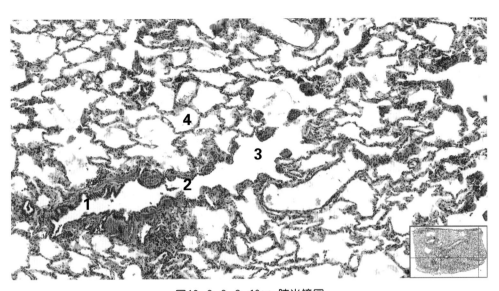

图16-3-3-3-10× 肺光镜图
Fig. 16-3-3-3-10× Microphotograph of the lung

1. 终末细支气管 terminal bronchiole
3. 肺泡管 alveolar duct

2. 呼吸性细支气管 respiratory bronchiole
4. 肺泡 pulmonary alveolus

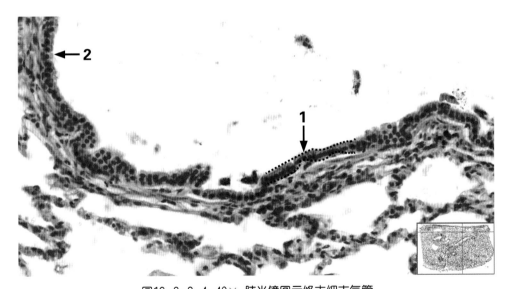

图16-3-3-4-40× 肺光镜图示终末细支气管
Fig. 16-3-3-4-40× Microphotograph of the lung showing terminal bronchiole

1. 上皮 epithelium

2. 克拉拉细胞 Clara cell

切片4：肺（人，H.E.染色）

Slide 4: Lungs, human. H.&E. stain

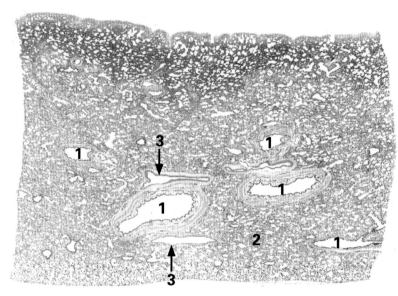

图16-3-4-1-0.9× 肺全景图

Fig. 16-3-4-1-0.9× Gross view of lung

1. 各级支气管 bronchi of various segments
2. 呼吸部 respiratory portion
3. 肺血管 pulmonary vessels

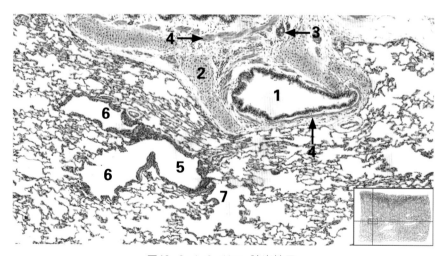

图16-3-4-2-10× 肺光镜图

Fig. 16-3-4-2-10× Microphotograph of the lung

1. 小支气管 small bronchus
2. 透明软骨片 hyaline cartilage
3. 腺体 gland
4. 平滑肌细胞 smooth muscle cells
5. 终末细支气管 terminal bronchiole
6. 呼吸性细支气管 respiratory bronchiole
7. 肺泡管 alveolar duct

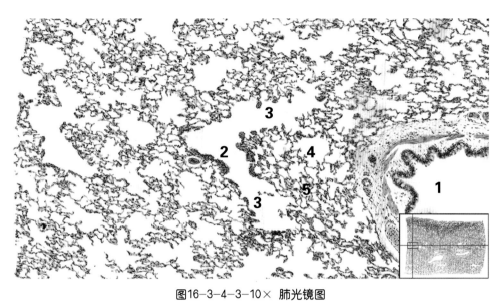

图16-3-4-3-10× 肺光镜图

Fig. 16-3-4-3-10× Microphotograph of the lung

1. 细支气管 bronchiole
3. 肺泡管 alveolar duct
5. 肺泡 pulmonary alveolus

2. 呼吸性细支气管 respiratory bronchiole
4. 肺泡囊 alveolar sac

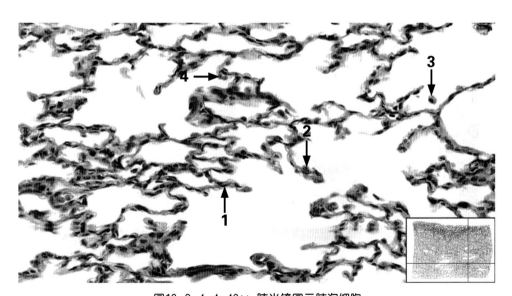

图16-3-4-4-40× 肺光镜图示肺泡细胞

Fig. 16-3-4-4-40× Microphotograph of the lung showing alveolar cells

1. Ⅰ型肺泡细胞 type Ⅰ alveolar cell
3. 巨噬细胞 macrophage

2. Ⅱ型肺泡细胞 type Ⅱ alveolar cell
4. 毛细血管 capillary

切片5：肺（人，H.E.染色）
Slide 5: Lungs, human. H.&E. stain

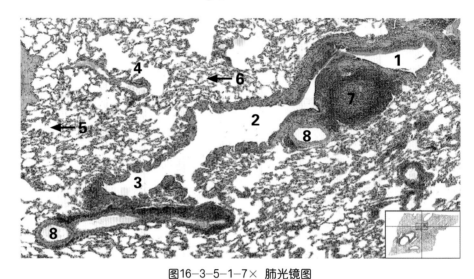

图16-3-5-1-7× 肺光镜图
Fig. 16-3-5-1-7× Microphotograph of the lung

1. 细支气管 bronchiole
2. 终末细支气管 terminal bronchiole
3. 呼吸性细支气管 respiratory bronchiole
4. 肺泡管 alveolar duct
5. 肺泡囊 alveolar sac
6. 肺泡 pulmonary alveolus
7. 淋巴小结 lymphoid nodule
8. 肺动脉分支 branch of pulmonary artery

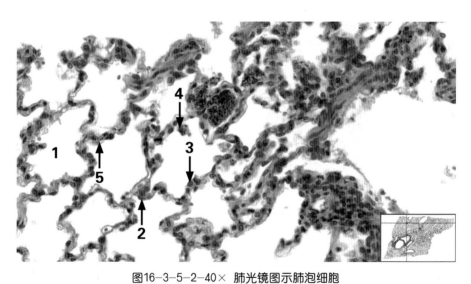

图16-3-5-2-40× 肺光镜图示肺泡细胞
Fig. 16-3-5-2-40× Microphotograph of the lung showing alveolar cells

1. 肺泡 pulmonary alveolus
2. Ⅰ型肺泡细胞 type Ⅰ alveolar cell
3. Ⅱ型肺泡细胞 type Ⅱ alveolar cell
4. 巨噬细胞 macrophage
5. 毛细血管 capillary

切片6：肺（人，肺血管注射）

Slide 6: Lungs, human. Pulmonary vascular injection

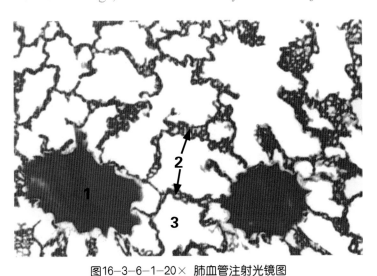

图16-3-6-1-20× 肺血管注射光镜图

Fig. 16-3-6-1-20× Microphotograph of the lung with vascular injection

1. 肺内小血管 small vessels in lung   2. 肺泡隔内的毛细血管网 capillary network around alveolar septum
3. 肺泡 pulmonary alveolus

切片7：肺（人，弹性染色）

Slide 7: Lungs, human. Elastic stain

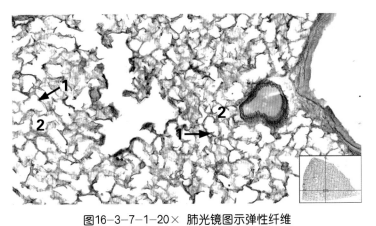

图16-3-7-1-20× 肺光镜图示弹性纤维

Fig. 16-3-7-1-20× Microphotograph of the lung showing elastic fibers

1. 弹性纤维 elastic fibers   2. 肺泡 pulmonary alveolus

（孔佑华　董为人）

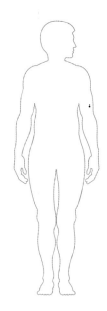

第17章
泌尿系统
Chapter 17　The Urinary System

17.1 肾（Kidney）

切片1：肾（动物，H.E.染色）
Slide 1: Kidney, animal. H.&E. stain

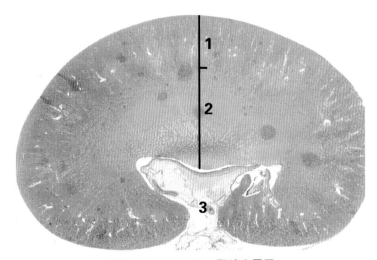

图17-1-1-1-0.5× 肾脏全景图
Fig. 17-1-1-1-0.5× Gross view of the kidney

1. 皮质 cortex
3. 肾门 renal hilum
2. 髓质 medulla

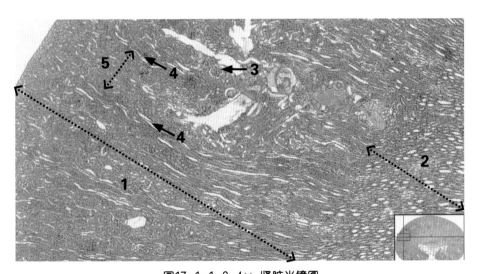

图17-1-1-2-4× 肾脏光镜图
Fig. 17-1-1-2-4× Microphotograph of the kidney

1. 皮质 cortex
3. 肾小体 renal corpuscle
5. 皮质迷路 cortical labyrinth
2. 髓质 medulla
4. 髓放线 medullary rays

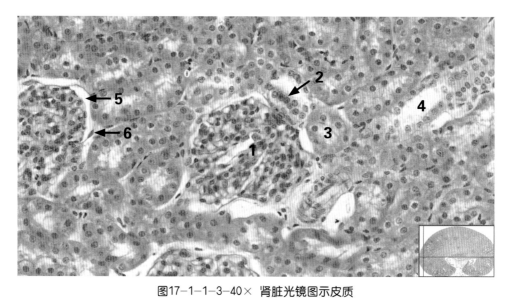

图17-1-1-3-40× 肾脏光镜图示皮质

Fig. 17-1-1-3-40× Microphotograph of the kidney showing the cortex

1. 血管球 glomerulus
2. 致密斑 macula densa
3. 近端小管曲部 proximal convoluted tubule
4. 远端小管曲部 distal convoluted tubule
5. 肾小囊腔 urinary space
6. 肾小囊壁层 parietal layer of Bowman's capsule

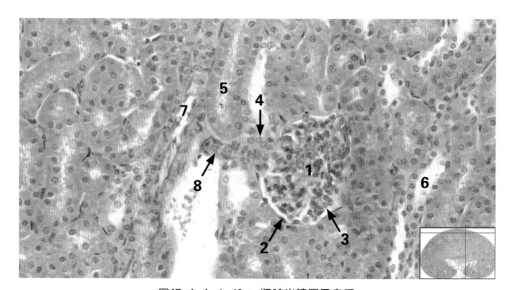

图17-1-1-4-40× 肾脏光镜图示皮质

Fig. 17-1-1-4-40× Microphotograph of the kidney showing the cortex

1. 血管球 glomerulus
2. 肾小囊壁层 parietal layer of renal capsule
3. 肾小囊腔 urinary space
4. 致密斑 macula densa
5. 近端小管曲部 proximal convoluted tubule
6. 远端小管曲部 distal convoluted tubule
7. 小叶间动脉 interlobular artery
8. 入球微动脉 afferent arteriole

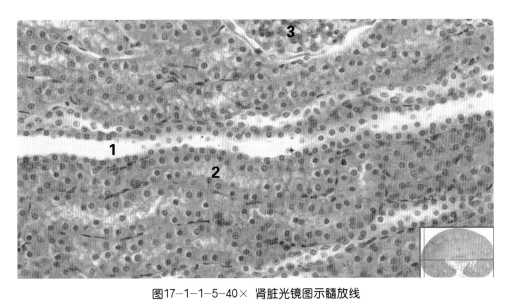

图17-1-1-5-40× 肾脏光镜图示髓放线

Fig. 17-1-1-5-40× Microphotograph of the kidney showing medullary rays

1. 远端小管直部 distal straight tubule   2. 近端小管直部 proximal straight tubule
3. 肾小体（局部）renal corpuscle（partial）

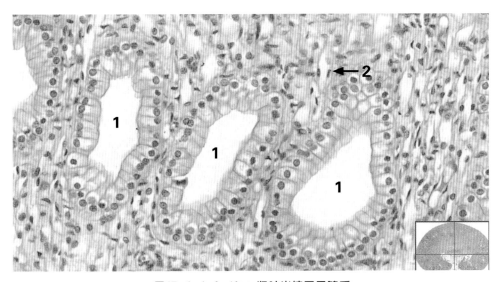

图17-1-1-6-40× 肾脏光镜图示髓质

Fig. 17-1-1-6-40× Microphotograph of the kidney showing the medulla

1. 集合管 collecting duct lined with simple columnar epithelium
2. 细段 thin segment lining with simple squamous epithelium

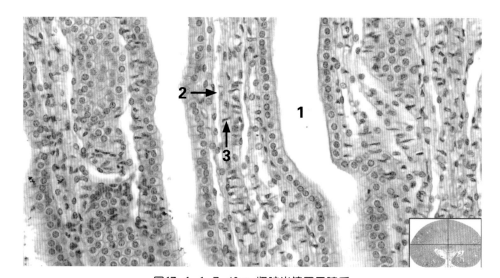

图17-1-1-7-40× 肾脏光镜图示髓质

Fig. 17-1-1-7-40× Microphotograph of the kidney showing the medulla

1. 集合管 collecting duct
2. 细段 thin segment
3. 间质细胞 interstitial cell

切片2：肾（人，H.E.染色）
Slide 2: Kidney, human. H.&E. stain

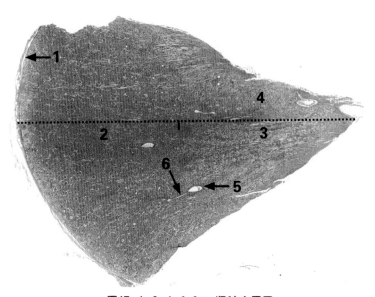

图17-1-2-1-0.6× 肾脏全景图

Fig. 17-1-2-1-0.6× Gross view of the kidney

1. 被膜 capsule
2. 皮质 cortex
3. 髓质 medulla
4. 肾柱 renal column
5. 弓形血管 arcuate vessel
6. 小叶间血管 interlobular vessel

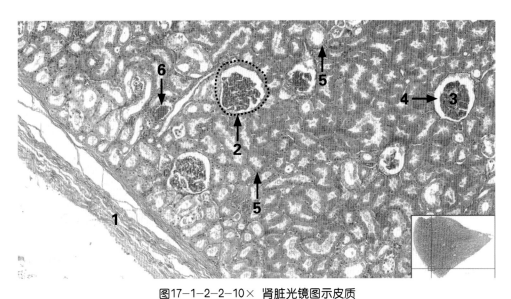

图17-1-2-2-10× 肾脏光镜图示皮质

Fig. 17-1-2-2-10× Microphotograph of the kidney showing the cortex

1. 被膜 capsule
2. 肾小体 renal corpuscle
3. 血管球 glomerulus
4. 肾小囊腔 urinary space
5. 肾小管 renal tubules
6. 血管 vessel

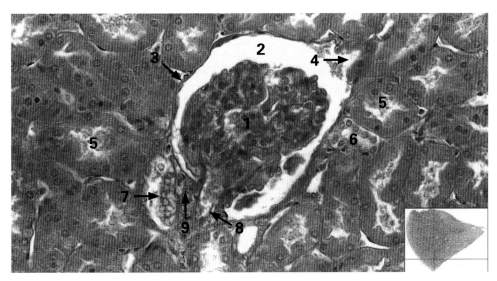

图17-1-2-3-40× 肾脏光镜图示肾小体

Fig. 17-1-2-3-40× Microphotograph of the renal cortical labyrinth showing renal corpuscle

1. 肾小球 glomerulus
2. 肾小囊腔 urinary space
3. 肾小囊壁层 parietal layer of Bowman's capsule
4. 尿极（近端小管曲部）urinary pole（proximal convoluted tubule）
5. 近端小管曲部 proximal convoluted tubule
6. 远端小管曲部 distal convoluted tubule
7. 致密斑 macula densa
8. 微动脉 arteriole
9. 球外细膜细胞 extraglomerular mesangial cell

第17章 泌尿系统

The Urinary System

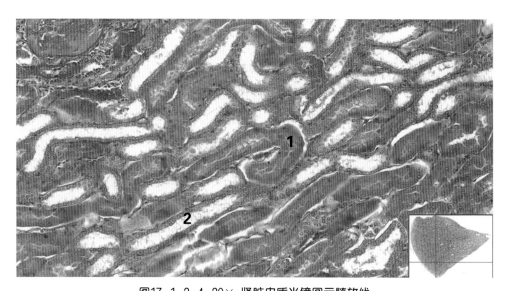

图17-1-2-4-20× 肾脏皮质光镜图示髓放线
Fig. 17-1-2-4-20× Microphotograph of the renal cortex showing medullary rays

1. 近端小管直部 proximal straight tubule   2. 远端小管直部 distal straight tubule

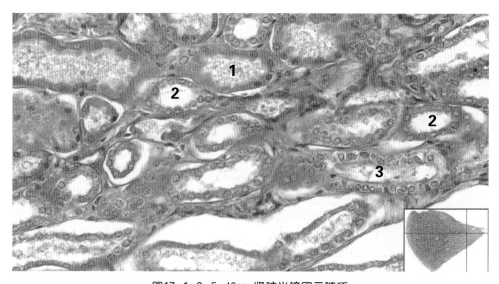

图17-1-2-5-40× 肾脏光镜图示髓质
Fig. 17-1-2-5-40× Microphotograph of the kidney showing the medulla

1. 近端小管直部 proximal straight tubule   2. 远端小管直部 distal straight tubule
3. 集合管 collecting duct

切片3：肾（人，H.E.染色）
Slide 3: Kidney, human. H.&E. stain

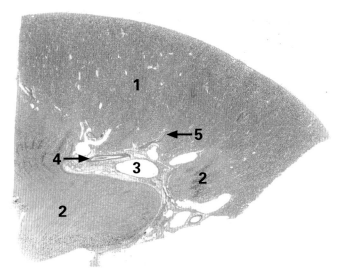

图17-1-3-1-0.5×　肾脏全景图
Fig. 17-1-3-1-0.5×　Gross view of the kidney

1. 皮质 cortex
3. 静脉 vein
5. 小叶间动脉 interlobular artery

2. 髓质 medulla
4. 动脉 artery

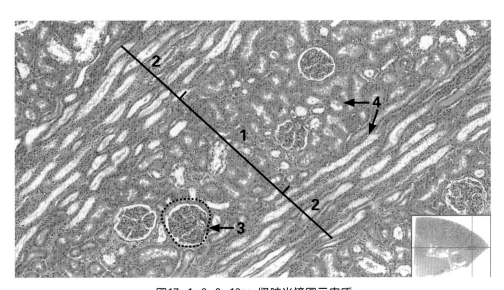

图17-1-3-2-10×　肾脏光镜图示皮质
Fig. 17-1-3-2-10×　Microphotograph of the kidney showing the cortex

1. 皮质迷路 cortical labyrinth
3. 肾小体 renal corpuscle

2. 髓放线 medullary rays
4. 肾小管 renal tubules

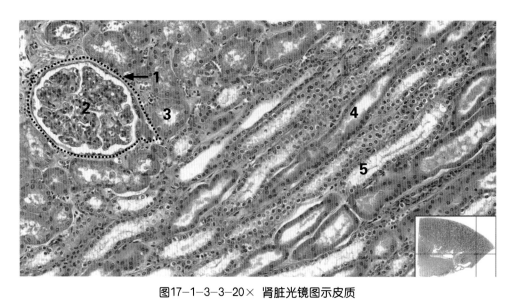

图17-1-3-3-20× 肾脏光镜图示皮质
Fig. 17-1-3-3-20× Microphotograph of the kidney showing the cortex

1. 肾小体 renal corpuscle
2. 血管球 glomerulus
3. 近端小管曲部 proximal convoluted tubule
4. 近端小管直部 proximal straight tubule
5. 远端小管直部 distal straight tubule

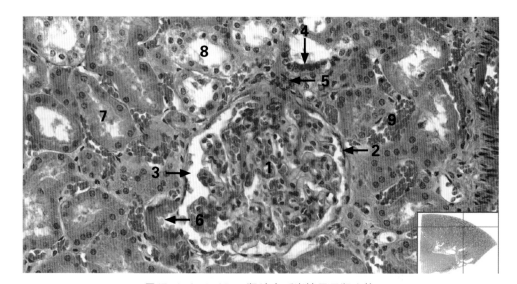

图17-1-3-4-35× 肾脏皮质光镜图示肾小体
Fig. 17-1-3-4-35× Microphotograph of the kidney showing renal corpuscle

1. 肾小球 glomerulus
2. 肾小囊壁层 parietal layer of Bowman's capsule
3. 肾小囊腔 urinary space
4. 致密斑 macula densa
5. 球外系膜细胞 extraglomerular mesangial cell
6. 尿极 urinary pole
7. 近端小管曲部 proximal convoluted tubule
8. 远端小管曲部 distal convoluted tubule
9. 球后毛细血管 postglomerular capillary

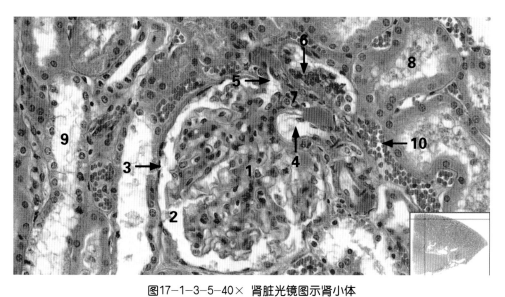

图17-1-3-5-40× 肾脏光镜图示肾小体

Fig. 17-1-3-5-40× Microphotograph of the kidney showing renal corpuscle

1. 肾小球 glomerulus
2. 肾小囊腔 urinary space
3. 肾小囊壁层 parietal layer of renal capsule
4. 入球微动脉 afferent arteriole
5. 出球微动脉 efferent arteriole
6. 致密斑 macula densa
7. 球外系膜细胞 extraglomerular mesangial cells
8. 近端小管曲部 proximal convoluted tubule
9. 远端小管曲部 distal convoluted tubule
10. 球后毛细血管 postglomerular capillary

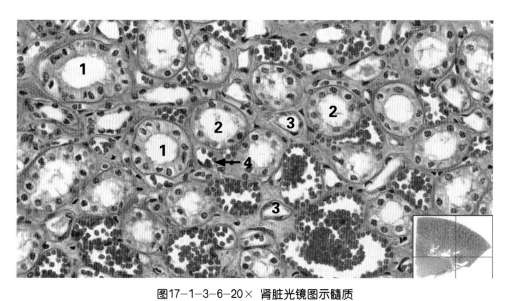

图17-1-3-6-20× 肾脏光镜图示髓质

Fig. 17-1-3-6-20× Microphotograph of the kidney showing the medulla

1. 集合管 collecting duct
2. 远端小管直部 distal straight tubule
3. 细段 thin segment
4. 毛细血管 capillary

切片4：肾（人，卡红明胶注射）
Slide 4: Kidney, human. Carmine red–gelatin injection

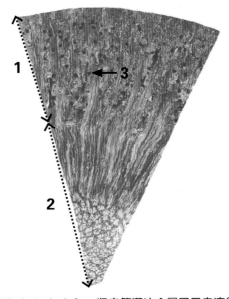

图17-1-4-1-1.2× 肾血管灌注全景图示血液循环

Fig. 17-1-4-1-1.2× Gross view of perfused kidney showing renal vasculature

1. 皮质 cortex
3. 肾小球 glomerulus

2. 髓质 medulla

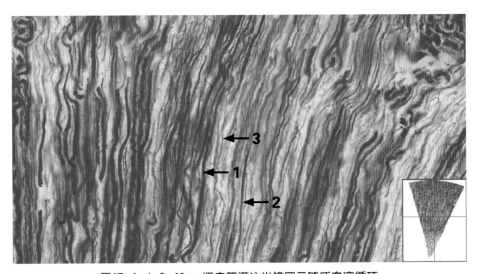

图17-1-4-2-10× 肾血管灌注光镜图示髓质血液循环

Fig. 17-1-4-2-10× Microphotograph of the perfused kidney showing medullary vasculature

1. 直小静脉 straight venule
3. 毛细血管 capillary

2. 直小动脉 straight arteriole

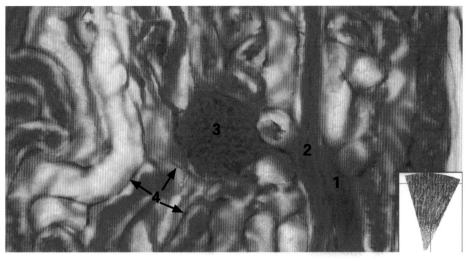

图17-1-4-3-40×　肾血管灌注光镜图示皮质血液循环
Fig. 17-1-4-3-40× Microphotograph of the perfused kidney showing cortical vasculature

1. 小叶间静脉 interlobular vein
2. 小叶间动脉 interlobular artery
3. 血管球 glomerulus
4. 球后毛细血管网 postglomerular capillary network

17.2 膀胱（Urinary Bladder）

切片1：膀胱（排空态）（动物，H.E.染色）
Slide 1: Empty urinary bladder, animal. H.&E. stain

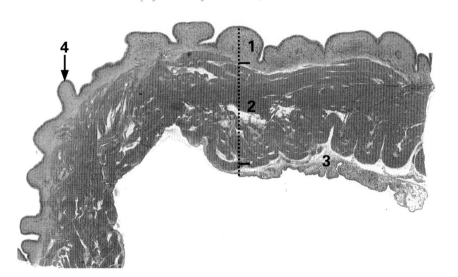

图17-2-1-1-1.1×　膀胱全景图
Fig. 17-2-1-1-1.1× Gross view of urinary bladder

1. 黏膜 mucosa
2. 肌层 muscularis
3. 外膜 adventitia（serosa）
4. 皱襞 mucosal fold

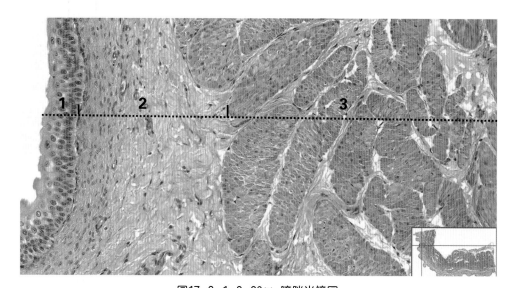

图17-2-1-2-20× 膀胱光镜图

Fig. 17-2-1-2-20× Microphotograph of urinary bladder

1. 变移上皮 transitional epithelium 2. 固有层（结缔组织）lamina propria（connective tissue）
3. 肌层（平滑肌）muscularis（smooth muscle）

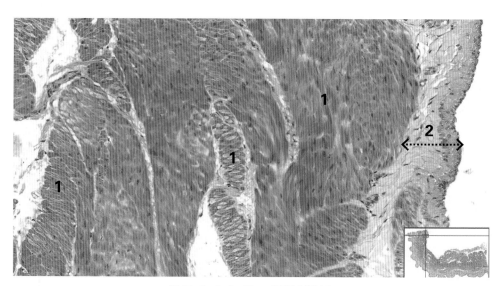

图17-2-1-3-20× 膀胱光镜图

Fig. 17-2-1-3-20× Microphotograph of urinary bladder

1. 肌层（平滑肌）muscularis（smooth muscle） 2. 浆膜 serosa

切片2：膀胱（充盈态）（动物，H.E.染色）
Slide 2: Distended urinary bladder, animal. H.&E. stain

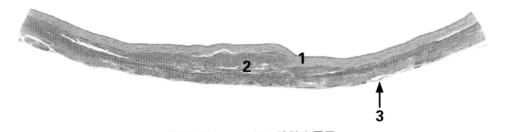

图17-2-2-1-1.8× 膀胱全景图
Fig. 17-2-2-1-1.8× Gross view of urinary bladder

1. 黏膜 mucosa
3. 外膜 adventitia

2. 肌层 muscularis

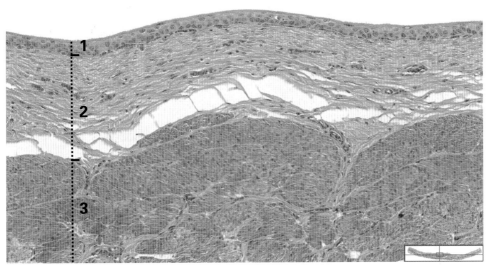

图17-2-2-2-20× 膀胱光镜图
Fig. 17-2-2-2-20× Microphotograph of urinary bladder

1. 变移上皮 transitional epithelium
3. 肌层（平滑肌）muscularis（smooth muscle）

2. 固有层（结缔组织）lamina propria（connective tissue）

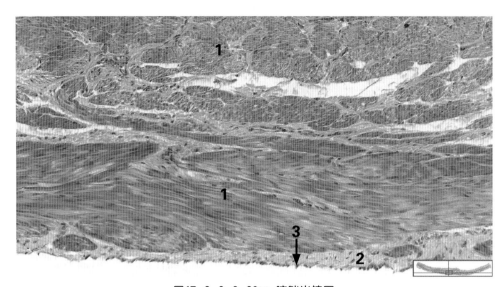

图17-2-2-3-20× 膀胱光镜图

Fig. 17-2-2-3-20× Microphotograph of urinary bladder

1. 肌层（平滑肌）muscularis（smooth muscle）　　　　　2. 浆膜 serosa
3. 间皮 mesothelium

切片3：膀胱（排空态）（人，H.E.染色）

Slide 3: Empty urinary bladder, human. H.&E. stain

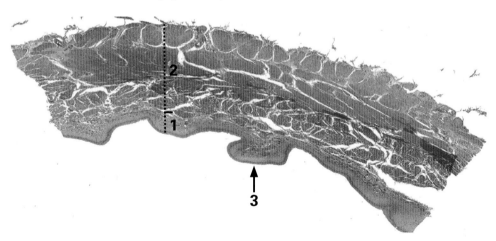

图17-2-3-1-1.6× 膀胱全景图

Fig. 17-2-3-1-1.6× Gross view of urinary bladder

1. 黏膜 mucosa　　　　　　　　　　　　　　　　　2. 肌层 muscularis
3. 皱襞 mucosal fold

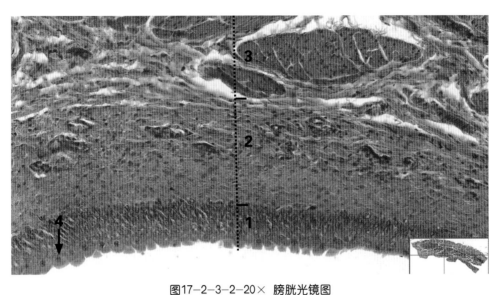

图17-2-3-2-20×　膀胱光镜图

Fig. 17-2-3-2-20×　Microphotograph of urinary bladder

1. 变移上皮　transitional epithelium
3. 肌层　muscularis
2. 固有层　lamina propria
4. 盖细胞　tectorial cell

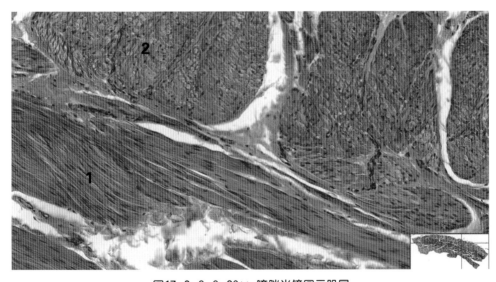

图17-2-3-3-20×　膀胱光镜图示肌层

Fig. 17-2-3-3-20×　Microphotograph of urinary bladder showing the muscularis

1. 纵切肌纤维　longitudinally sectioned muscle fibers
2. 横断肌纤维　cross-sectioned muscle fibers

切片4：膀胱（排空态）（人，H.E.染色）
Slide 4: Empty urinary bladder, human. H.&E. stain

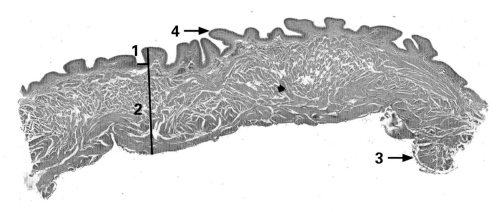

图17-2-4-1-1.2× 膀胱全景图
Fig. 17-2-4-1-1.2× Gross view of urinary bladder

1. 黏膜 mucosa
3. 外膜 adventitia

2. 肌层 muscularis
4. 皱襞 mucosal fold

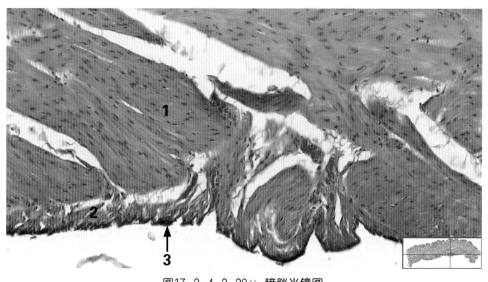

图17-2-4-2-20× 膀胱光镜图
Fig. 17-2-4-2-20× Microphotograph of urinary bladder

1. 肌层 muscularis
3. 间皮 mesothelium

2. 浆膜 serosa

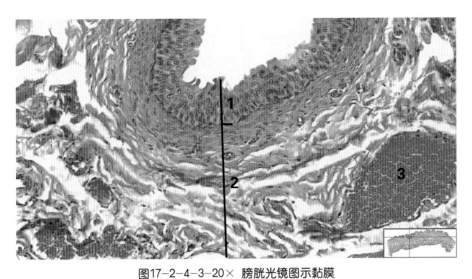

图17-2-4-3-20× 膀胱光镜图示黏膜

Fig. 17-2-4-3-20× Microphotograph of the urinary bladder showing the mucosa

1. 变移上皮 transitional epithelium   2. 固有层 lamina propria
3. 小静脉 small vein

17.3 输尿管（Ureter）

切片1：输尿管（人，H.E.染色）
Slide 1: Ureter, human. H.&E. stain

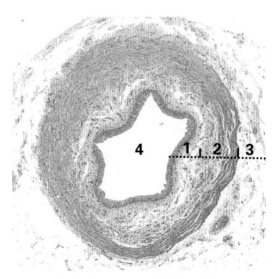

图17-3-1-1-4× 输尿管全景图

Fig. 17-3-1-1-4× Gross view of the ureter

1. 黏膜 mucosa   2. 肌层 muscularis
3. 外膜 adventitia   4. 管腔 lumen

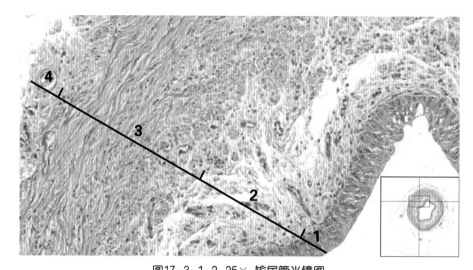

图17-3-1-2-25× 输尿管光镜图
Fig. 17-3-1-2-25× Microphotograph of the ureter

1. 变移上皮 transitional epithelium
3. 肌层 muscularis

2. 固有层 lamina propria
4. 外膜 adventitia

切片2：输尿管（人，H.E.染色）
Slide 2: Ureter, human. H.&E. stain

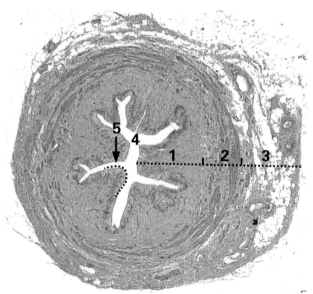

图17-3-2-1-2.5× 输尿管全景图
Fig. 17-3-2-1-2.5× Gross view of the ureter

1. 黏膜 mucosa
3. 外膜 adventitia
5. 皱襞 mucosal fold

2. 肌层 muscularis
4. 管腔 lumen

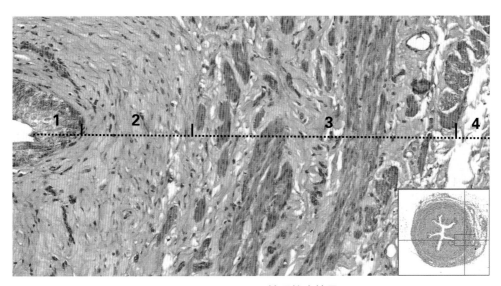

图17-3-2-2-20× 输尿管光镜图

Fig. 17-3-2-2-20× Microphotograph of the ureter

1. 变移上皮 transitional epithelium
3. 肌层 muscularis

2. 固有层 lamina propria
4. 外膜 adventitia

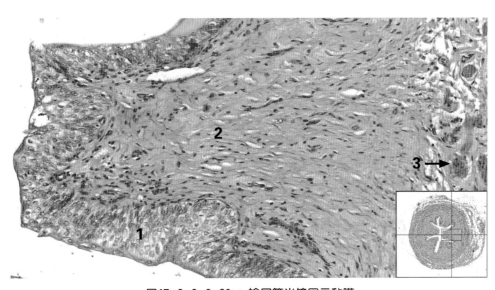

图17-3-2-3-20× 输尿管光镜图示黏膜

Fig. 17-3-2-3-20× Microphotograph of the ureter showing the mucosa

1. 变移上皮 transitional epithelium
3. 平滑肌 smooth muscle

2. 固有层 lamina propria

（任明姬　郝兴霞　董为人）

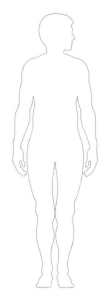

第18章
男性生殖系统
Chapter 18   Male Reproductive System

18.1 睾丸（Testis）

切片1：睾丸（人，H.E.染色）
Slide 1: Testis, human. H.&E. stain

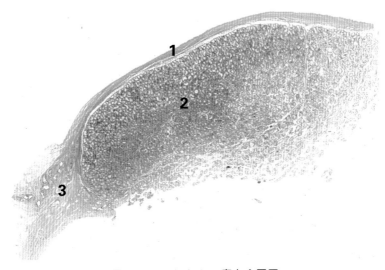

图18-1-1-1-0.4× 睾丸全景图
Fig. 18-1-1-1-0.4× Gross view of the testis

1. 白膜 tunica albuginea
2. 睾丸实质 parenchyma
3. 睾丸纵隔 mediastinum testis

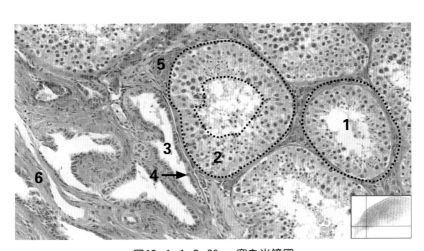

图18-1-1-2-20× 睾丸光镜图
Fig. 18-1-1-2-20× Microphotograph of the testis

1. 生精小管 seminiferous tubule
2. 生精上皮 seminiferous epithelium
3. 直精小管 rectal tubule
4. 直精小管上皮 rectal tubular epithelium（simple cuboidal）
5. 睾丸间质（含Leydig细胞）interstitiumntestis（containing Leydig cells）
6. 睾丸纵隔 mediastinum testis

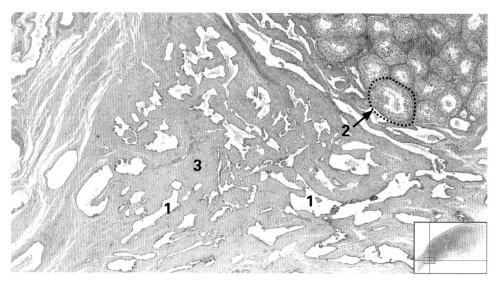

图18-1-1-3-4×　睾丸光镜图示睾丸纵隔
Fig. 18-1-1-3-4×　Microphotograph of the testis showing mediastinum testis

1. 睾丸网　rete testis
3. 结缔组织　connective tissue
2. 生精小管　seminiferous tubule

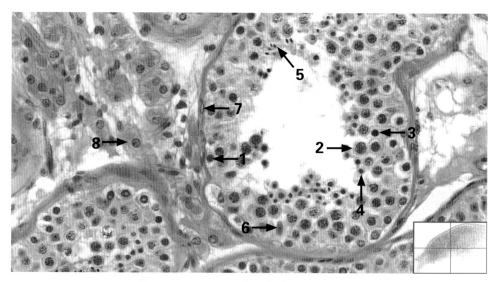

图18-1-1-4-40×　睾丸光镜图示生精小管
Fig. 18-1-1-4-40×　Microphotograph of the testis showing seminiferous tubules

1. 精原细胞　spermatogonium
3. 次级精母细胞　secondary spermatocyte
5. 精子　spermatozoon
7. 肌样细胞　myoid cell
2. 初级精母细胞　primary spermatocyte
4. 精子细胞　spermatid
6. 睾丸支持细胞　Sertoli cell
8. 睾丸间质细胞　Leydig cell

切片2：睾丸（人睾丸，H.E.染色）
Slide 2: Testis, human. H.&E. stain

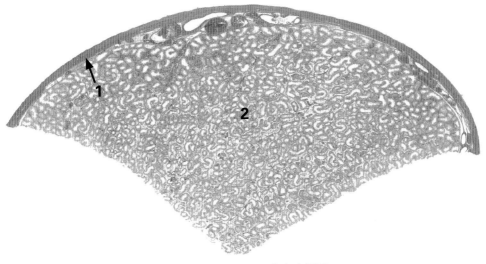

图18-1-2-1-1.1× 睾丸全景图
Fig. 18-1-2-1-1.1× Gross view of the testis

1. 白膜 tunica albuginea   2. 睾丸实质 parenchyma

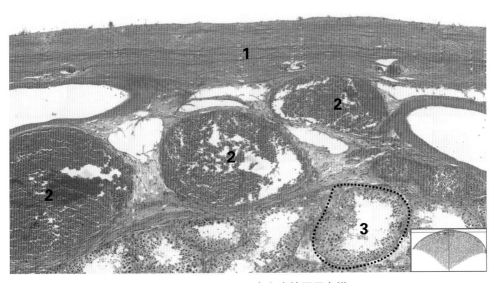

图18-1-2-2-10× 睾丸光镜图示白膜
Fig. 18-1-2-2-10× Microphotograph of the testis showing tunica albuginea

1. 白膜（结缔组织）tunica albuginea（connective tissue）   2. 血管 vessel
3. 生精小管 seminiferous tubule

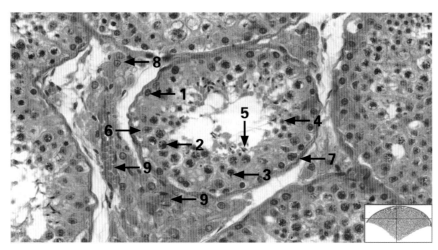

图18-1-2-3-40× 睾丸光镜图示生精小管

Fig. 18-1-2-3-40× Microphotograph of the testis showing seminiferous tubules

1. 精原细胞 spermatogonium
2. 初级精母细胞 primary spermatocyte
3. 次级精母细胞 secondary spermatocyte
4. 精子细胞 spermatid
5. 精子 spermatozoon
6. 睾丸支持细胞 Sertoli cell
7. 肌样细胞 myoid cell
8. 睾丸间质细胞 Leydig cells
9. 血管 vessel

切片3：睾丸（人睾丸，H.E.染色）

Slide 3: Testis, human. H.&E. stain

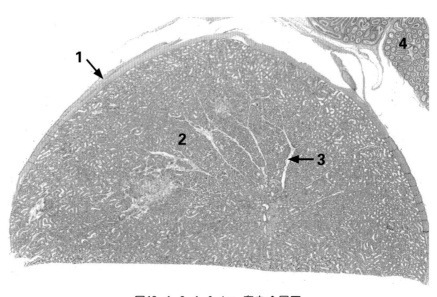

图18-1-3-1-0.4× 睾丸全景图

Fig. 18-1-3-1-0.4× Gross view of the testis

1. 白膜 tunica albuginea
2. 睾丸实质 parenchyma testis
3. 小叶间隔 interlobular septum
4. 附睾 epididymis

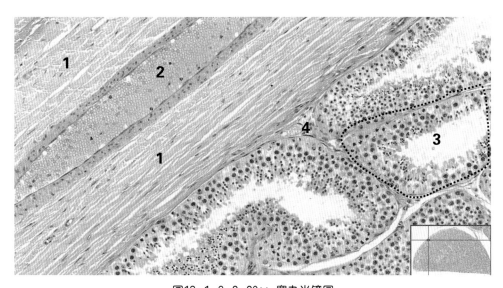

图18-1-3-2-20×　睾丸光镜图
Fig. 18-1-3-2-20×　Microphotograph of the testis

1. 白膜　tunica albuginea
2. 血管　vessel
3. 生精小管　seminiferous tubule
4. 睾丸间质　interstitium testis

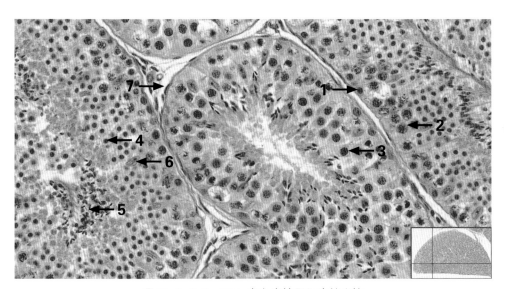

图18-1-3-3-40×　睾丸光镜图示生精小管
Fig. 18-1-3-3-40×　Microphotograph of the testis showing seminiferous tubules

1. 精原细胞　spermatogonium
2. 初级精母细胞　primary spermatocyte
3. 次级精母细胞　secondary spermatocyte
4. 精子细胞　spermatid
5. 精子　spermatozoon
6. 睾丸支持细胞　Sertoli cell
7. 肌样细胞　myoid cell

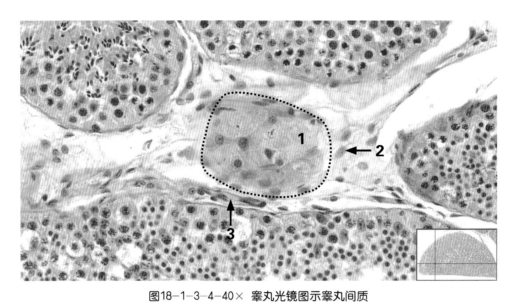

图18-1-3-4-40× 睾丸光镜图示睾丸间质

Fig. 18-1-3-4-40× Microphotograph of the testis showing interstitium testis

1. 睾丸间质细胞 Leydig cells
2. 成纤维细胞 fibroblast
3. 毛细血管 capillary

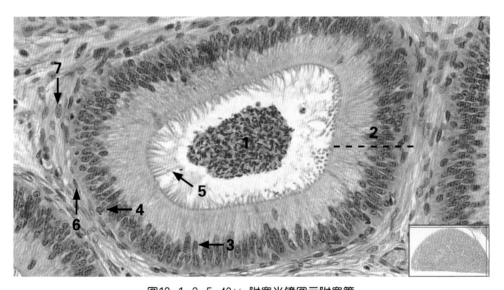

图18-1-3-5-40× 附睾光镜图示附睾管

Fig. 18-1-3-5-40× Microphotograph of the epididymis showing an epididymal duct

1. 精子 spermatozoon
2. 附睾管上皮 pseudostratified ciliated columnar epithelium
3. 主细胞（高柱状细胞）chief cell（tall columnar cell）
4. 基细胞 basal cell
5. 静纤毛 stereocilia
6. 平滑肌细胞 smooth muscle cell
7. 成纤维细胞 fibroblast

切片4：睾丸与附睾（人睾丸，H.E.染色）
Slide 4: Testis and Epididymis, human. H.&E. stain

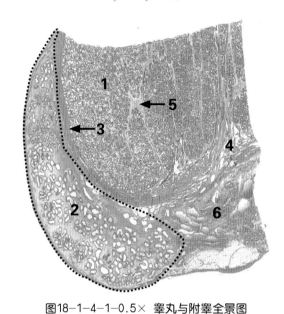

图18-1-4-1-0.5× 睾丸与附睾全景图
Fig. 18-1-4-1-0.5× Gross view of the testis and the epididymis

1. 睾丸 testis
2. 附睾 epididymis
3. 白膜 tunica albuginea
4. 睾丸纵隔 mediastinum testis
5. 小叶间隔 interlobular septum
6. 结缔组织 connective tissue

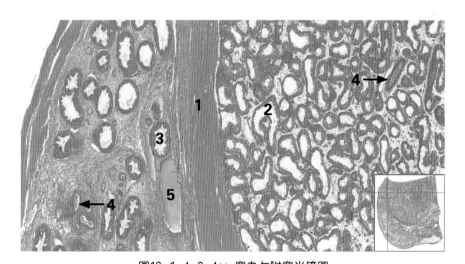

图18-1-4-2-4× 睾丸与附睾光镜图
Fig. 18-1-4-2-4× Microphotograph of the testis and the epididymis

1. 白膜 tunica albuginea
2. 生精小管 seminiferous tubule
3. （附睾）输出小管 efferent duct
4. 动脉 arteries
5. 静脉 vein

第18章 男性生殖系统

Male Reproductive System

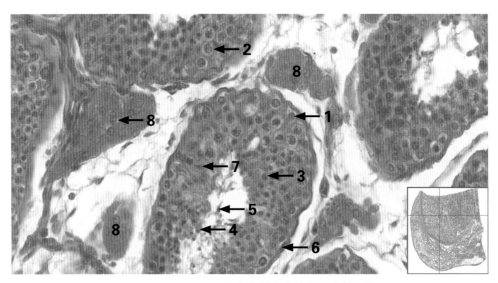

图18-1-4-3-40×　睾丸与附睾光镜图示生精小管

Fig. 18-1-4-3-40×　Microphotograph of the testis and the epididymis showing seminiferous tubules

1. 精原细胞　spermatogonium
2. 初级精母细胞　primary spermatocyte
3. 次级精母细胞　secondary spermatocyte
4. 精子细胞　spermatid
5. 精子　spermatozoon
6. 肌样细胞　myoid cell
7. 睾丸支持细胞　Sertoli cell
8. 睾丸间质细胞　Leydig cells

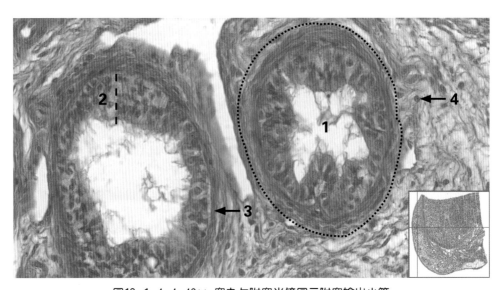

图18-1-4-4-40×　睾丸与附睾光镜图示附睾输出小管

Fig. 18-1-4-4-40×　Microphotograph of the testis and the epididymis showing efferent ducts

1. 输出小管　efferent duct
2. 假复层柱状上皮　pseudostratified columnar epithelium
3. 平滑肌　smooth muscle
4. 结缔组织　connective tissue

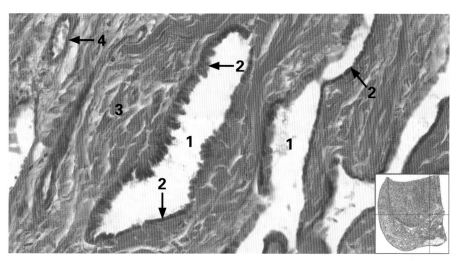

图18-1-4-5-40× 睾丸与附睾光镜图示睾丸纵隔

Fig. 18-1-4-5-40× Microphotograph of the testis and the epididymis showing mediastinum testis

1. 睾丸网 rete testis
3. 结缔组织 connective tissue

2. 睾丸网上皮细胞 epithelial cells
4. 血管 vessel

切片5：睾丸（人睾丸，特殊染色）

Slide 5: Testis, human. Special stain

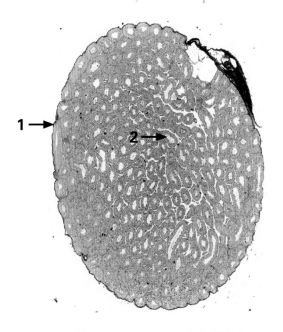

图18-1-5-1-1.9× 睾丸全景图

Fig. 18-1-5-1-1.9× Gross view of the testis

1. 白膜 tunica albuginea

2. 生精小管 seminiferous tubule

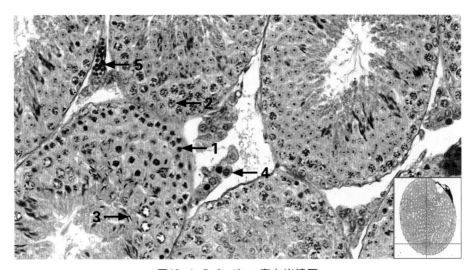

图18-1-5-2-40× 睾丸光镜图

Fig. 18-1-5-2-40× Microphotograph of the testis

1. 精原细胞 spermatogonium
2. 初级精母细胞 primary spermatocyte
3. 精子 spermatozoon
4. 睾丸间质细胞 Leydig cell
5. 血管 vessel

18.2 附睾（Epididymis）

切片1：附睾（人附睾，H.E.染色）

Slide 1: Epididymis, human. H.&E. stain

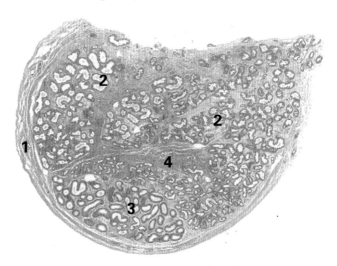

图18-2-1-1-0.9× 附睾全景图

Fig. 18-2-1-1-0.9× Gross view of the epididymis

1. 白膜 tunica albuginea
2. 输出小管 efferent duct
3. 附睾管 epididymal duct
4. 间质 interstitium

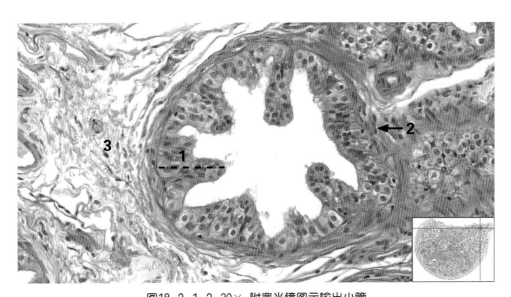

图18-2-1-2-30× 附睾光镜图示输出小管

Fig. 18-2-1-2-30× Microphotograph of the epididymal showing an efferent duct

1. 上皮（嵴）epithelium（epithelial ridge）　　　　　2. 平滑肌 smooth muscle
3. 结缔组织 connective tissue

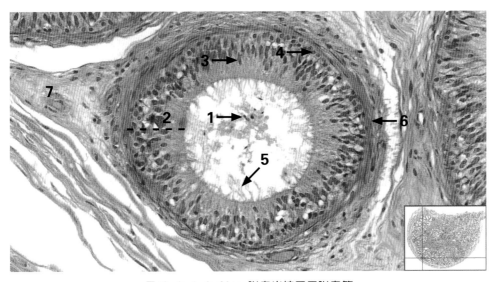

图18-2-1-3-30× 附睾光镜图示附睾管

Fig. 18-2-1-3-30× Microphotograph of the epididymal showing an epididymal duct

1. 精子 spermatozoon
2. 附睾管上皮（假复层纤毛柱状上皮）epididymal duct epithelium（pseudostratified ciliated columnar epithelium）
3. 主细胞（高柱状细胞）chief cell（tall columnar cell）　　　　4. 基细胞 basal cell
5. 静纤毛 stereocilia　　　　　　　　　　　　　　　　　　6. 平滑肌 smooth muscle
7. 结缔组织 connective tissue

18.3 精子（Spermatozoon）

切片1：精液涂片（人，H.E.染色）

Slide 1: Semen smear, human. H.&E. stain

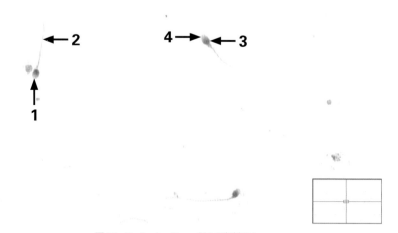

图18-3-1-1-40× 精子光镜图

Fig. 18-3-1-1-40× Microphotograph of the spermatozoon

1. 精子头部 sperm head
3. 核 nucleus
2. 精子尾部 sperm tail
4. 顶体 acrosome

切片2：精液涂片（人，H.E.染色）

Slide 2: Semen smear, human. H.&E. stain

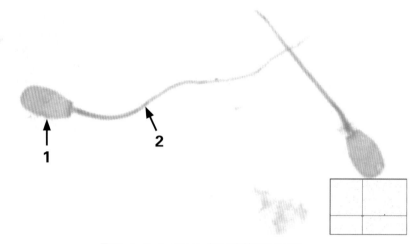

图18-3-2-1-100× 精子光镜图示精子

Fig. 18-3-2-1-100× Microphotograph of the spermatozoon showing the spermatozoon

1. 精子头部 sperm head
2. 精子尾部 sperm tail

18.4 生殖管道（Genital Duct）

切片1：输精管（人，H.E.染色）
Slide 1: Deferens, human, H.&E. stain

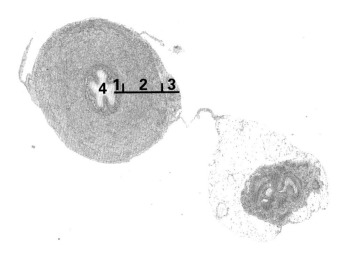

图18-4-1-1-3.5×　输精管全景图
Fig. 18-4-1-1-3.5×　Gross view of the deferens

1. 黏膜 mucosa
2. 肌层 muscularis
3. 外膜 adventitia
4. 管腔 lumen

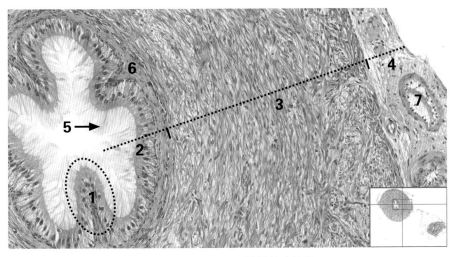

图18-4-1-2-20×　输精管光镜图
Fig. 18-4-1-2-20×　Microphotograph of the deferens

1. 黏膜皱襞 mucosal fold
2. 黏膜（假复层纤毛柱状上皮）mucosa（pseudostratified ciliated columnar epithelium）
3. 肌层 muscularis
4. 外膜（疏松结缔组织）adventitia（loose connective tissue）
5. 静纤毛 stereocilia
6. 固有层 lamina propria
7. 血管 vessel

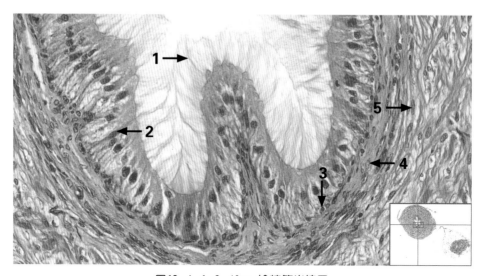

图18-4-1-3-40× 输精管光镜图

Fig. 18-4-1-3-40× Microphotograph of the deferens

1. 静纤毛 stereocilia
3. 基底细胞 basal cell
5. 平滑肌细胞 smooth muscle cell

2. 柱状细胞 tall columnar cell
4. 成纤维细胞 fibroblast

18.5 附属腺（Accessory Glands）

切片1：前列腺（人，H.E.染色）
Slide 1: Prostate, human. H.&E. stain

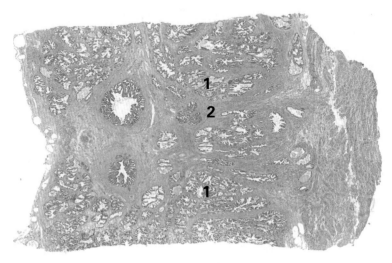

图18-5-1-1-1× 前列腺全景图

Fig. 18-5-1-1-1× Gross view of the prostate

1. 腺泡 acinus

2. 结缔组织 connective tissue

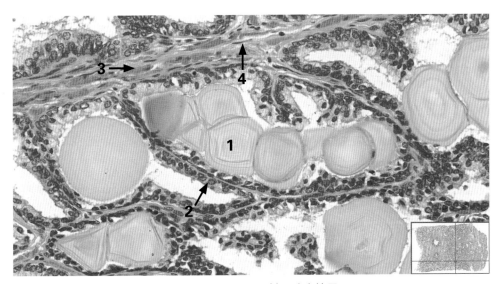

图18-5-1-2-40× 前列腺光镜图

Fig. 18-5-1-2-40× Microphotograph of the prostate

1. 前列腺凝固体 prostatic concretion
3. 平滑肌细胞 smooth muscle cell

2. 腺上皮细胞 glandular epithelial cell
4. 成纤维细胞 fibroblast

切片2：前列腺（人，H.E.染色）

Slide 2: Prostate, human. H.&E. stain

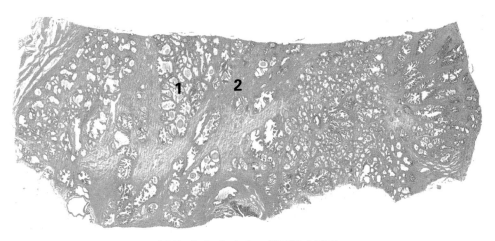

图18-5-2-1-1.1× 前列腺全景图

Fig. 18-5-2-1-1.1× Gross view of the prostate

1. 腺泡 acinus

2. 结缔组织 connective tissue

第18章 男性生殖系统

Male Reproductive System

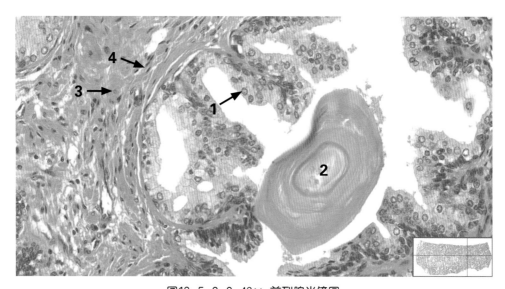

图18-5-2-2-40× 前列腺光镜图

Fig. 18-5-2-2-40× Microphotograph of the prostate

1. 腺上皮细胞 glandular epithelial cell
2. 前列腺凝固体 prostatic concretion
3. 平滑肌细胞 smooth muscle cell
4. 成纤维细胞 fibroblast

切片3：精囊腺（人精囊腺，H.E.染色）

Slide 3: Seminal Vesicle, human. H.&E. stain

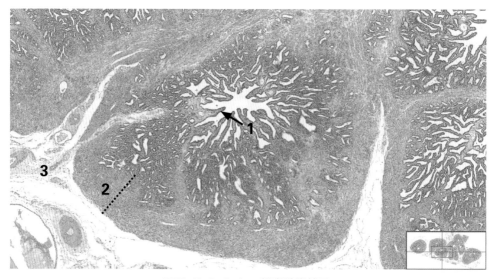

图18-5-3-1-4× 精囊腺光镜图

Fig. 18-5-3-1-4× Microphotograph of seminal vesicle

1. 黏膜皱襞 mucosal folds
2. 平滑肌 smooth muscle
3. 结缔组织 connective tissue

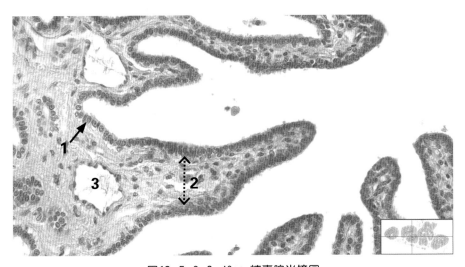

图18-5-3-2-40× 精囊腺光镜图

Fig. 18-5-3-2-40× Microphotograph of seminal vesicle

1. 上皮（假复层柱状上皮）细胞 epithelial（pseudostratified cuboidal/columnar）cell
2. 固有层 lamina propria
3. 血管 vessel

18.6 阴茎（Penis）

切片1：阴茎（狗茎，H.E.染色）
Slide 1: Penis, dog. H.&E. stain

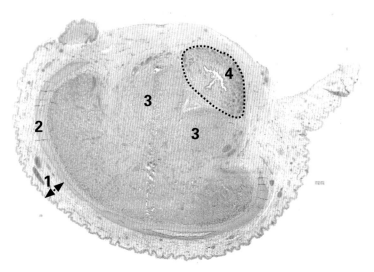

图18-6-1-1-0.8× 阴茎全景图

Fig. 18-6-1-1-0.8× Gross view of the penis

1. 皮肤 skin
2. 黏膜上皮 mucosal epithelium
3. 阴茎海绵体 cavernous body of penis
4. 尿道海绵体 cavernous body of urethra

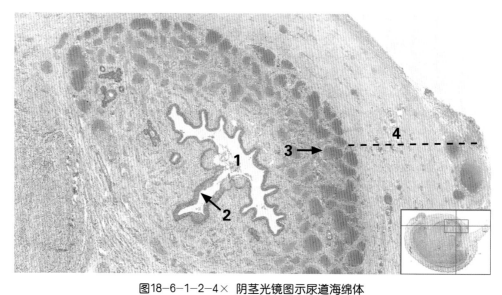

图18-6-1-2-4×　阴茎光镜图示尿道海绵体

Fig. 18-6-1-2-4×　Microphotograph of the penis showing cavernous body of penis

1. 尿道 urethra
2. 尿道上皮 urethral epithelium
3. 血窦 sinusoid
4. 结缔组织 connective tissue

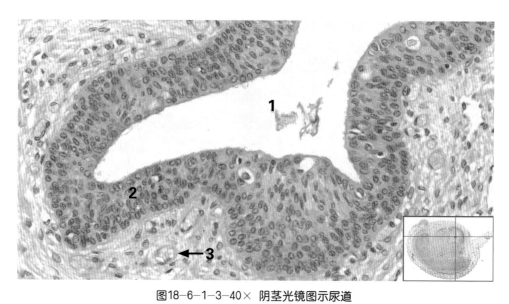

图18-6-1-3-40×　阴茎光镜图示尿道

Fig. 18-6-1-3-40×　Microphotograph of the penis showing the urethra

1. 尿道腔 urethral lumen
2. 尿道上皮（复层柱状上皮）urethral epithelium（stratified columnar）
3. 血窦 sinusoid

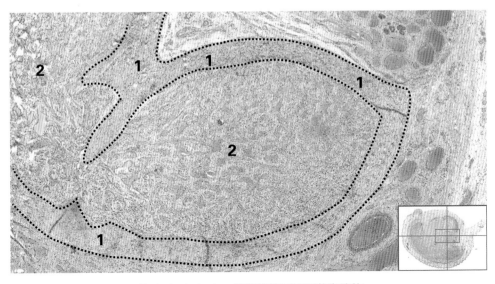

图18-6-1-4-4×　阴茎光镜图示阴茎海绵体
Fig. 18-6-1-4-4×　Microphotograph of the penis showing cavernous body of penis

1. 白膜　tunica albuginea

2. 血窦　sinusoid

（孙丽慧　郎蔚雅　董为人）

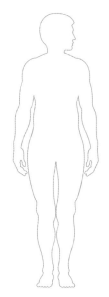

第19章
女性生殖系统
Chapter 19　Female Reproductive System

19.1 卵巢（Ovary）

切片1：卵巢（猫，H.E.染色）
Slide 1: Ovary, cat. H.&E. stain

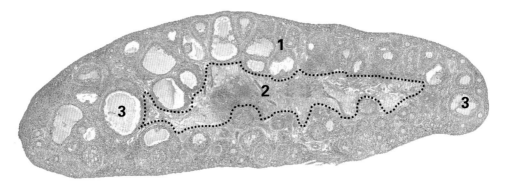

图19-1-1-1-1.5× 卵巢全景图
Fig. 19-1-1-1-1.5× Gross view of the ovary

1. 皮质 cortex
3. 卵泡 ovarian follicle

2. 髓质 medulla

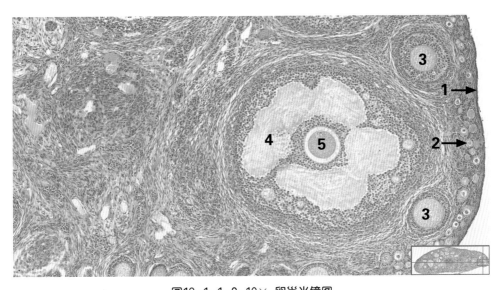

图19-1-1-2-10× 卵巢光镜图
Fig. 19-1-1-2-10× Microphotograph of the ovary

1. 上皮 epithelium
3. 初级卵泡 primary follicle
5. 卵母细胞 primary oocyte

2. 原始卵泡 primordial follicle
4. 次级卵泡 secondary follicle

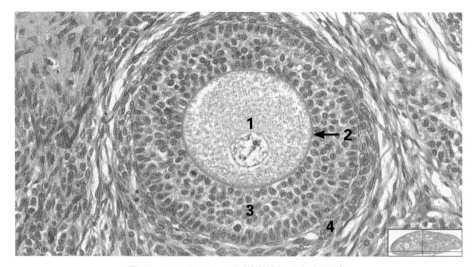

图19-1-1-3-40×　卵巢光镜图示初级卵泡

Fig. 19-1-1-3-40×　Microphotograph of the ovary showing a primary follicle

1. 初级卵母细胞　primary oocyte
2. 透明带　zona pellucida
3. 颗粒细胞　granulosa cells
4. 卵泡膜　theca

切片2：黄体（动物卵巢，特殊染色）

Slide 2: Corpus luteum, animal ovary. Special stain

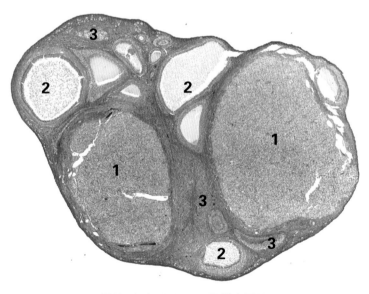

图19-1-2-1-1.7×　卵巢全景图

Fig. 19-1-2-1-1.7×　Gross view of the ovary

1. 黄体　corpus luteum
2. 卵泡　follicles
3. 间质腺　interstitial glands

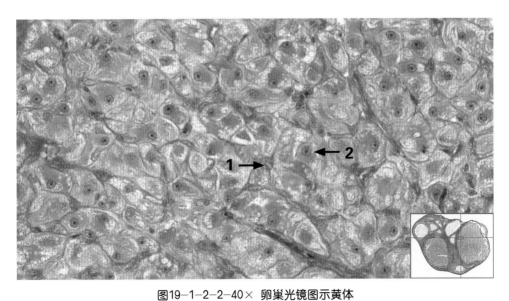

图19-1-2-2-40× 卵巢光镜图示黄体

Fig. 19-1-2-2-40× Microphotograph of the ovary showing corpus luteum

1. 膜黄体细胞 theca lutein cell   2. 颗粒黄体细胞 granulosa lutein cell

切片3：黄体（猫卵巢，H.E.染色）

Slide 3: Corpus luteum, cat ovary. H.&E. stain

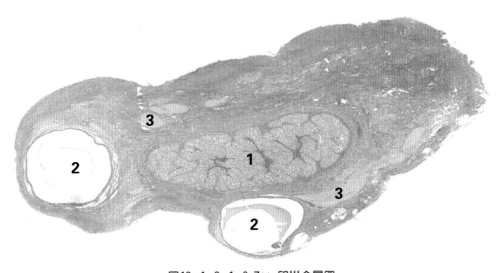

图19-1-3-1-0.7× 卵巢全景图

Fig. 19-1-3-1-0.7× Gross view of the ovary

1. 黄体 corpus luteum   2. 卵泡 ovarian follicle

3. 白体 corpus albicans

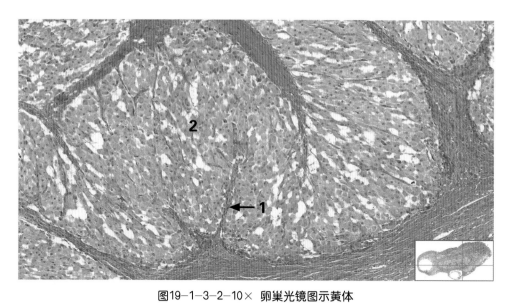

图19-1-3-2-10× 卵巢光镜图示黄体

Fig. 19-1-3-2-10× Microphotograph of the ovary showing corpus luteum

1. 膜黄体细胞 theca lutein cell   2. 颗粒黄体细胞 granulosa lutein cell

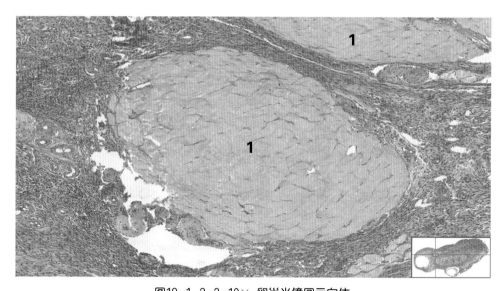

图19-1-3-3-10× 卵巢光镜图示白体

Fig. 19-1-3-3-10× Microphotograph of the ovary showing corpus albicans

1. 白体 corpus albicans

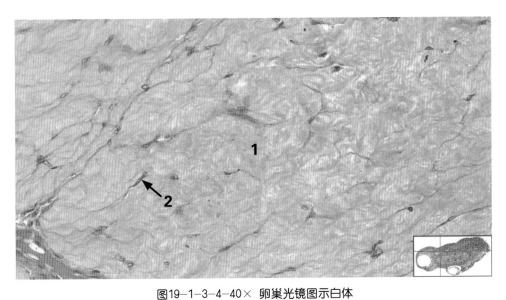

图19-1-3-4-40× 卵巢光镜图示白体
Fig. 19-1-3-4-40× Microphotograph of the ovary showing corpus albicans

1. 胶原纤维束 collagen bundles   2. 成纤维细胞 collagen bundles

切片4：卵巢（猫，H.E.染色）
Slide 4: Ovary, cat. H.&E. stain

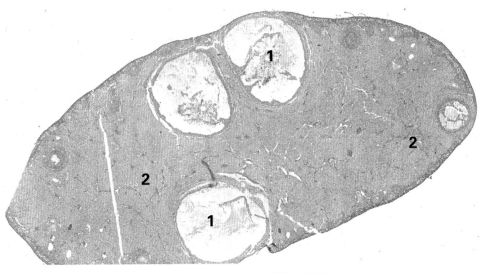

图19-1-4-1-3.7× 卵巢全景图
Fig. 19-1-4-1-3.7× Gross view of the ovary

1. 卵泡 ovarian follicle   2. 黄体 corpus luteum

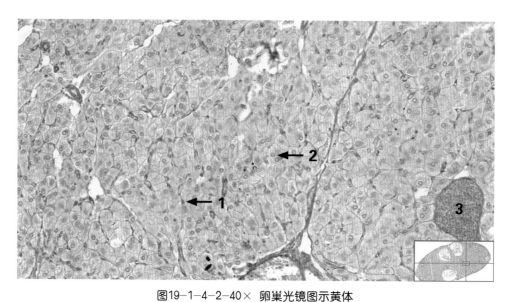

图19-1-4-2-40× 卵巢光镜图示黄体
Fig. 19-1-4-2-40× Microphotograph of the ovary showing corpus luteum

1. 膜黄体细胞　theca lutein cell
3. 小血管　small vessel

2. 颗粒黄体细胞　granulosa lutein cell

切片5：卵巢（猫，H.E.染色）
Slide 5: Ovary, cat. H.&E. stain

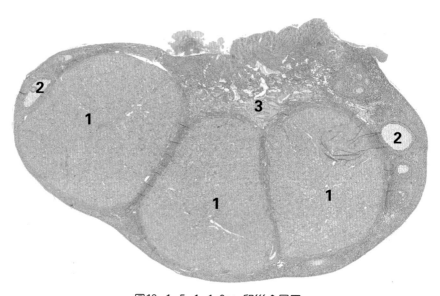

图19-1-5-1-1.6× 卵巢全景图
Fig. 19-1-5-1-1.6× Gross view of the ovary

1. 黄体　corpus luteum
3. 卵巢髓质　medulla

2. 卵泡　ovarian follicle

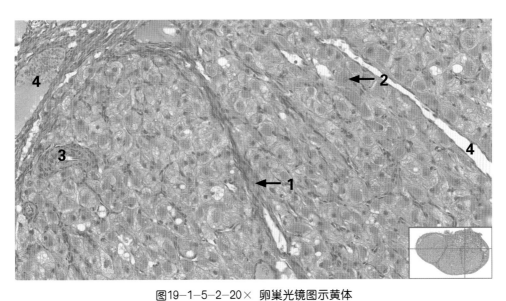

图19-1-5-2-20× 卵巢光镜图示黄体

Fig. 19-1-5-2-20× Microphotograph of the ovary showing corpus luteum

1. 膜黄体细胞 theca lutein cell
3. 小动脉 small artery

2. 颗粒黄体细胞 granulosa lutein cell
4. 小静脉 small vein

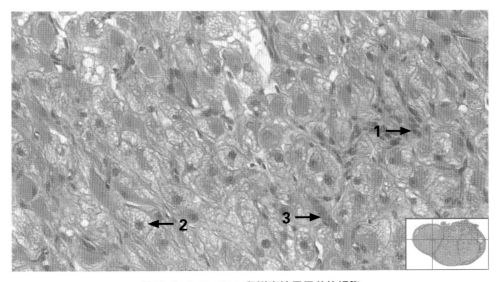

图19-1-5-3-40× 卵巢光镜图示黄体细胞

Fig. 19-1-5-3-40× Microphotograph of the ovary showing corpus lutein cells

1. 膜黄体细胞 theca lutein cell
3. 毛细血管 capillary

2. 颗粒黄体细胞 granulosa lutein cell

切片6：卵巢-输卵管（猫，H.E.染色）
Slide 6: Ovary & oviduct, cat. H.&E. stain

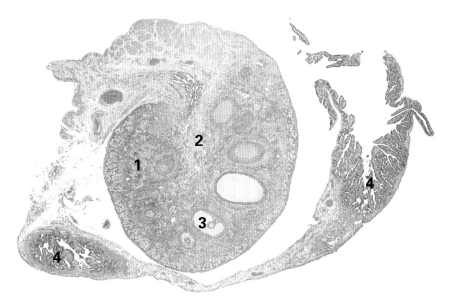

图19-1-6-1-1.8× 卵巢全景图
Fig. 19-1-6-1-1.8× Gross view of the ovary

1. 皮质 cortex
3. 卵泡 ovarian follicle
2. 髓质 medulla
4. 输卵管 oviduct

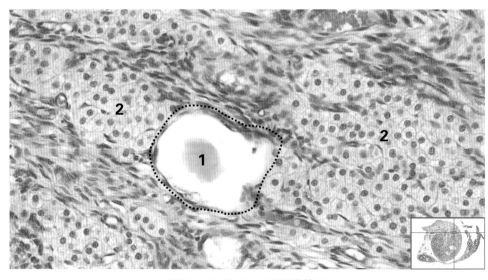

图19-1-6-2-40× 卵巢光镜图
Fig. 19-1-6-2-40× Microphotograph of the ovary

1. 闭锁卵泡 atretic follicle
2. 间质腺 interstitial glands

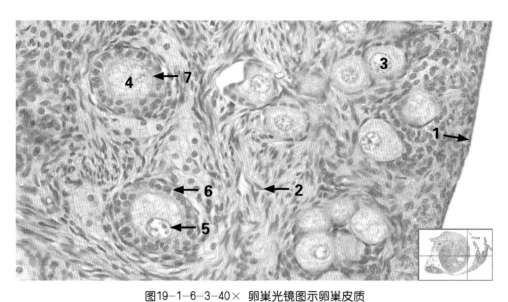

图19-1-6-3-40× 卵巢光镜图示卵巢皮质

Fig. 19-1-6-3-40× Microphotograph of the ovary showing the cortex

1. 表面上皮（细胞）superficial epithelium（cell）
3. 原始卵泡 primordial follicle
5. 卵母细胞 oocyte
7. 透明带 zona pellucida
2. 卵巢基质细胞 ovarian stromal cell
4. 初级卵泡 primary follicle
6. 卵泡细胞 follicular cell

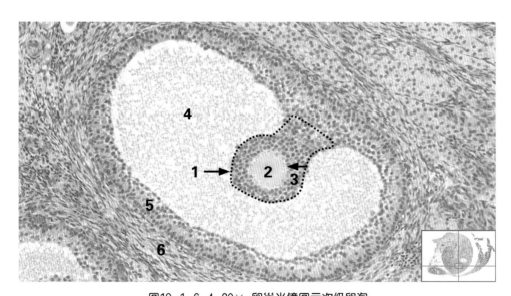

图19-1-6-4-20× 卵巢光镜图示次级卵泡

Fig. 19-1-6-4-20× Microphotograph of the ovary showing a secondary follicle

1. 卵丘 cumulus oophorus
3. 放射冠 corona radiata
5. 颗粒层 granular layer
2. 初级卵母细胞 primary oocyte
4. 卵泡腔 follicular antrum
6. 卵泡膜 theca

切片7：卵巢-输卵管（猫，H.E.染色）
Slide 7: Ovary & oviduct, cat. H.&E. stain

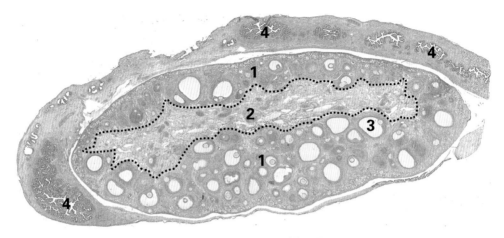

图19-1-7-1-1.2× 卵巢全景图
Fig. 19-1-7-1-1.2× Gross view of the ovary

1. 皮质 cortex
2. 髓质 medulla
3. 卵泡 ovarian follicle
4. 输卵管 oviduct

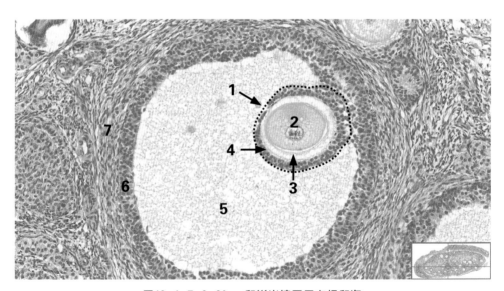

图19-1-7-2-20× 卵巢光镜图示次级卵泡
Fig. 19-1-7-2-20× Microphotograph of the ovary showing a secondary follicle

1. 卵丘 cumulus oophorus
2. 初级卵母细胞 primary oocyte
3. 透明带 zona pellucida
4. 放射冠 corona radiata
5. 卵泡腔 follicular antrum
6. 颗粒层 granulosa layer
7. 卵泡膜 theca

19.2 输卵管（Oviduct）

切片1：输卵管横切（人，H.E.染色）
Slide 1: Oviduct, cross section, human. H.&E. stain

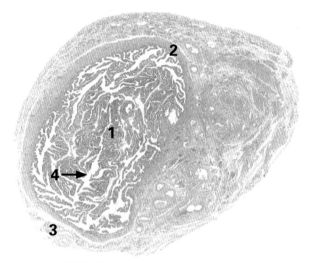

图19-2-1-1-1.3× 输卵管全景图
Fig. 19-2-1-1-1.3× Gross view of the oviduct

1. 黏膜皱襞 mucosal folds
3. 外膜 serosa
2. 肌层 muscularis
4. 管腔 lumen（highly irregular）

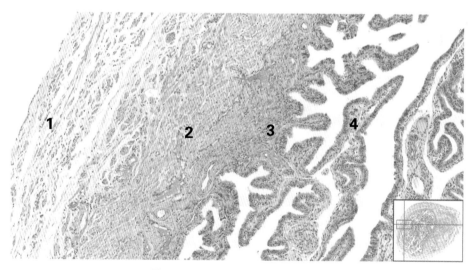

图19-2-1-2-10× 输卵管光镜图
Fig. 19-2-1-2-10× Microphotograph of the oviduct

1. 浆膜 serosa
3. 黏膜 mucosa
2. 肌层 muscularis
4. 黏膜皱襞 mucosal folds

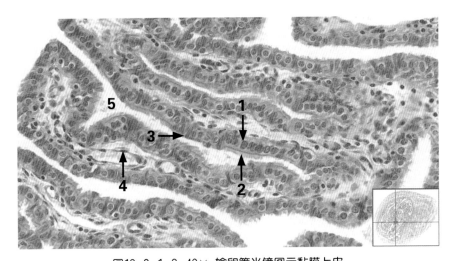

图19-2-1-3-40× 输卵管光镜图示黏膜上皮

Fig. 19-2-1-3-40× Microphotograph of the oviduct showing mucosal epithelium

1. 纤毛细胞 ciliated cell
2. 纤毛 cilia
3. 分泌细胞 secretory cell
4. 内皮细胞 endothelial cell
5. 管腔 lumen

切片2：输卵管横切（人，H.E.染色）

Slide 2: Oviduct, cross section, human. H.&E. stain

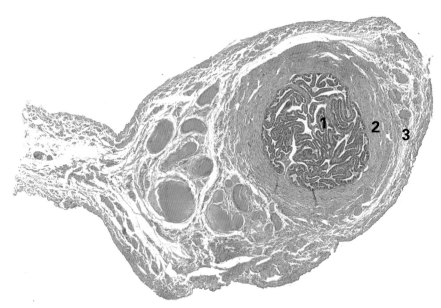

图19-2-2-1-2.4× 输卵管全景图

Fig. 19-2-2-1-2.4× Gross view of the oviduct

1. 黏膜 mucosal folds
2. 肌层 muscularis
3. 浆膜 serosa

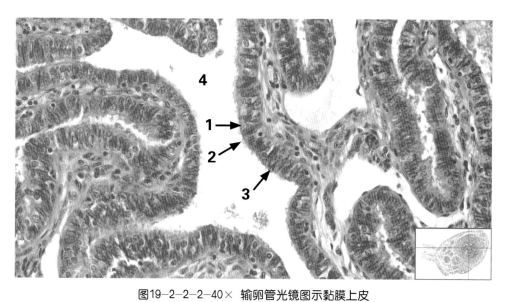

图19-2-2-2-40× 输卵管光镜图示黏膜上皮
Fig. 19-2-2-2-40× Microphotograph of the oviduct showing mucosal epithelium

1. 纤毛细胞 ciliated cell
3. 分泌细胞 secretory cell
2. 纤毛 cilia
4. 管腔 lumen

19.3 子宫和宫颈（Uterus and Cervix）

切片1：增生期子宫（人，H.E.染色）
Slide 1: Uterus, proliferative phase, human. H.&E. stain

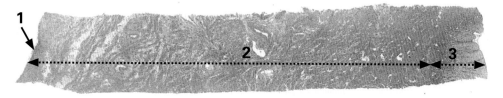

图19-3-1-1-0.5× 子宫壁全景图
Fig. 19-3-1-1-0.5× Gross view of the uterine wall

1. 外膜 epimetrium
3. 黏膜 endometrium
2. 肌层 myometrium

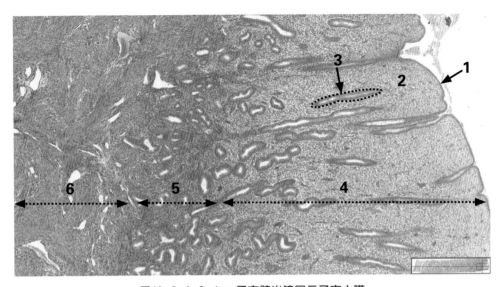

图19-3-1-2-4× 子宫壁光镜图示子宫内膜

Fig. 19-3-1-2-4× Microphotograph of the uterus showing the endometrium

1. 子宫上皮 uterine epithelium
2. 固有层 lamina propria
3. 子宫腺 uterine gland
4. 功能层 uterine functionalis
5. 基底层 uterine basalis
6. 肌层 myometrium

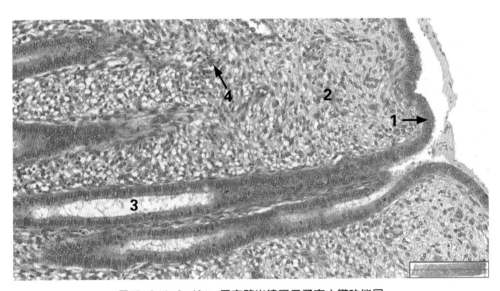

图19-3-1-3-10× 子宫壁光镜图示子宫内膜功能层

Fig. 19-3-1-3-10× Microphotograph of the uterus showing endometrial functionalis

1. 子宫上皮 uterine epithelium
2. 固有层 lamina propria
3. 子宫腺 uterine gland
4. 小血管 small vessel

切片2：月经期子宫（人，H.E.染色）

Slide 2: Uterus, menstrual phase, human. H.&E. stain

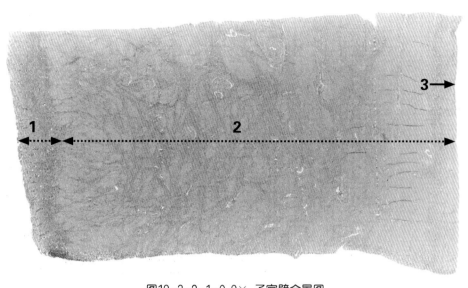

图19-3-2-1-0.9× 子宫壁全景图

Fig. 19-3-2-1-0.9× Gross view of the uterine wall

1. 子宫内膜 endometrium
2. 子宫肌膜 myometrium
3. 子宫外膜 perimetrium

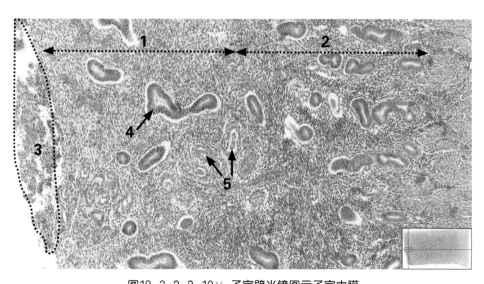

图19-3-2-2-10× 子宫壁光镜图示子宫内膜

Fig. 19-3-2-2-10× Microphotograph of the uterus showing the endometrium

1. 功能层 functionalis
2. 基底层 basalis
3. 剥脱的组织 shedding tissue
4. 子宫腺 uterine gland
5. 螺旋动脉 spiral artery

切片3：分泌期子宫（人，H.E.染色）
Slide 3: Uterus, secretary phase, human. H.&E. stain

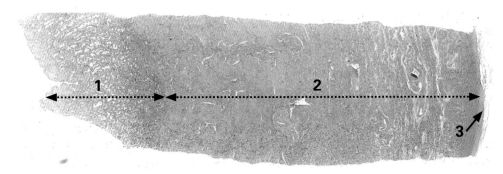

图19-3-3-1-0.7×　子宫壁全景图
Fig. 19-3-3-1-0.7×　Gross view of the uterus

1. 子宫内膜 endometrium
3. 子宫外膜 perimetrium
2. 子宫肌膜 myometrium

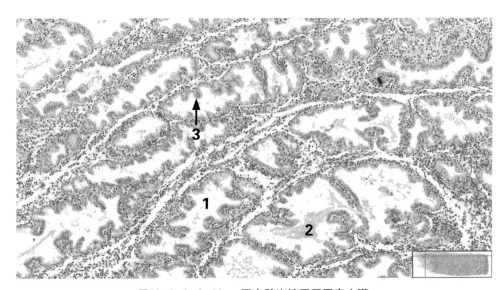

图19-3-3-2-10×　子宫壁光镜图示子宫内膜
Fig. 19-3-3-2-10×　Microphotograph of the uterus showing the endometrium

1. 子宫腺 uterine gland
3. 子宫腺上皮 epithelium of the uterine gland
2. 分泌物 secretion

切片4：分泌期子宫（人，H.E.染色）
Slide 4: Uterus, secretary phase, human. H.&E. stain

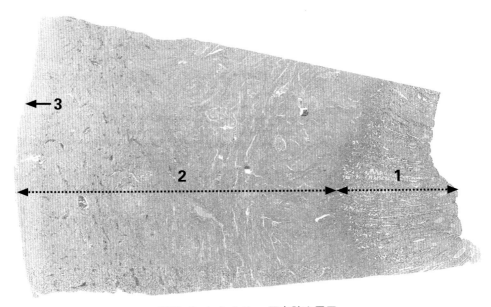

图19-3-4-1-0.7× 子宫壁全景图
Fig. 19-3-4-1-0.7× Gross view of the uterus

1. 子宫内膜 endometrium　　　　　　　　　　　　2. 子宫肌膜 myometrium
3. 子宫外膜 perimetrium

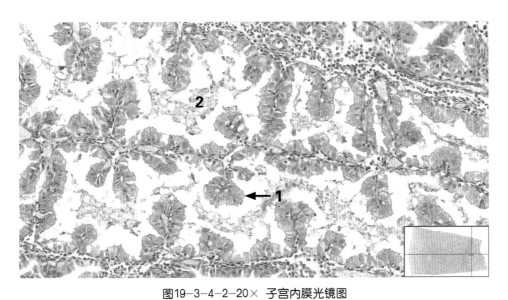

图19-3-4-2-20× 子宫内膜光镜图
Fig. 19-3-4-2-20× Microphotograph of the uterus showing the endometrium

1. 子宫腺上皮 epithelium of the uterine gland　　　　2. 腺腔及分泌物 glandular lumen and secretion

切片5：增生期子宫（人，H.E.染色）
Slide 5: Uterus, proliferative phase, human. H.&E. stain

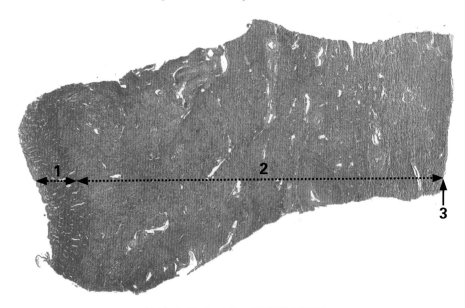

图19-3-5-1-1.5× 子宫壁全景图
Fig. 19-3-5-1-1.5× Gross view of the uterus

1. 子宫内膜 endometrium
3. 子宫外膜 perimetrium

2. 子宫肌膜 myometrium

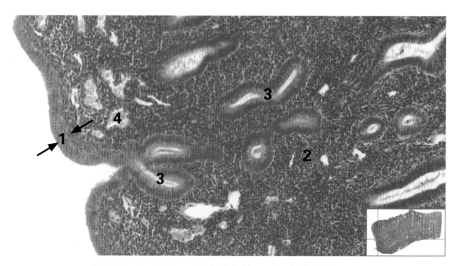

图19-3-5-2-20× 子宫壁光镜图示子宫内膜功能层
Fig. 19-3-5-2-20× Microphotograph of the uterus showing endometrial functionalis

1. 上皮 epithelium
3. 子宫腺 uterine glands

2. 基质 stroma
4. 血管 vessel

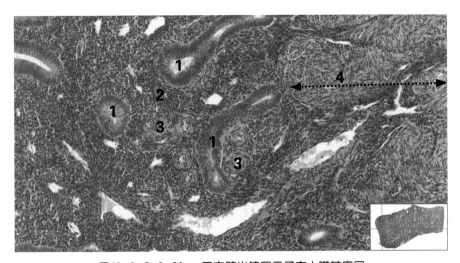

图19-3-5-3-20× 子宫壁光镜图示子宫内膜基底层

Fig. 19-3-5-3-20× Microphotograph of the uterus showing endometrial basalis

1. 子宫腺 uterine glands
2. 基质 stroma
3. 螺旋动脉 spiral artery
4. 肌膜 myometrium

切片6：子宫颈（人，H.E.染色）
Slide 6: Cervix, human. H.&E. stain

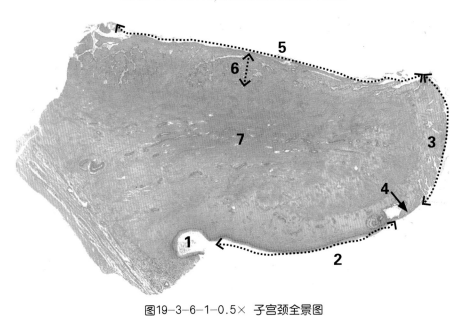

图19-3-6-1-0.5× 子宫颈全景图

Fig. 19-3-6-1-0.5× Gross view of uterine cervix

1. 阴道穹窿 fundus of vagina
2. 子宫颈阴道部 vaginal part of cervix
3. 子宫颈外口 cervical os
4. 鳞-柱上皮移行处 squamo-columnar junction, SCJ
5. 子宫颈管 canal of the uterine cervix
6. 黏膜 mucosa
7. 肌层 musculris

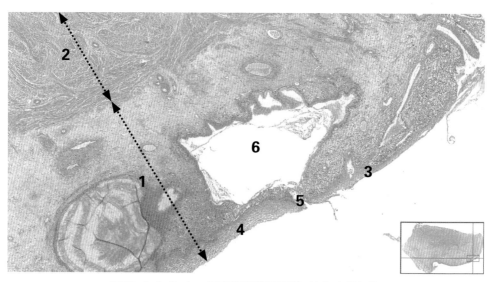

图19-3-6-2-4× 子宫颈光镜图示鳞-柱上皮移行处

Fig. 19-3-6-2-4× Microphotograph of the cervix showing squamo-columnar junction, SCJ

1. 黏膜 mucosa
2. 肌层 muscularis
3. 单层柱状上皮 simple columnar epithelium
4. 复层扁平上皮 stratified squamous non-keratinized epithelium
5. 鳞-柱上皮移行处 transition site of epithelia
6. 宫颈腺 cervical gland

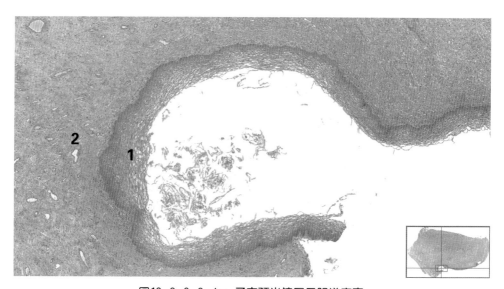

图19-3-6-3-4× 子宫颈光镜图示阴道穹窿

Fig. 19-3-6-3-4× Microphotograph of the cervix showing fundus of vagina

1. 复层扁平上皮 stratified squamous non-keratinized epithelium
2. 固有层 lamina propria

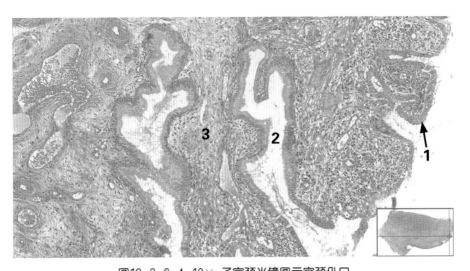

图19-3-6-4-10× 子宫颈光镜图示宫颈外口

Fig. 19-3-6-4-10× Microphotograph of the cervix showing cervical OS

1. 单层柱状上皮 simple columnar epithelium
3. 固有层 lamina propria

2. 宫颈腺 cervical gland

切片7：子宫颈（人，H.E.染色）

Slide 7: Cervix, human. H.&E. stain

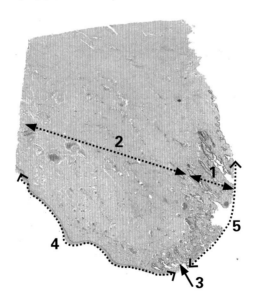

图19-3-7-1-0.6× 子宫颈外口全景图

Fig. 19-3-7-1-0.6× Gross view of cervical OS

1. 黏膜 mucosa
3. 鳞-柱上皮移行处 squamo-columnar junction, SCJ
5. 宫颈外口 cervical OS

2. 肌层 muscularis
4. 子宫颈阴道部 vaginal part of cervix

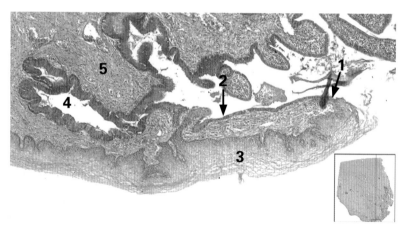

图19-3-7-2-10× 子宫颈光镜图示鳞-柱上皮移行处
Fig. 19-3-7-2-10× Microphotograph of the cervix showing squamo-columnar junction, SCJ

1. 鳞-柱上皮移行处 squamo-columnar junction, SCJ
3. 未角化复层扁平上皮 stratified squamous non-keratinized epithelium
5. 固有层 lamina propria

2. 单层柱状上皮 simple columnar epithelium
4. 宫颈腺 cervical gland

19.4 阴道（Vagina）

切片1：阴道（人，H.E.染色）
Slide 1: Vagina, human. H.&E. stain

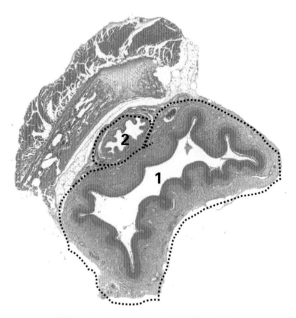

图19-4-1-1-1.5× 阴道壁全景图
Fig. 19-4-1-1-1.5× Gross view of the vaginal wall

1. 阴道 vagina

2. 尿道 urethra

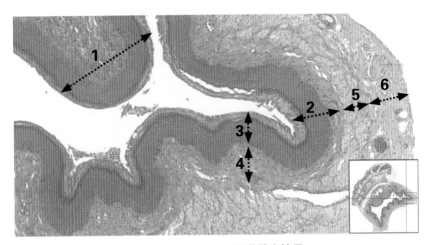

图19-4-1-2-10×　阴道壁光镜图
Fig. 19-4-1-2-10×　Microphotograph of vaginal wall

1. 皱襞　fold
3. 未角化复层扁平上皮 stratified squamous non-keratinized epithelium
5. 肌层　muscularis

2. 黏膜　mucosa
4. 固有层　lamina propria
6. 外膜　adventitia

19.5 乳腺（Mammary Gland）

切片1：静止期乳腺（人，H.E.染色）
Slide 1: Inactive mammary gland, human. H.&E. stain

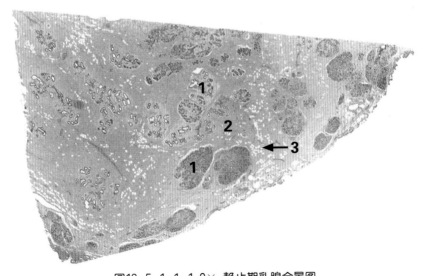

图19-5-1-1-1.2×　静止期乳腺全景图
Fig. 19-5-1-1-1.2×　Gross view of inactive mammary gland

1. 腺泡和导管　alveoli and ducts
3. 脂肪组织　adipose tissue

2. 结缔组织　connective tissue

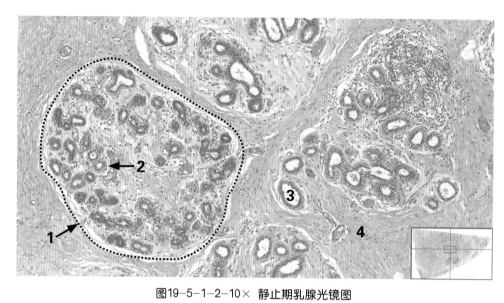

图19-5-1-2-10× 静止期乳腺光镜图

Fig. 19-5-1-2-10× Microphotograph of inactive mammary gland

1. 乳腺小叶 mammary lobule
3. 导管 duct
2. 腺泡 alveolus
4. 结缔组织 connective tissue

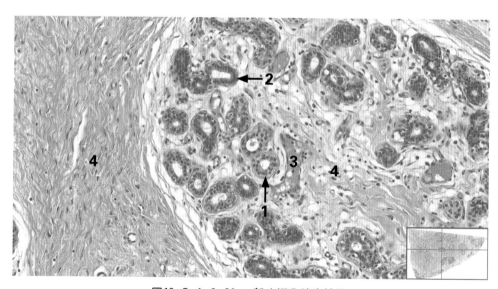

图19-5-1-3-20× 静止期乳腺光镜图

Fig. 19-5-1-3-20× Microphotograph of inactive mammary gland

1. 腺泡 alveolus
3. 血管 vessel
2. 导管 duct
4. 结缔组织 connective tissue

切片 2：活动期乳腺（人，H.E.染色）
Slide 2: Active mammary gland, human. H.&E. stain

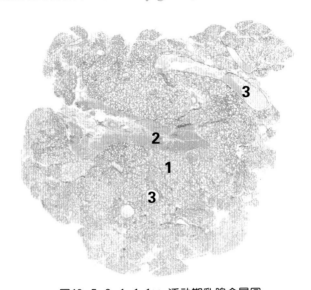

图19-5-2-1-1.1× 活动期乳腺全景图
Fig. 19-5-2-1-1.1× Gross view of active mammary gland

1. 乳腺实质 parenchyma of mammary gland   2. 小叶间组织 interlobular tissue
3. 导管 duct

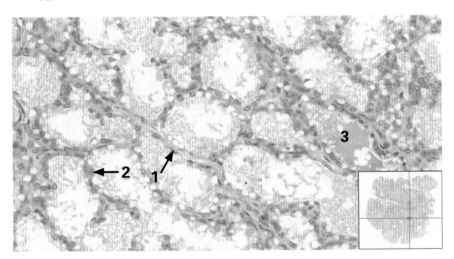

图19-5-2-2-40× 活动期乳腺光镜图
Fig. 19-5-2-2-40× Microphotograph of active mammary gland

1. 腺泡上皮细胞（分泌后）alveolar cell（post-secretion）   2. 腺泡上皮细胞（分泌前）alveolar cell（pre-secretion）
3. 分泌物 secretion

（吴翠娇　董为人）